《黄帝内经》

古法针刺临证心悟

张士杰 著

邱 浩 整理

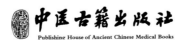

中医古籍出版社

Publishing House of Ancient Chinese Medical Books

图书在版编目（CIP）数据

《黄帝内经》古法针刺临证心悟 / 张士杰著；邱浩
整理 . —北京：中医古籍出版社，2023.12
　　ISBN 978-7-5152-2729-0

　　Ⅰ.①黄…　Ⅱ.①张…　②邱…　Ⅲ.①针灸疗法
Ⅳ.①R245

中国国家版本馆 CIP 数据核字（2023）第 154375 号

《黄帝内经》古法针刺临证心悟
张士杰　著
邱　浩　整理

策划编辑　李　淳
责任编辑　张　楚
封面设计　艺点锦秀
出版发行　中医古籍出版社
社　　址　北京市东城区东直门内南小街 16 号（100700）
电　　话　010-64089446（总编室）010-64002949（发行部）
网　　址　www.zhongyiguji.com.cn
印　　刷　北京市泰锐印刷有限责任公司
开　　本　850mm×1168mm　1/32
印　　张　9.75　彩插 0.25
字　　数　241 千字
版　　次　2023 年 12 月第 1 版　2023 年 12 月第 1 次印刷
书　　号　ISBN 978-7-5152-2729-0
定　　价　42.00 元

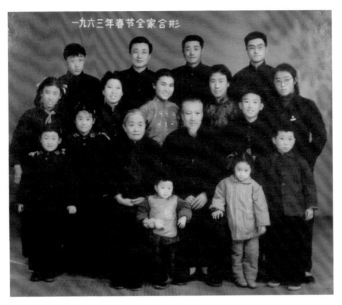

1963年春节全家福。正中坐右：父亲张华民，左：母亲张坤；四排左二：张士杰；三排左二：吴锦；一排右起：张少杰（长子）、张蓉秀（长女）、张大友（次子）

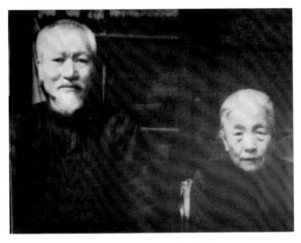

父亲张华民，母亲张坤

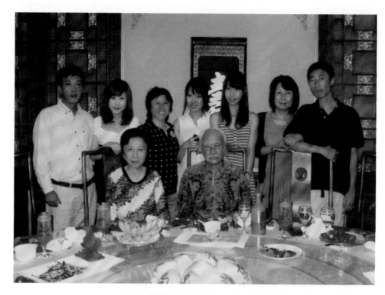

2011 年张士杰老师八十寿宴

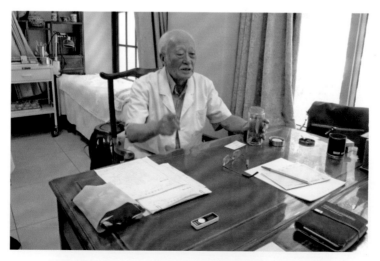

2013 年 7 月 16 日易安中医门诊部张士杰老师讲医

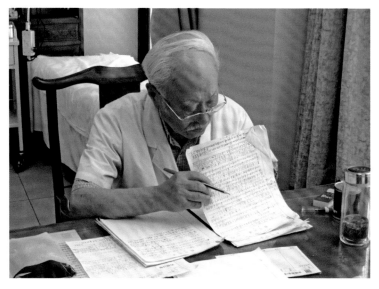

2013 年 7 月 16 日易安中医门诊部张士杰老师审病案

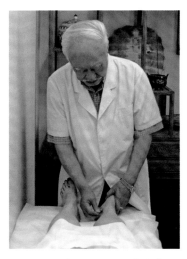

2013 年 7 月 16 日易安中医
门诊部张士杰老师刺太溪穴

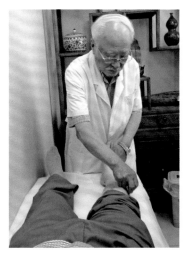

2013 年 7 月 16 日易安中医
门诊部张士杰老师刺足三里穴

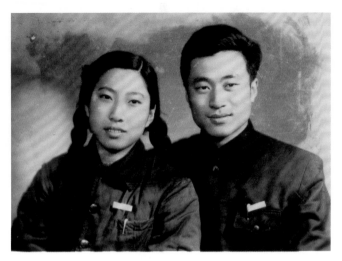

1954 年 4 月 8 日天津：张士杰、吴锦订婚合影

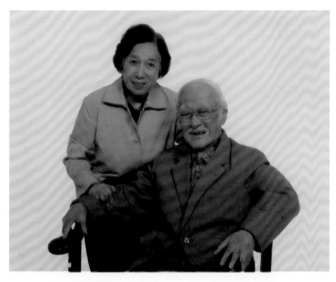

2016 年 5 月 22 日北京：张士杰、吴锦钻石婚合影（相濡以沫 62 载）

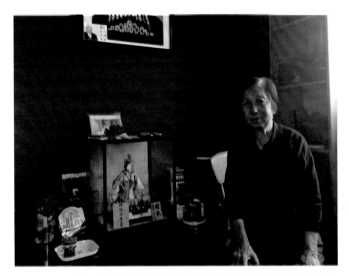

2021年5月20日吴锦师母纪念张士杰老师诞辰90周年（次日四月初十，张士杰老师生日）

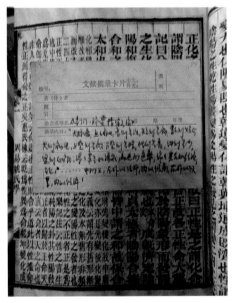

张士杰老师所读书暨笔记卡片

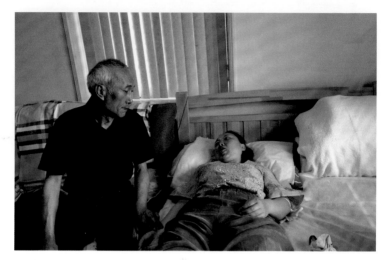

2021 年 5 月 21 日张少杰大夫号脉、望舌苔

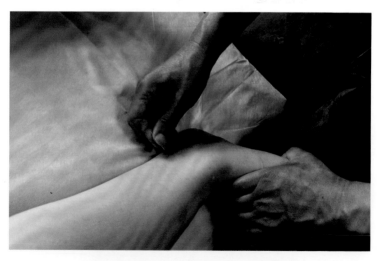

2021 年 5 月 21 日张少杰大夫扎太溪穴

作者介绍

　　张士杰老师，祖籍北京，1931年5月26日（农历辛未年四月初十）出生于吉林省吉林市，2016年8月3日（农历丙申年七月初一）卒于北京。先生父张华民太夫子，精通文史，兼擅方技，曾于吉林市开设同春堂国药店，延请名老中医坐堂应诊，每每伺诸老诊暇，与之探讨医道、切磋医术。先生幼承庭训，研读古文，基础深厚；《荀子·劝学》曰："学莫便乎近其人，学之经莫速乎好其人。"常于同春堂国药店聆听其父与医界前辈讲论医道。及长，其兄弟姊妹中有三人因诊治贻误而夭亡，于古人"医不三世，不服其药"（《礼记·曲礼下》）、"言不可治者，未得其术也"（《灵枢·九针十二原》）有切肤之痛，深感："今之业医者，亦置《灵》《素》于罔闻，昧性命之玄要，盛盛虚虚，而遗人夭殃，致邪失正，而绝人长命。所谓业擅专门者，如是哉！"（《类经·序》）遂于国民高等学校毕业后，在其父指引下系统阅读了《黄帝内经》《伤寒论》《金匮要略》《针灸甲乙经》等古典医著。鉴于"同门曰朋，同志曰友"（《周礼·地官·大司徒》郑玄注），"独学而无友，则孤陋而寡闻"（《礼记·学记》），结交了一些医界良友，砥砺切磋，充实医技。

　　1956年，张士杰老师自撰《针灸学讲义》，经当时北京市卫生局主管方和谦先生批准，开设了两期传习班，教授针灸学。1957年经国家认可，取得中医师资格，北京市卫生局发给了开业执照。1959年加入北京市第二中医门诊部，任针灸科医生。1976年任职于北京市建国门中医门诊部。1986年调入北京市鼓楼中医医院。1990年被确定为北京市41位名老中医之一。

先生曾任首都医科大学附属鼓楼中医医院京城名医馆主任医师，全国老中医药专家学术经验继承工作第二、三、四批指导老师，兼任中国针灸学会荣誉理事、中国针灸学会腧穴分会顾问、北京针灸学会常务理事、北京传统医药研究促进会理事、北京中医药大学针灸推拿专业博士研究生指导老师、中国中医科学院针灸研究所客座教授、《中国针灸》杂志编委、日本大阪传统医学中心客座教授等职。

先生擅长援物比类应用太溪等少量气穴治疗百余种疑难杂症，如：失眠、发作性睡病、神经性厌食、三叉神经痛、秽语多动综合征、面肌痉挛、面瘫、痉挛性斜颈、膈肌痉挛、偏头痛、多发性大动脉炎、多发性硬化、神经性耳聋、支气管哮喘、泌尿系疾病、骨性关节病、类风湿性关节炎、强直性脊柱炎、痛风、硬皮病、脑性瘫痪、进行性肌营养不良、重症肌无力、脊髓型脊肌萎缩、甲状腺功能亢进或减退、白塞综合征、寻常性痤疮、黄褐斑、习惯性便秘等。

由于临床取穴少、疗效好，且有《黄帝内经》理论指导，具可重复性，故其"古法针刺"经验常被国内外医者采纳。对此，我国的《人民日报（海外版）》《中国人才报》《中国科技报》《健康报》《中国中医药报》《中国医药报》，日本的《中医临床》《每日生活》，以及美国和意大利等国的刊物，均有报道。相关之论文也被选送世界针灸学会联合会学术大会及国际针灸腧穴应用研究学术交流会，并有各类学术会议邀请先生演讲交流。

在著述方面，发表于一级刊物的论文有：《浅谈肾原太溪》《太溪穴应用于临床之体会》《抗精神病药物的锥体外副反应治验》《眼肌型重症肌无力治验》《外隐斜治验》《针刺治疗坐骨神经痛》《针刺医案二则》《针刺结合中药治疗无脉症》《多发性大动脉炎治验》《痿症治验》《痹（闭锁综合征）、体表经穴定位浅识》《浅谈针刺得气》《浅谈"烧山火"与"透天凉"》《浅谈腕骨和昆仑》《略论阿是穴》《气穴浅识》《中国针灸新世纪发展之管见》等。此外，尚著有《古法针刺举隅》（再版更名为《古法针刺灵方治验》）一书，列举了先生近百个验案，并较为详尽地概括了先生的学术思想、临床体会和技术专长。

《古法针刺举隅》
三版自序

　　自上古传说中的"伏羲制九针"至《黄帝内经》之成书，其间历经数千载，故展现在该书中有关针刺之独特理论亦势必更为完善，乃至迄今仍为人们所尊崇和效法。遗憾的是该书中"览观杂学，及于比类"（《素问·示从容论》）之法则，却被近人所忽视，而一味去追求方脉之辨证、分型论治，致使"凡刺之理，经脉为始"（《灵枢·经脉》）及"凡刺之道，毕于终始……终始者，经脉为纪……必先通十二经脉之所生病，而后可得传于终始矣。故阴阳不相移，虚实不相倾，取之其经"（《灵枢·终始》）等寓援物比类于其中，为针家所应遵循之理论，几近湮没，而辨证分型却愈益纷繁，且针家邯郸学步，临证又不予综合，亦即未能做到"杂之毫毛，浑束为一"（《灵枢·外揣》），故而也难"先得其道，稀而疏之"（《灵枢·官能》），获良好疗效。

　　辨证论治，始于张仲景先师。仲景述《伤寒杂病论》，以平脉辨证而格物致知，设六经及脏腑等病脉证并治，以论疾病，固属撰用了《素问》《九卷》及《八十一难》等医籍，并运用了经络府俞方技，但毕竟是侧重于方脉之著述，其辨证论治也主要是为了应证下药，而药又各有其独自性味与方中君臣佐使之别。针刺乃用针，通过经穴而调整经气，即"用针之类，在于调气"（《灵枢·刺节真邪》）、"凡刺之道，气调而止"（《灵枢·终始》），因之与辨证论治，对症下药，绝不完全等同。《素问·示从容论》云："夫圣人之治病，循法守度，援物比类，化之冥冥，循上及下，何必守经。"《灵枢·官能》云："先得其道，稀而疏之。"《素问·移精变气论》云："治之极于一。"《黄帝内经》所载针道论述，根植于《周易》及《老子》之体道智慧，源本于古代针家之临床实践，足资证明其与方脉辨治存在不同。又如：

《史记·扁鹊仓公列传》之扁鹊治虢太子尸厥："扁鹊乃使弟子子阳厉针砥石，以取外三阳五会，有间，太子苏。"

《三国志·魏书·方技传》之华佗："其疗疾……若当针，亦不过一两处，下针言：'当引某许，若至，语人。'病者言：'已到。'应便拔针，病亦行差。"

《针灸甲乙经》曰："偏枯，臂腕发痛，肘屈不得伸手……五指掣不可屈伸，战怵，腕骨主之。"

有鉴上述，可知古人浑束为一、用针稀疏、应指取效之例不胜枚举，莫不皆然。

征古验今，本人不揣简陋，将业医六十年来，遵循《黄帝内经》针道论述，应用援物比类法临床针刺之验案，以及对刺法、得气及腧穴取法之浅薄体会，整理成册，谨供前辈及同道批评指正。

2016 年

《古法针刺灵方治验》
前言

此前因教学需要，曾将业医多年应用《黄帝内经》古法针刺之验案等，汇编为《古法针刺举隅》，1995 年于中医古籍出版社出版。讵料发行不久即已脱销，乃至授课时仍需由中国中医科学院针灸研究所针灸培训学校代为学员复印。即使如此，也还满足不了学员想要了解我晚近临床及论述之愿望。故只得再次将近十余年来之验案、针道探讨及读书札记数则，汇集于《古法针刺举隅》一书中，更名为《古法针刺灵方治验》重刊发行，以合于同道。

目录

地部

人部

附录

天部

读《灵枢·九针十二原》札记

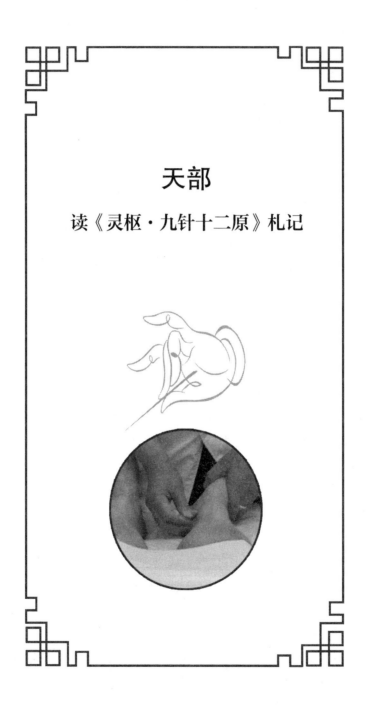

《灵枢》之流传，古人论述："按《七略·艺文志》，《黄帝内经》十八卷。今有《针经》九卷，《素问》九卷，二九十八卷，即《内经》也。"（西晋·皇甫谧《针灸甲乙经·序》）由于"此书久经兵火，亡失几尽，偶存于东夷"（南宋·江少虞《宋朝事实类苑·卷三十一》），至"（哲宗）元祐八年正月庚子，诏颁高丽所献《黄帝针经》于天下"（南宋·李焘《续资治通鉴·卷八十二》），学者、医家复得诵习。而见诸文字为之首先注释者为明·马莳。清·陈梦雷等编著《古今图书集成·医部全录·医经注释》中之《灵枢注》，就是援引了明·马莳和清·张志聪的注解。《九针十二原》乃《灵枢》开宗明义之第一篇，首论"小针之要，易陈难入"，继而对形、神、关机、虚实、逆顺、迎随及持针之道与效之信等，皆有论述。由于经文言简意赅，寓意渊微，《灵枢·小针解》《素问·针解》以及后世之医家虽加阐释，唯对其中之"微针""小针""粗守形，上守神""粗守关，上守机""机之动，不离其空""速迟""逆顺""迎随"等之释义，尚多令人莫衷一是之处。此札记即以马、张二家之注释为蓝本，并参照《灵枢》《素问》《类经》及《灵枢识》之有关章节，对《灵枢·九针十二原》做了进一步的探讨，妥当与否，尚待同道指正。

一、微针，小针，毫针，短针

经文

《灵枢·九针十二原》云："黄帝问于岐伯曰：余子万民，

养百姓，而收其租税，余哀其不给，而属有疾病。余欲勿使被毒药，无用砭石，欲以微针通其经脉，调其血气，营其逆顺出入之会，令可传于后世。必明为之法，令终而不灭，久而不绝，易用难忘，为之经纪，异其章，别其表里，为之终始，令各有形，先立《针经》，愿闻其情。岐伯答曰：臣请推而次之，令有纲纪，始于一，终于九焉。"

马张合注

马莳注："此帝欲立《针经》，而伯遂推而次之也。"又"《灵枢》者，《内经》篇名，盖《内经》为总名，中有《素问》八十一篇，《灵枢》八十一篇。《素问》曾经唐宝应年间启玄子王冰有注；其《灵枢》自古迄今，并无注释，晋皇甫士安以《针经》名之。按：本经首篇《九针十二原》中，有'先立《针经》'一语，又《素问·八正神明论》，亦岐伯云：'法往古者，先知《针经》也。'是《素问》之言，亦出自《灵枢》首篇耳……内有九针之名，十二原穴，故名篇。自篇内'小针之要'以下，岐伯尽解于第三篇《小针解》内，故愚释此篇，即以《小针解》之义入之，不敢妄用臆说也。然《素问》有《针解》篇，亦与此二篇小同，当合三篇而观之，其义无蕴矣。"

张志聪曰："毒药所以攻疾也，砭石所以泄邪也，二者皆攻泻之法。微针能通调血气者也。逆顺出入者，皮肤经脉之血气，有逆顺之行，有出入之会。盖人秉天地之气所生，阴阳血气，参合天地之道，运行无息，少有留滞，则为疾病。故帝以天地之道而立九针，用九针之法，以顺人之阴阳血气，而合于天道焉。明其理则易用，持于心则难忘。按篇名《九针》，而帝曰微针，伯曰小针，是九针之外，又立《小针》也。"

考原析义

考《灵枢·九针十二原》云："九针之名，各不同形……七曰毫针，长三寸六分……毫针者，尖如蚊虻喙，静以徐往，微以久留之而养，以取痛痹。"《灵枢·九针论》云："七者，星也。星者，人之七窍……令尖如蚊虻喙，静以徐往，微以久留，正气因之，真邪俱往，出针而养者也……七曰毫针，取法于毫毛，长一寸六分，主寒热痛痹在络者也。"

《灵枢·卫气》云："胸气有街，腹气有街，头气有街，胫气有街。故气在头者，止之于脑。气在胸者，止于膺与背腧。气在腹者，止之背腧，与冲脉于脐左右之动脉者。气在胫者，止之于气街与承山踝上以下。取此者，用毫针，必先按而在久，应于手，乃刺而予之。所治者，头痛眩仆，腹痛中满暴胀及有新积。痛可移者，易已也；积不痛，难已也。"

《灵枢·玉版》云："余以小针为细物也，夫子乃言上合之于天，下合之于地，中合之于人，余以为过针之意矣……夫大于针者，惟五兵者焉；五兵者，死之备也，非生之具……夫治民者，亦唯针焉，夫针之与五兵，其孰小乎……以小治小者其功小，以大治大者多害。"

《素问·针解》曰："人齿面目应星……七针益精。"

张介宾《类经·卷十九》云："七以法星，而合于人之七窍。举七窍之大者言，则通身空窍皆所主也。"

根据上列《黄帝内经》等论断，当以丹波元简《灵枢识》谓"简按：微针、小针，盖谓九针中之毫针。下文曰'尖如蚊虻喙，静以徐往，微以久留'是也"之判断，更为贴切。

盖就砭石而言，九针莫不皆微，而毫针又系九针中尤为微小者也，故称"微"，称"小"，一如《素问·宝命全形论》之

"毒药无治，短针无取"之"短针"，亦非九针之外而又另立者也。不论三寸六分抑或一寸六分，皆毫针是也。

二、易陈难入

经文

《灵枢·九针十二原》云："小针之要，易陈而难入。"

马张合注

马莳注："此详言小针之要，而针道之所以毕也。小针者，即上节微针也。小针之要，虽曰易陈，而人实难入。"

张志聪谓："易陈难入者，易言而难着于人也。"

考原析义

《灵枢·小针解》云："所谓易陈者，易言也。难入者，难着于人也。"

张介宾《类经·卷十九》云："易陈者，常法易言也。难入者，精微难及也。"

综合诸说，结合临证，似应理解为：常法易言，精微难及且难言传也。亦即《灵枢·经别》所言"粗之所易，上之所难"是也。

三、形，神，门，原

经文

《灵枢·九针十二原》曰："粗守形，上守神。神乎神，客在门，未睹其疾，恶知其原？"

马张合注

马莳注："粗工者，下工也；下工泥于形迹，徒守刺法。上工则守人之神，凡人之血气虚实，可补可泻，一以其神为主，不但用此针法而已也。所谓神者，人之正气也；神乎哉，此正气不可不守也。邪气之所感有时，如客之往来有期，名之曰客；客在门者，邪客于各经之门户也。若未能先睹何经之疾，则恶知其病源所在，自有所治之处哉。"

张志聪谓："粗守形者，守皮脉肉筋骨之刺。上守神者，守血气之虚实而行补泻也。神乎神，甚赞其得神之妙。门者，正气出入之门；客在门者，邪循正气出入之所也。未睹其何经之疾，恶知其受病之原？言当先察其邪之所在而取之也。"

考原析义

考《灵枢·小针解》云："粗守形者，守刺法也。上守神者，守人之血气有余不足可补泻也。神客也，正邪共会也；神者，正气也；客者，邪气也。在门者，邪循正气之所出入也。未睹其疾者，先知邪正何经之疾也。恶知其原者，先知何经之病，所取之处也。"

张介宾《类经·卷十九》云："粗守形，粗工守形迹之见在也；上守神，上工察神气于冥冥也……神，正气也；客，邪气也……客在门，言邪之往来，当识其出入也。设未睹其疾之所在，又恶知其当治之原哉。"

丹波元简《灵枢识》云："简按：《小针解》曰'神客者，正邪共会也。神者，正气也；客者，邪气也。在门者，邪循正气之所出入也'。据此，则'神乎'二字句。神客，谓'神'与'客'也。"此论亦可供参考。

上列"形为形迹，神乃正气"之注释似无可非议，而以《类经》之"上工察神气于冥冥"尤为独到，下列经文可证。

《灵枢·终始》载："深居静处，占神往来，闭户塞牖，魂魄不散，专意一神，精气之分，毋闻人声，以收其精，必一其神，令志在针。浅而留之，微而浮之，以移其神，气至乃休。"

《素问·八正神明论》曰："凡刺之法，必候日月星辰，四时八正之气，气定乃刺之……观于冥冥者，言形气荣卫之不形于外，而工独知之。以日之寒温，月之虚盛，四时气之浮沉，参伍相合而调之，工常先见之，然而不形于外，故曰观于冥冥焉。通于无穷者，可以传于后世也，是故工之所以异也。然而不形见于外，故俱不能见也。视之无形，尝之无味，故谓冥冥，若神髣髴……上工救其萌牙，必先见三部九候之气尽调不败而救之，故曰上工。下工救其已成，救其已败。救其已成者，言不知三部九候之相失，因病而败之也。知其所在者，知诊三部九候之病脉处而治之，故曰：守其门户焉，莫知其情，而见邪形也……请言形，形乎形，目冥冥，问其所病，索之于经，慧然在前，按之不得，不知其情，故曰形……请言神，神乎神，耳不闻，目明心开而志先，慧然独悟，口弗能言，俱视独见，适若昏，昭然独明，若风吹云，故曰神。"

于兹可见，凡刺，必先知三部九候之病脉处，神气所游行出入之节之交，而守其门户；必候日月星辰，四时八正之气，气定乃刺之。故医者，必神在秋毫，属意病者，睹其色，察其目，一其形，听其动静，深居静处，占神往来；必一其神，令志在针，以正患者之神，令气易行也。于此恍惚窈冥之中，取象、格物、求精、存信，此乃"凡刺之真，必先治神，五脏已定，九候已备，后乃存针"者也。

四、速，迟

经文

《灵枢·九针十二原》云："刺之微，在速迟。"

马张合注

马莳注："然既知病原，可行刺法。但刺之微妙，在于速迟；速迟者，即用针有疾徐之意也。"

张志聪谓："迟速，用针出入之疾徐也。"

考原析义

《灵枢·小针解》曰："刺之微在数迟者，徐疾之意也。"

张介宾《类经·卷十九》曰："微，精微也。在速迟，知疾徐之宜也。"

《灵枢·邪客》载："持针之道，欲端以正，安以静，先知虚实，而行疾徐。"

《灵枢·九针十二原》曰："凡用针者，虚则实之，满则泄之，宛陈则除之，邪胜则虚之。《大要》曰：徐而疾则实，疾而徐则虚。"

《灵枢·小针解》云："徐而疾则实者，言徐内而疾出也。疾而徐则虚者，言疾内而徐出也。"

《灵枢·终始》云："补须一方实，深取之，稀按其痏，以极出其邪气。一方虚，浅刺之，以养其脉，疾按其痏，无使邪气得入。"（按："补须一方实"之"补"，当依据《类经》读为"刺"）

《灵枢·官能》曰："疾而徐出，邪气乃出，伸而迎之，遥大其穴，气出乃疾……气下而疾出之，推其皮，盖其外门，真气乃存。"此等皆速迟之意也。

五、关，机，空，逢，追，期

经文

《灵枢·九针十二原》载："粗守关，上守机，机之动，不离其空。空中之机，清静而微，其来不可逢，其往不可追。知机之道者，不可挂以发；不知机道，叩之不发。知其往来，要与之期。粗之暗乎，妙哉！工独有之。"

马张合注

马莳注："粗工则徒守四肢之关节，而不知血气正邪之往来；上工则能守其机，即知此气之往来也。然此机之动，不离于骨空之（小注：《素问》有《骨空论》，指各经之穴言），其间，气有虚实，而用针有疾徐，故空中之机，至清至静至微。针下既已得气，当密意守之勿失也。如气盛则不可补，故其来不可逢也；如气虚则不可泻，故其往不可追也。知机之道者，唯此一气而已，犹不可挂一发以间之，故守此气而勿失也；不知机之道者，虽叩之亦不能发，以其不知虚实，不能补泻，则血气已尽，而气故不下耳。由此观之，必能知其往来，有逆顺盛虚之机，然后要与之期，乘气有可取之时。彼粗工冥冥，不知气之微密，其诚暗乎。妙哉，工独有之，真上工尽知针意也。"

张志聪谓："粗守关者，守四肢之关节；上守机者，守其空而当刺之时，如发弩机之速也。不离其空者，乘空而发也。夫邪正之气，各有盛衰之时，宜补宜泻，当静守其空中之微，不可差之毫发。如其气方来，乃邪气正盛，邪气盛则正气大虚，不可乘其气来，即迎而补之，当避其邪气之来锐；其气已往，则邪气已衰，而正气将复，不可乘其气往，追而泻之，恐伤其正气，在于方来方去之微，而发其机也。《离合真邪论》曰：候邪不审，大气已过，泻之则真气脱，脱则不复，邪气复至而病益蓄。故曰：'其往不可追。'此之谓也。是以其来不可逢，其往不可追，静守于来往之间而补泻之，少差毫发之间则失矣。粗工不知机道，叩之不发，补泻失时，则血气尽伤，而邪气不下。"

考原析义

《灵枢·小针解》曰："粗守关者，守四肢而不知血气正邪之往来也；上守机者，知守气也。机之动不离其空中者，知气之虚实，用针之徐疾也。空中之机，清静以微者，针以得气，密意守气勿失也。其来不可逢者，气盛不可补也；其往不可追者，气虚不可泻也。不可挂以发者，言气易失也。扣之不发者，言不知补泻之意也，血气已尽而气不下也。知其往来者，知气之逆顺盛虚也。要与之期者，知气之可取之时也。粗之暗者，冥冥不知气之微密也。妙哉工独有之者，尽知针意也。"

张介宾《类经·卷十九》曰："粗守关：守四肢之关节也。

上守机：察气至之动静也。机之动，不离其空：气机之至，随经皆有其处，可因之而知虚实也。空，孔同。空中之机，清静而微：言察宜详慎也。其来不可逢，其往不可追：来不可逢，勿补其实也；往不可追，勿泻其虚也。知机之道者，不可挂以发；不知机道，叩之不发：机之道者，一气而已，不可挂以发，极言其精不可乱也；叩之不发，用失其道，则气不至也。知其往来，要与之期：知气之往来，有逆顺衰盛之机，而取舍弗失其时也。"

考《素问·骨空论》载："坐而膝痛治其机……侠髋为机。"又："坐而膝痛，如物隐者，治其关……腘上为关。"

于兹可见，"粗"之与"上"，绝非仅守此二骨空所处之关与机。骨空者，周身骨节之穴孔，乃神气所游行出入之门户，并非皮肉脉筋骨，即使粗工，亦当知之；因之不能把"粗守关"之关，理解为四肢或四肢关节，而应将之视为与上文"粗守形"相呼应，即此"关"所指，乃"节之交三百六十五会"之门户形迹。粗工不知其要，仅守门户之关；上工知其要，并守空中之机。《灵枢·九针十二原》之"节之交，三百六十五会，知其要者，一言而终，不知其要，流散无穷。所言节者，神气之所游行出入也，非皮肉筋骨也"以及《素问·玉版论要》之"五色脉变，揆度奇恒，道在于一。神转不回，回则不转，乃失其机"皆可证。

《灵枢·官能》曰："是故工之用针也，知气之所在，而守其门户，明于调气，补泻所在，徐疾之意，所取之处。"《素问·八正神明论》云："知其所在者，知诊三部九候之病脉处而治之，故曰：守其门户焉，莫知其情，而见邪形也。"此皆"上守机"也。

《素问·离合真邪论》曰："故曰：刺不知三部九候病脉之处，虽有大过且至，工不能禁也。诛罚无过，命曰大惑，反乱大经，真不可复，用实为虚，以邪为真，用针无义，反为气贼。夺人正气，以从为逆，荣卫散乱，真气已失，邪独内着，绝人长命，予人夭殃。不知三部九候，故不能久长。因不知合之四时五行，因加相胜，释邪攻正，绝人长命。"此"粗守关"者之弊也。

《素问·宝命全形论》载："今末世之刺也，虚者实之，满者泄之，此皆众工所共知也。若夫法天则地，随应而动，和之者若响，随之者若影，道无鬼神，独来独往……可玩往来，乃施于人，人有虚实，五虚勿近，五实勿远，至其当发，间不容瞚。手动若务，针耀而匀，静意视义，观适之变，是谓冥冥，莫知其形。见其乌乌，见其稷稷，从见其飞，不知其谁，伏如横弩，起如发机……刺虚者须其实，刺实者须其虚。经气已至，慎守勿失，深浅在志，远近若一，如临深渊，手如握虎，神无营于众物。"

《素问·离合真邪论》曰："夫邪之入于脉也，寒则血凝泣，暑则气淖泽，虚邪因而入客，亦如经水之得风也。经之动脉，其至也，亦时陇起；其行于脉中，循循然；其至寸口中手也，时大时小，大则邪至，小则平，其行无常处，在阴与阳，不可为度。从而察之，三部九候，卒然逢之，早遏其路……夫邪去络入于经也，舍于血脉之中，其寒温未相得，如涌波之起也，时来时去，故不常在。故曰：方其来也，必按而止之，止而取之，无逢其冲而泻之。真气者，经气也，经气太虚——故曰：'其来不可逢。'此之谓也。故曰：候邪不审，大气已过，泻之则真气脱，脱则不复，邪气复至，而病益蓄——故曰：

'其往不可追。'此之谓也。不可挂以发者，待邪之至时，而发针泻矣。若先若后者，血气已尽，其病不可下。故曰：知其可取，如发机；不知其取，如扣椎——故曰：'知机道者，不可挂以发；不知机者，扣之不发。'此之谓也。"此段文字尽赅"其来不可逢，其往不可追"之意也，乃"工独有之"者是也。

六、逆，顺，迎，随，和

经文

《灵枢·九针十二原》云："往者为逆，来者为顺，明知逆顺，正行无问。逆而夺之，恶得无虚；追而济之，恶得无实。迎之随之，以意和之，针道毕矣。"

马张合注

马莳谓："所谓往来逆顺者，何哉？往者，其气虚小即为逆，故追而济之，以行补法，恶得无实？来者，形气将平即为顺，故迎而夺之，以行泻法，恶得无虚？此所以明之逆顺，乃正行之道，而不必复问于人。惟以追之随之，而以吾意和之，此针道之所以毕也。按：《素问·至真要大论》亦有'明知逆顺，正行无问'二语，但彼论标本，而此论针法，辞同而义异也。"

张志聪谓："知其往来者，知邪正之盛衰，要与之可取之期而取之也。粗工之暗，而良工独知之，是故工之所以异也。若气往则邪正之气虚小，而补泻之为逆；气来则形气、邪气相平，而行补泻为顺。是以明知顺逆，正行无问，知往来所处之时而取之也。迎而夺之者，泻也，故恶得无虚？追而济之者，补也，故恶得无实？迎之随之，以意和之，针道毕矣。"

考原析义

《灵枢·小针解》曰："往者为逆者，言气之虚而小，小者逆也；来者为顺者，言形气之平，平者顺也。明知逆顺，正行无问者，言知所取之处也。迎而夺之者，泻也；追而济之者，补也。"

张介宾《类经·卷十九》曰："往，气之去也，故为之逆；来，气之至也，故为之顺。知往来之逆顺，则正法行之，不必疑而更问也……逆而夺之，恶得无虚，追而济之，恶得无实：逆其气而夺之，泻其实也，恶得无虚；随其气去而济之，补其虚也，恶得无实。故泻必因吸内针，补必因呼内针，此即迎来随去之义。迎之随之，以意和之，针道毕矣：用针之法，补泻而已，补泻之法，迎随而已，必得其和，则针道毕于是矣。"

丹波元简《灵枢识》曰："正行无问：《志本》'问'作'间'，非。逆而夺之，恶得无虚，追而济之，恶得无实：《甲乙》，'逆'作'迎'……高武云：迎者，逢其气之方来，如寅时气来注于肺，卯时气来注大肠。此时，肺、大肠，气方盛而夺泻之也。随者，随其气之方去，如卯时气去注大肠，辰时气去注于胃、肺与大肠，此时正虚而补济之也。余仿此。"

上列马、张之注，皆原于《灵枢·小针解》，而《类经》又列举了呼吸迎随补泻之法，《灵枢识》也引证了高武精专之营之补泻法。

然而，考诸《灵枢·逆顺》："气之逆顺者，所以应天地阴阳，四时五行也。脉之盛衰者，所以候血气之虚实有余不足。刺之大约者，必明知病之可刺，与其未可刺，与其已不可刺也……《兵法》曰：无迎逢逢之气，无击堂堂之阵。《刺法》曰：无刺�熇熇之热，无刺漉漉之汗，无刺浑浑之脉，无刺病与脉相逆者……上工刺其未生者也，其次刺其未盛者也，其次刺其已衰者也。下工刺其方袭者也，与其形之盛者也，与其病之与脉相逆者也。故曰：方其盛也，勿敢毁伤；刺其已衰，事必大昌。故曰：'上工治未病，不治已病。'此之谓也。"此段文字不但说明了往来逆顺，而且有助于理解"其来不可逢"之意。

《灵枢·根结》曰："形气不足，病气不足，此阴阳气俱不足也，不可刺之，刺之则重不足，重不足则阴阳俱竭。血气皆尽，五脏空虚，筋骨髓枯，老者绝灭，壮者不复矣。形气有余，病气有余，此谓阴阳俱有余也，急泻其邪，调其虚实。故曰：'有余者泻之，不足者补之。'此之谓也。故曰：刺不知逆顺，真邪相搏，满而补之，则阴阳四溢，肠胃充郭，肝肺内膜，阴阳相错。虚而泻之，则经脉空虚，血气竭枯，肠胃僻辟，皮肤薄著，毛腠夭膲，予之死期。故曰：用针之要，在于知调阴与阳。调阴与阳，精气乃光，合形与气，使神内藏。故曰：上工平气，中工乱脉，下工绝气危生。故曰：下工不可不慎也。必审五脏变化之病，五脉之应，经络之实虚，皮之柔粗，而后取之也。"

《灵枢·终始》曰："凡刺之道，毕于终始，明知终始，五脏为纪，阴阳定矣。阴者主脏，阳者主腑，阳受气于四末，阴受气于五脏。故泻者迎之，补者随之，知迎知随，气可令和。和气之方，必通阴阳，五脏为阴，六腑为阳，传之后世，以血为盟，敬之者昌，慢之者亡，无道行私，必得夭殃……凡刺之属，三刺至谷气，邪僻妄合，阴阳易居，逆顺相反，沉浮异处，四时不得，稽留淫泆，须针而去。故一刺则阳邪出，再刺则阴邪出，三刺则谷气至，谷气至而止。所谓谷气至者，已补而实，已泻而虚，故以知谷气至也。邪气独去者，阴与阳未能调，而病知愈也。故曰：补则实，泻则虚，痛虽不随，针，病必衰去矣。阴盛而阳虚，先补其阳，后泻其阴而和之；阴虚而阳盛，先补其阴，后泻其阳而和之……久病者，邪气入深，刺此病者，深内而久留之，间日而复刺之。必先调其左右，去其血脉，刺道毕矣。"

此尽赅逆顺、迎随、补虚、泻实、以意和之之意也。和者，上工平气也。

七、虚，实，徐，疾，有无，先后，存亡，得失

经文

《灵枢·九针十二原》曰："凡用针者，虚则实之，满则泄之，宛陈则除之，邪胜则虚之。《大要》曰：徐而疾则实，疾而徐则虚。言实与虚，若有若无；察后与先，若存若亡；为虚为实，若得若失；虚实之要，九针最妙。"

马张合注

马莳谓："此承上文而言用针之要，全凭虚实以为补泻也。凡用针者，其气口虚则当补之，故曰'虚则实之'也。其气口盛则当泻之，故曰'满则泄之'也。气口为百脉所朝，故候此以知盛虚，《素问·阴阳别论》云：'气口成寸，以决死生。'血脉相结，则当去之，故曰'宛陈则除之'也。诸经邪盛，则当泻之，故曰'邪盛则虚之'也。《大要》有曰：凡欲补者，

徐纳其针而疾出之则为补，故曰'徐而疾则实'也。凡欲泻者，疾纳其针而徐出之则为泻，故曰'疾而徐则虚'也。然言实与虚，其若有若无者，盖实者止于有气，虚者止于无气，气本无形，似在有无之间耳……为虚为实，其若得而若失者，盖泻之而虚，怳然若有所失；补之而实，怭然若有所得，亦以虚实本于一气，似在得失之间耳。由此观之，则'虚实'二字，实为用针之要，其九针之最妙者乎！"

张志聪曰："所谓虚则实之者，气口虚而当补之也。满则泄之者，气口盛而当泻之也。宛陈则除之者，去脉中之蓄血也。邪胜则虚之者，言诸经有盛者，皆泻其邪。徐而疾则实者，徐内而疾出也；疾而徐则虚者，疾内而徐出也。言实与虚、若有若无者，实者有气，虚者无气也。察后与先、若存若亡，言气之虚实、补泻之先后也，察其气之以下与常存也。为虚为实、若得若失者，言补者必然若有得也，泻则怳然若有失也。此以上论小针之法，后此则论九针之法也……虚实之要，九针最妙，为其各有所宜也。"

考原析义

《灵枢·小针解》曰："所谓虚则实之者，气口虚而当补之也。满则泄之者，气口盛而当泻之也。宛陈则除之者，去血脉也。邪胜则虚之者，言诸经有盛者，皆泻其邪也。徐而疾则实者，言徐内而疾出也；疾而徐则虚者，言疾内而徐出也。言实与虚、若有若无者，言实者有气、虚者无气也。察后与先、若亡若存者，言气之虚实、补泻之先后也，察其气之已下与常存也。为虚与实、若得若失者，言补者必然若有得也，泻则怳然若有失也。"

《素问·针解》曰："刺虚则实之者，针下热也；气实乃热

天部 读《灵枢·九针十二原》札记

也。满而泄之者，针下寒也，气虚乃寒也。菀陈则除之者，出恶血也。邪胜则虚之者，出针勿按。徐而疾则实者，徐出针而疾按之；疾而徐则虚者，疾出针而徐按之。言实与虚者，寒温气多少也。若无若有者，疾不可知也。察后与先者，知病先后也。为虚与实者，工勿失其法。若得若失者，离其法也。虚实之要，九针最妙者，为其各有所宜也。"

张介宾《类经·卷十九》云："用针之要，全凭虚实以为补泻。实即补也，泄即泻也。宛，郁同。陈，积也。除之，去其滞。虚之，泄其邪也。徐出针而疾按之为补，故虚者可实；疾出针而徐按之为泻，故实者可虚。实之与虚，在有气无气耳，气本无形，故若有若无，善察之者，神悟于有无之间也。察后与先，求病所急，而治分先后也。若存若亡，察气之行与不行，以为针之去留也。欲虚而虚，欲实而实，是得法也。粗工妄为，则失之矣。虚实之要，九针最妙，各有所宜之要也。"

丹波元简《灵枢识》谈到："《大要》，简案：盖古经篇名……《小针解》云：为虚为实，若得若失者，言补者佖然若有得也，泻则怳然若有失也，知张注失经旨矣。"

上列注释，当以《灵枢·小针解》、马莳及张志聪论为是。

考《素问·宝命全形论》谈到："天覆地载，万物悉备，莫贵于人，人以天地之气生，四时之法成……夫人生于地，悬命于天，天地合气，命之曰人。人能应四时者，天地为之父母；知万物者，谓之天子。天有阴阳，人有十二节，天有寒暑，人有虚实。能经天地阴阳之化者，不失四时，知十二节之理者，圣智不能欺也。能存八动之变，五胜更立，能达虚实之数者，独出独入，呿吟至微，秋毫在目……何如而虚，何如而实……刺虚者须其实，刺实者须其虚。经气已至，慎守勿失，深浅在志，远近若一，如临深渊，手如握虎，神无营于众物。"

《灵枢·邪客》曰："故本输者，皆因其气之虚实、疾徐以取之，是谓因冲而泻，因衰而补，如是者，邪气得去，真气坚固，是谓因天之序……持针之道，欲端以正，安以静，先知虚实，而行疾徐，左手执骨，右手循之，无与肉果。泻欲端以正，补必闭肤，辅针导气，邪得淫泆，真气得居。"

《素问·调经论》曰："余闻《刺法》言：有余泻之，不足补之。何谓有余，何谓不足……神有余有不足，气有余有不足，血有余有不足，形有余有不足，志有余有不足，凡此十者，其气不等也……人有精气津液，四支九窍，五脏十六部，三百六十五节，乃生百病，百病之生，皆有虚实。今夫子乃言有余有五，不足亦有五，何以生之乎……皆生于五脏也。夫心藏神，肺藏气，肝藏血，脾藏肉，肾藏志，而此成形。志意通，内连骨髓，而成身形、五脏。五脏之道，皆出于经隧，以行血气，血气不和，百病乃变化而生，是故守经隧焉。"

《素问·通评虚实论》载："邪气盛则实，精气夺则虚。"

《素问·刺志论》曰："气实形实，气虚形虚，此其常也，反此者病。谷盛气盛，谷虚气虚，此其常也，反此者病。脉实血实，脉虚血虚，此其常也，反此者病……夫实者，气入也；虚者，气出也。气实者，热也；气虚者，寒也。入实者，左手开针空也；入虚者，左手闭针空也。"

《素问·八正神明论》曰："虚邪者，八正之虚邪气也。正邪者，身形若用力，汗出腠理开，逢虚风，其中人也微，故莫知其情，莫见其形。"

《灵枢·官能》云："邪气之中人也，洒淅动形。正邪之中人也微，先见于色，不知于其身，若有若无，若亡若存，有形无形，莫知其情。是故上工之取气，乃救其萌芽；下工守其已成，因败其形。是故工之用针也，知气之所在，而守其门户，明于调气，补泻所在，徐疾之意，所取之处。泻必用员，切而转之，其气乃行，疾而徐出，邪气乃出，伸而迎之，遥大其穴，气出乃疾；补必用方，外引其皮，令当其门，左引其枢，右推其肤，微旋而徐推之，必端以正，安以静，坚心无解，欲微以留，气下而疾出之，推其皮，盖其外门，真气乃存。用针之要，无忘其神。"

《素问·离合真邪论》云："若先若后者，血气已尽，其病不可下……然真邪以合，波陇不起，候之奈何……审扪循三部九候之盛虚而调之，察其左右上下相失及相减者，审其病藏以期之。"

此皆虚实、补泻、徐疾、有无、后先、存亡、得失也。

八、补泻，排阳，轻重，迎随，开阖

经文

《灵枢·九针十二原》载："补泻之时，以针为之。泻曰：必持内之，放而出之，排阳得针，邪气得泄。按而引针，是谓内温，血不得散，气不得出也。补曰：随之随之，意若妄之，若行若按，如蚊虻止，如留如还，去如弦绝。令左属右，其气故止，外门已闭，中气乃实。必无留血，急取诛之。"

马张合注

马莳曰："其泻者，始必持针以纳之，终必放针以出之，排阳气以得针，则邪气自得泄矣。其补者按而引针以入之，是谓内温，使血不得散，气不得出，此则所以补之也。补之者，随之也，随之之意，若人之意妄有所之，若人之出妄有所行，若人之指妄有所按，如蚊虻止于其中，如有所留而复有所还。及针将去时，如弦之绝，即始徐而终疾者也。右手出针而左手闭其外门，乃令左属右之法，其正气已止于其中，门户已闭于其外，中气乃实。必无留血，如有留血，当急取以责之；但此补法，必无留血者也。按：此节明解于《小针解》篇，彼《素问·针解》篇，所解与此稍异。"

张志聪曰："排阳得针者，排针而得阳气也，得其正气，则邪气去矣。内温者，针下热也，谓邪气去而正气不出。此论泻邪而养其正也。随之者，追而济之也。之，往也。若妄之者，虽追之而若无有所往。若行若按，如蚊虻止，如留而还也。去如弦绝者，疾出其针也。令左手按痏，右手出针，其正气故得止于内，而外门已闭，中气乃实矣。此补正运邪之法，故必无留血，设有留血，急取而诛之。"

考原析义

《素问·针解》曰："补泻之时者，与气开阖相合也。九针之名，各不同形者，针穷其所当补泻也。刺实须其虚者，留针，阴气隆至，乃去针也；刺虚须其实者，阳气隆至，针下热乃去针也。经气已至，慎守勿失者，勿变更也。"

张介宾《类经·卷十九》载："当补当泻，用有其时，在气会之顷……凡用泻者，必持内之：谓持之坚而入之锐也。放而出之：谓因其气来，出之疾而按之徐也，故可排开阳道，以泄邪气……凡用补者，必按其穴而引退其针，是谓内温，故血不散、气不出而虚者实矣……随者：因其气去，追而济之也。妄，虚妄也。意若妄之：言意会于有无之间也。若行若按：言行其气按其处也。如蚊虻止：言当轻巧无迹而用得其精也。如留如还，去如弦绝：留，留针也。还，出针也。去如弦绝，轻且捷也，故无损而能补。令左属右，其气故止，外门已闭，中气乃实：右手出针，左手随而按扪之，是令左属右也，故门户闭于外，中气实于内。必无留血，急取诛之：凡取血络者，不可使有留血，宜急去之也。"

丹波元简《灵枢识》云："泻曰：必持内之，放而出之，排阳得针。《甲乙》作：'（泻曰）迎之，迎之意，必持而内之，放而出之，排阳出针。'……简按：据下文'补曰'，《甲乙》近是。按而引针，是谓内温。简案：连下二句言补法。若病当用泻法，而反按而引针以补之，是谓内温。引针谓退其针，温，蕴同，乃《素问》温血之温，谓血气蕴蓄于内，而不得散泄也。诸注并接下文'补曰'为释，恐误……妄，《甲乙》作'忘'……还，《甲乙》作'环'……以理推之，此问恐有遗脱。"

上列注释中之"始徐而终疾""左手按痏，右手出针，外门已闭，中气乃实""必持内之，谓持之坚而入之锐""意若妄之，言意会于有无之间""若蚊虻止，言当轻巧无迹而用得其精也""凡取血络者，不可使有留血，宜急去之也"，以及《灵枢识》与《灵枢·小针解》之释文均可资借鉴，唯对"排阳得针"等释意较为含混。

考诸《灵枢·九针论》："一者，天也。天者，阳也。五脏之应天者，肺。肺者，五脏六腑之盖也。皮者，肺之合也，人之阳也。"据此可明"排阳"之意。

《灵枢·终始》云："补须一方实，深取之，稀按其痏，以极出其邪气；一方虚，浅刺之，以养其脉，疾按其痏，无使邪气得入。邪气来也紧而疾，谷气来也徐而和。脉实者，深刺之，以泄其气；脉虚者，浅刺之，使精气无得出，以养其脉，独出其邪气。"

《灵枢·官针》曰："疾浅针深，内伤良肉，皮肤为痈；病深针浅，病气不泻，支为大脓。病小针大，气泻太甚，疾必为害；病大针小，气不泄泻，亦复为败。失针之宜，大者泻，小者不移。"

《素问·调经论》曰："泻实者，气盛乃内针，针与气俱内，以开其门，如利其户；针与气俱出，精气不伤，邪气乃下，外门不闭，以出其疾，摇大其道，如利其路，是谓大泄，必切而出，大气乃屈……持针勿置，以定其意，候呼内针，气出针入，针空四塞，精无从去；方实而疾出针，气入针出，热不得还，闭塞其门，邪气布散，精气乃得存。动气候时，近气不失，远气乃来，是谓追之。"

此尽释"必持内之，放而出之，排阳得针，邪气得泄"及"若行若按，如留如还"之意矣。而"按而引针，是谓内温，血不得散，气不得出也"者，乃告诫泻法时切勿"按而引针"也。

九、坚，神，悬阳，两卫

经文

《灵枢·九针十二原》载："持针之道，坚者为宝，正指直刺，无针左右，神在秋毫，属意病者。审视血脉者，刺之无殆。方刺之时，必在悬阳，及与两卫，神属勿去，知病存亡。血脉者，在腧横居，视之独澄，切之独坚。"

马张合注

马莳注："此言持针之道，在守医者之神气，以视病者之血脉也。持针之道，贵于至坚，故'坚者为宝'。既以坚持其针，乃正指而直刺之，无得轻针左右，当自守神气，不可眩惑，其妙在于秋毫之间而已。上文言'上守神'者，病者之神气；而此曰'神在秋毫''神属勿去'，乃医工之神气也。所谓'神在秋毫'者，何哉？须知属意于病者，审视其血脉之虚实而刺之，则无危殆矣。方刺之时，又在扬吾之卫气为阳气者，精爽不昧；而病人之卫气亦阳气也，当彼此皆扬，使吾之神气，属意于病者而勿去，则病之存亡可得而知也。然血脉何以验之？在于各经腧穴而横居其中者是也。'视之独澄，切之独坚'，此其血脉耳。然必先自守其神，而后可以视病人之血脉，其乃要之要乎！"

张志聪曰："坚者，手如握虎也。正指直刺者，义无邪下，欲端以正也。神在秋毫，审视病者，静志观病人，无左右视也。悬阳，心也。心藏神，方刺之时，得之于心，则神属于病者，而知病之存亡矣。《经》云：取血于荣，取气于卫。卫气行阳、行阴者也，故于两卫间以取阴阳之气。《卫气行》篇曰：'是故谨候气之所在而刺之，是谓逢时。（病）在于三阳，必候其气在阳分而刺之；病在于三阴，必候其气在阴分而刺之。腧，经腧也。'《刺节真邪》篇曰：'六经调者，谓之不病。一经上实下虚而不通者，此必有横络盛加于大经，令之不通，视而泻之，此所谓解结也。'故有血络横在于经腧者，当视之独清，切之独确而去之也。”

考原析义

《素问·针解》曰："如临深渊者，不敢堕也。手如握虎者，欲其壮也。神无营于众物者，静志观病人，无左右视也。义无邪下者，欲端以正也。必正其神者，欲瞻病人目，制其神，令气易行也。"

张介宾《类经·卷十九》云："持针之道，坚者为宝，正指直刺，无针左右：坚而有力，则直达病所，正而不斜，则必中气穴。神在秋毫，属意病者，审视血脉者，刺之无殆：医之神见，在悉秋毫，必精必确，加意病者，详审血脉，然后刺之，庶无危殆。方刺之时，必在悬阳，及与两卫：悬，犹言举也；阳，神气也。凡刺之时，必先举神气为主，故曰悬阳。两卫者，卫气在阳，肌表之卫也；脾气在阴，脏腑之卫也，二者皆神气所居，不可伤犯。凡用针者，首宜顾此，故曰两卫。《师传》篇曰：脾者主为卫……血脉者，在腧横居，视之独澄，切之独坚：上文言神气之所居，此言血脉之所在也。视之独澄者，必欲索其隐；切之独坚者，必欲拔其本也。"

丹波元简《灵枢识》载："坚者为宝，《甲乙》'宝'作'实'。王注《素问·针解》篇：手如握虎者，欲其壮也。云壮，谓持针坚定也。《针经》曰：持针之道，坚者为实，则其义也。新校正云：按《甲乙经》，'实'字作'宝'，乃与今本异……王注正指直刺，针无左右，神在秋毫……目绝妄视，心专一务，则用之必中，无或误也……必在悬阳，及与两卫，《甲乙》'必'作'心'，'卫'作'衡'，注云：一作'冲'……简案：《马》，阳为扬；《志》，以悬阳为心。并义难通，姑仍《张注》。血脉者，《甲乙》'血'上有'取'字是。在腧横居，视之独澄，切之独坚，《甲乙》'澄'作'满'。"

上列注释中之"此言持针之道，为守医者之神气，以视病者之血脉也。坚者，手如握虎也。正指直刺者，义无邪下，欲端以正也。卫气行阳、行阴者也，故于两卫间以取阴阳之气。悬，犹言举也；阳，神气也。凡刺之时，必先举神气为主，故曰悬阳"，当属无疑。《灵枢识》所引文字亦可供参考。兹再就此段文字中之悬阳、两卫等，引证有关经文，以详明之。

《灵枢·邪气脏腑病形》曰："刺之有道乎……刺此者，必中气穴，无中肉节，中气穴则针染（一作游）于巷，中肉节即皮肤痛，补泻反则病益笃。"

《灵枢·刺节真邪》曰："用针者，必先察其经络之实虚，切而循之，按而弹之，视其应动者，乃后取之而下之。六经调者，谓之不病；虽病，谓之自已也。一经上实下虚而不通者，此必有横络盛加于大经，令之不通，视而泻之，此所谓解结也。"

《素问·三部九候论》云："上实下虚，切而从之，索其结络脉，刺出其血，以见通之。"

《灵枢·官针》曰："脉之所居深不见者，刺之，微内针而久留之，以致其空脉气也。脉浅者勿刺，按绝其脉乃刺之，无令精出，独出其邪气耳。所谓三刺则谷气出者，先浅刺绝皮，以出阳邪；再刺则阴邪出者，少益深，绝皮致肌肉，未入分肉间也；已入分肉之间，则谷气出。故《刺法》曰：'始刺浅之，以逐邪气而来血气；后刺深之，以致阴气之邪；最后刺极深之，以下谷气。'此之谓也。"

《灵枢·卫气》载："其浮气之不循经者，为卫气；其精气之行于经者，为营气。阴阳相随，外内相贯，如环之无端。"

《灵枢·师传》曰："脾者主为卫。"

《灵枢·营卫生会》曰："卫气行于阴二十五度，行于阳二十五度，分为昼夜，故气至阳而起，至阴而止……营出于中焦，卫出于下焦……夫血之与气，异名同类……营卫者，精气也；血者，神气也。故血之与气，异名同类焉。"

《灵枢·卫气行》载："卫气之在于身也，上下往来不以期，候气而刺之，奈何……常以平旦为纪，以夜尽为始……日入而止，随日之长短，各以为纪而刺之，谨候其时，病可与期，失时反候者，百病不治。故曰：刺实者，刺其来也；刺虚者，刺其去也。此言气存亡之时，以候虚实而刺之。是故，谨候气之所在而刺之，是谓逢时。（病）在于三阳，必候其气在于阳而刺之；病在于三阴，必候其气在阴分而刺之。"

《灵枢·禁服》云："凡刺之理，经脉为始，营其所行，知其度量，内刺五脏，外刺六腑。审察卫气，为百病母，调其虚实，虚实乃止，泻其血络，血尽不殆矣。"

悬阳、两卫之意据此可明。

十、九针

（略）

十一、邪，浊，清，浅深

经文

《灵枢·九针十二原》云："夫气之在脉也，邪气在上，浊气在中，清气在下。故针陷脉则邪气出，针中脉则浊气出，针太深则邪气反沉病益。故曰：皮肉筋脉，各有所处，病各有所宜，各不同形，各以任其所宜，无实无虚。损不足而益有余，是谓甚病，病益甚。取五脉者死，取三脉者恇。夺阴者死，夺阳者狂。针害毕矣。"

马张合注

马莳曰："此言三气之当刺，而又举针害以为戒也。邪之中人也高，凡风寒暑雨之邪，由上感之，故曰邪气在上也。邪气由风府、风门而入，水谷皆入于胃，其精微之气，上注于肺，而寒温不适，饮食不节，则浊气留独于肠胃而病生，故曰浊气在中也。清湿之地气中人也，必从足始，故曰清气在下也。治之者必针于上，以取其陷脉，则上之邪气可出。针其中脉，以取足阳明胃经之合，即三里穴，则中之浊气可出。然针之勿宜太深，正以浅浮之病，不欲深刺，若刺之深，则邪气从之反沉而病益也。故曰：皮肉筋脉经络，各有所主，九针各不同形，各当任其所宜，无实其实而益其有余，无虚其虚而损其不足；若实实虚虚，是谓甚人之病，彼病反益甚也。凡病在中气不足，用针以大泻其诸经之脉，则五脏皆虚，故曰：取五脉者死。手足各有三阳，若尽泻三阳之气，则病人惙然而形体难复，故曰：取三脉者惟。本经《玉版》篇云：'迎之五里，中道而止，五至而已，五往而脏之气尽。'言五里系手阳明大肠经穴，乃禁刺者也。迎之五里以泻之，中道以出针，又复刺之者五，则五次泻之，而脏之气已尽。所谓脏者，手太阴肺经也，肺为百脉之宗，故曰：'夺阴者死也。'取三阳之脉而夺之已尽，故曰：'夺阳者狂也。'"

张志聪云："此复论小针刺邪之法，而并论其要害焉。风雨寒暑之中人也高，故邪气在上也；水谷入胃，其精气上注于肺，浊留于肠胃，寒温不适，饮食不节，病生于肠胃，故浊气在中也；清湿之地气中人也，必从足始，故清气在下也。陷脉，额颅之脉，显陷于骨中，故针陷脉则阳之表邪去矣。中脉，足阳明之合三里穴也，针太深则邪气反沉者，言浮浅之病，不欲深刺也，深则邪气从之入，故曰反沉也。皮肉筋骨，各有所处者，言经络各有所主也。故病各有浅深之所宜，形有皮肉筋脉之不同，各随任其宜而刺之。无实实，无虚虚，若损不足而益有余，则病益甚矣。五脉，五脏诸阴之脉也。如中气不足，则血脉之生原已虚，再大泻其诸阴之脉，是虚于中而脱于外也。三脉，三阳之脉。惟，怯也。言尽泻三阳之气，令病人怯然不复。夺阴者死，言取人之五里五往者也。《玉版》篇云：'迎之五里，中道而止，五至而已，五往而脏之气尽。'夺阳者狂，正言取之五里而或夺其阳也。此论针之为害毕矣。

张开之曰：'取尺之五里，取皮肤阳分之气血也。而曰夺阴者，谓阳分之气血，生于五脏之阴也，病在中气不足，而大泻诸阴之脉者。死，谓诸阴之脉，生于中焦之阳明，阳生于阴而阴生于阳也。'"

考原析义

《灵枢·小针解》曰："夫气之在脉也，邪气在上者，言邪气之中人也高，故邪气在上也；浊气在中者，言水谷皆人于胃，其精气上注于肺，浊留于肠胃，言寒温不适，饮食不节，而病生于肠胃，故命曰浊气在中也；清气在下者，言清湿地气之中人也，必从足始，故曰清气在下也。针陷脉则邪气出者，取之上；针中脉则邪气出者，取之阳明合也；针太深则邪气反沉者，言浅浮之病，不欲深刺也，深则邪气从之入，故曰反沉也。皮肉筋脉各有所处者，言经络各有所主也。取五脉者死，言病在中气不足，但用针尽大泻其诸阴之脉也。取三阳之脉者，唯言尽泻三阳之气，令病人恇然不复也。夺阴者死，言取尺之五里五往者也；夺阳者狂，正言也。"

《素问·针解》曰："深浅在志者，知病之内外也。近远如一者，深浅其候等也。"

张介宾《类经·卷二十二》载："邪气在上者，贼风邪气也；浊气在中者，水谷之气也；清气在下者，寒湿之气也……经络疾病，各有所处，九针各不同形，故其任用亦各有所宜也。无实者，无实实也；无虚者，无虚虚也。反而为之，不惟不治病，适所以增病。"余皆引《灵枢·小针解》之释义。

丹波元简《灵枢识》曰："病各有所宜，《甲乙》'宜'作'舍'，是。无实无虚，《甲乙》作'无实实虚虚'，是。"余同诸家注释。

上列注释均出《灵枢·小针解》，当以《灵枢·小针解》为是。唯"夺阴者死，言取尺之五里五往者也"一句，当视为此"夺阴者死"，乃刺五里五往之所致，故当刺禁，可参照《灵枢·玉版》原文。

《灵枢·本输》曰："阴尺动脉在五里，五腧之禁也。"

《素问·刺要论》云："病有浮沉，刺有浅深，各至其理，无过其道，过之则内伤，不及则生外壅，壅则邪从之。浅深不得，反为大贼，内动五脏，反生大病。"据此可明此段文字之意也。"针太深则邪气反沉病益"者，过谷气至而止之刺也。"清气在下"若系指"清湿地气之中人也，必从足始"，则可借鉴"上热下寒"用"引而下之"之法，"视其虚脉而陷之于经络者取之，气下乃止"。

《灵枢·五乱》云："气在于肠胃者，取之足太阴、阳明；不下者，取之三里。气在于头者，取之天柱、大杼；不知，取足太阳荥、输……徐入徐出，谓之导气，补泻无形，谓之同精，是非有余不足也，乱气之相逆也。"

《灵枢·刺节真邪》曰："上寒下热，先刺其项太阳，久留之；已刺则熨项与肩胛，令热下合乃止，此所谓推而上之者也。上热下寒，视其虚脉而陷之于经络者取之，气下乃止，此所谓引而下之者也。"

《灵枢·终始》云："凡刺之属，三刺至谷气……故一刺则阳邪出，再刺则阴邪出，三刺则谷气至，谷气至而止。所谓谷气至者，已补而实，已泻而虚，故以知谷气至也。"

《灵枢·官针》载："所谓三刺则谷气出者，先浅刺绝皮，以出阳邪；再刺则阴邪出者，少益深，绝皮致肌肉，未入分肉间也；已入分肉之间，则谷气出。故《刺法》曰：'始刺浅之，以逐邪气，而来血气；后刺深之，以致阴气之邪；最后刺极深之，以下谷气。'此之谓也。"

《灵枢·卫气失常》曰："色起两眉薄泽者，病在皮。唇色青黄赤白黑者，病在肌肉。营气濡然者，病在血气。目色青赤白黑者，病在筋。耳焦枯受尘垢，病在骨……夫病变化，浮沉深浅，不可胜穷，各在其处。病间者浅之，甚者深之；间者小之，甚者众之；随变而调气，故曰上工。"

《灵枢·官针》曰："直针刺者，引皮乃刺之，以治寒气之浅者也。"

《灵枢·寿夭刚柔》云："阴中有阴，阳中有阳，审知阴阳，刺之有方。得病所始，刺之有理，谨度病端，与时相应，内合于五脏六腑，外合于筋骨皮肤。是故内有阴阳，外亦有阴阳：在内者，五脏为阴，六腑为阳；在外者，筋骨为阴，皮肤为阳。"

《灵枢·邪气脏腑病形》曰："荥、输治外经，合治内府。"

《灵枢·玉版》云："人之所受气者谷也，谷之所注者胃也，胃者水谷气血之海也，海之所行云气者天下也。胃之所出气血者经隧也，经隧者，五脏六腑之大络也，迎而夺之而已矣……迎之五里，中道而止，五至而已，五往而脏之气尽矣，故五五二十五而竭其输矣。此所谓夺其天气者也，非能绝其命，而倾其寿者也……善乎方，明哉道，请著之玉版，以为重宝，传之后世，以为刺禁，令民勿敢犯也。"此明针之能杀生人者也，不可不戒。

十二、气至，去，留

经文

《灵枢·九针十二原》云："刺之而气不至，无问其数；刺之而气至，乃去之，勿复针。针各有所宜，各不同形，各任其所为。刺之要，气至而有效，效之信，若风之吹云，明乎若见苍天，刺之道毕矣。"

马张合注

马莳注："此又言刺道之要，以气之至与不至为度也。凡刺之而气尚未至，当无问其数以守之，所谓如待贵人，不知日暮者是也；若刺之而气已至，则乃去其针耳。上文曰：'皮肉筋脉，各有所处，病各有所宜，各不同形，各以任其所宜。'而此又重言针各有所宜，各不同形，各任其所为者，叮咛之意也。所谓刺之而气至，乃去之勿复针者，何也？正以刺之为要，既以气至而有效，则信哉。有效之时，若风吹云，明乎若见苍天，此为有效之验也。"

张志聪曰："此言刺之效，以得气为要也。上文言病各有所宜，此言针各有宜，而有大小长短之形不同，各任其所宜而用之也。若风之吹云，明乎若见青天，邪散而正气光明也。"

考原析义

《灵枢·小针解》曰："为虚与实、若得若失者，言补者必然若有得也，泻则恍然若有失也……气至而去之者，言补泻气调而去之也。"

张介宾《类经·卷十九》云："无问其数者，必以气至为度也，即如待贵人，不知日暮之谓。气至勿复针，恐其真气脱也。皮肉筋骨，病各有处，用针各有所宜也。刺以气为要，以效为信，得其要则效，故如风之吹云，邪气去则正气见，故明乎若见苍天也。"

丹波元简《灵枢识》云："明乎若见苍天，《甲乙》作'昭然于天'。"

《灵枢·终始》载："凡刺之道，气调而止，补阴泻阳，音气益彰，耳目聪明，反此者血气不行。所谓气至而有效者，泻则益虚，虚者脉大如其故而不坚也；坚如其故者，适虽言故，病未去也。补则益实，实者脉大如其故而益坚也；夫如其故而不坚者，适虽言快，病未去也。故补则实，泻则虚，痛虽不随针，病必衰去。"

《灵枢·官针》曰："九针之宜，各有所为，长短大小，各有所施也。不得其用，病弗能移。"

此尽赅"刺之要，气至而有效，效之信，若风之吹云"之意矣。

十三、二十七气

经文

《灵枢·九针十二原》载："黄帝曰：愿闻五脏六腑所出之处。岐伯曰：五脏五腧，五五二十五腧；六腑六腧，六六三十六腧。经脉十二，络脉十五，凡二十七气以上下。

所出为井，所溜为荥，所注为输，所行为经，所以（当作
'入'）为合，二十七气所行，皆在五腧也。"

马张合注

马莳注："此言脏腑有井、荥、输、原、经、合之穴，皆
经络之脉所由行也。五脏者，心、肝、脾、肺、肾。每脉
有井、荥、输、经、合之五腧，则五五二十五腧也。六腑者，
胆、胃、大肠、小肠、三焦、膀胱也，每腑有井、荥、输、
原、经、合之六腧，则六六三十六腧也。夫脏有五，腑有六，
而又加心包络一经，则经脉计有十二；十二经有十二络穴，
而又加以督之长强、任之尾翳，及脾又有大包，则络脉计有
十五。以十二而加十五，凡有二十七气也。以此井、荥、输、
原、经、合之腧，而行上行下。其始所出之穴，名为井穴，如
水之所出，从山下之井始也，如肺经少商之类；水从此而流，
则为荥穴，荥者，《释文》为小水也，如肺经鱼际之类；又从
此而注，则为输穴，输者，注此而输运之也，如肺经太渊之
类；又从而经过之，则为经穴，如肺经经渠之类；又从而水有
所会，则为合穴，如肺经尺泽之类。是二十七气所行，皆在此
井、荥、输、经、合之五腧耳。言五腧而不言原穴者，以阴经
有输而无原，而阳经之原以输并之也。此十五络穴，据本经
《经脉》篇而言。《八十一难》不言长强、尾翳，而言阳跷、阴
跷者，非经旨也。又据《素问·平人气象论》则胃有二络，乃
丰隆、虚里；观脾有二络，公孙、大包，则胃宜有二络也。"

张志聪曰："此言用针者，当知脏腑经脉之血气生始出入。
夫荣卫气血，皆生于胃腑水谷之精。荣行脉中，卫行脉外。血
行脉中，气行脉外。然脉内之血气，从络脉而渗灌于脉外；脉
外之气血，从络脉而溜注于脉中，外内出入之相通也。五脏内

合五行，故其腧五；六腑外合六气，故其腧六。盖六气生于五行，而有二火也。经脉十二，六脏六腑之经脉也；络脉十五，脏腑之十二大络，及督脉之长强、任脉之尾翳、脾之大包。凡二十七脉之血气，出入于上下手足之间。所出为井，所溜为荥，所注为输，所行为经，所入为合，此二十七气之所行，皆在于五腧。盖十二经脉之血气，本于五脏五行之所生；而脉外皮肤之气血，出于五脏之大络，溜注于荥输，而与脉内之血气，相合于肘膝之间。此论脏腑经脉之血气出入。"

考原析义

张介宾《类经·卷八》曰："言脉气所出之处也。五腧，即各经井、荥、输、经、合穴，皆谓之腧。六腑复多一原穴，故各有六腧。脏有五，腑有六，而复有手厥阴心主一经，是为十二经。十二经各有络脉，如手太阴别络在列缺之类是也。此外又有任脉之络曰屏翳，督脉之络曰长强，脾之大络曰大包，共为十五络。十二、十五，总二十七气，以通周身上下也。脉气由此而出，如井泉之发，其气正深也。急流曰溜，小水曰荥，脉出于井而溜于荥，其气尚微也（溜，力救切；荥，盈、荣二音）。注、灌注也，输、输运也，脉注于此而输于彼，其气渐盛也。脉气大行，经营于此，其正盛也。脉气至此，渐为收藏，而入合于内也。二十七经络所行之气，皆在五腧之间也。"

丹波元简《灵枢识》载："《六十三难》杨注云：'凡脏腑皆以井为始。井者，谓谷井尔，非谓掘作之井。山谷之中，泉水初出之处，名之曰井。井者，主出之义也……泉水既生，留停于近，荥迂未成大流，故名之曰荥。荥，小水之状也……经者，径也，亦经营之意也……经行既达，合会于海，故名之曰合。合者，会也。'"按：此段文字，当以张志聪"盖十二经脉之血气，本于五脏五行之所生；而脉外皮肤之气血，出于五脏之大络，溜注于荥输，而与脉内之血气，相合于肘膝之间，此论脏腑经脉之血气出入"之阐述为然。

十四、节与穴

经文

《灵枢·九针十二原》曰："节之交，三百六十五会。知其要者，一言而终；不知其要，流散无穷。所言节者，神气之所游行出入也，非皮肉筋骨也。"

马张合注

马莳注："此言节之所交，正神之所出入，此其为要之当知也。凡节之所交，计三百六十五会，实经络渗灌诸节者也。此节者，乃要之所在，故能知其要，可一言而终；不知其要，则流散无穷矣。且节者，即神气之所游行出入也，非皮肉筋骨之谓也。由此观之，则欲行针者，当守其神；而欲守神者，当知其节。学者可不于三百六十五会而求之哉？"

张志聪云："此言刺节者，当知神气之所出入也。神气者，真气也，所受于天，与谷气并而充身者也。故知其要，一言而终；不知其要，流散无穷。此络脉之渗灌诸节，非皮肉筋骨也。"

考原析义

张介宾《类经·卷八》云："人身气节之交，虽有三百六十五会，而其要，则在乎五脑而已。故知其要，则可一言而终；否则，流散无穷，而莫得其绪矣。神气之所游行出入者，以穴俞为言也，故非皮肉筋骨之谓。知邪正之虚实而取之弗失，即所谓知要也。《小针解》曰：'节之交，三百六十五会者，络脉之渗灌诸节者也。'即此神气之义。"

此段文字以《类经》之"人身气节之交，虽有三百六十五会。而其要则在乎五腧而已……神气之所游行出入者，以穴俞为言也"，最为确切。节，即穴也，经文可证。

经文

《灵枢·九针十二原》载："睹其色，察其目，知其散复。一其形，听其动静，知其邪正。右主推之，左持而御之，气至而去之。"

马张合注

马莳注："此又言用针之法，察色辨形，以详审之，然后可以行针也。人之五色，皆见于目，故上工睹其色，必察其目，知其正气之散复。又必一其形，听其动静，凡尺之小大缓急滑涩，无不知之。遂以言其所病，然后能知虚邪、正邪之风。由是右手主于推之，所以入此针也；左手则持针而御之，然后可以出此针也。正以候其补泻已调，气之已至，始去其针也。"

张志聪曰："此言上工观五色于目，知色之散复，即知病之散复矣。知其邪正者，知论虚邪与正邪之风也。右主推之，左持而御之者，言持针而出也。气至而去之者，言补泻气调而去之也。"

考原析义

《灵枢·小针解》云："睹其色，察其目，知其散复，一其形，听其动静者，言上工知相五色于目，有知调尺寸小大、缓急、滑涩以言所病也。知其邪正者，知论虚邪与正邪之风也。右主推之、左持而御之者，言持针而出入也。气至而去之者，言补泻气调而去之也。调气在于终始一者，持心也……所以察其目者，五脏使五色循明，循明则声章；声章者，则言声与平生异也。"

张介宾《类经·卷十九》谓："右主推之，所以入针也；左持而御之，所以护持也。邪气去而谷气至，然后可以出针。察形色于外，可以知其散复；察脉于内，可以知其动静。补不足，泻有余，必得其平，是气调也，方可去针。《终始》，本经篇名，见下文。一者，持心也，释前文一其形、听其动静、知其邪正者，皆主持于心也。"

《灵枢·四时气》云："睹其色，察其（目），以知其散复者，视其目色，以知病之存亡也。一其形，听其动静者，持气口、人迎以视其脉，坚且盛且滑者病日进，脉软者病将下，诸经实者，病三日已。气口候阴，人迎候阳也。"睹其色，察其目，当为睹察面之五色及目之五轮，亦即五脏上注于面目之精神也。

十六、先诊后治

经文

《灵枢·九针十二原》曰："凡将用针，必先诊脉，视气之剧易，乃可以治也。五脏之气已绝于内，而用针者反实其外，是谓重竭，重竭必死，其死也静；治之者，辄反其气，取腋与膺。五脏之气已绝于外，而用针者反实其内，则谓逆厥，逆厥则必死，其死也躁；治之者，反取四末。"

马张合注

马莳注："此又言用针之要，必先诊脉，而误治者所以害人也。凡将用针，必先诊脉，视脉气之剧易，乃可以治之。五脏之气，已绝于内，则脉口气内绝不至，内绝不至者，重按之而脉不至，当实其内焉可也；而用针者，反取其外之病处，与阳经之合穴，有留针以致阳气，阳气至则内重竭，重竭则死。其死也，无气以动，故静。所谓反实其外者，即辄反其气，取腋与膺也，腋与膺者，诸脏穴之标也，外也。五脏之脉，已绝于外，则脉口之气外绝不至，外绝不至，轻举之而脉不至，当实其外焉可也；而用针者，反实其内，取其四末之穴，即井、荥、输、经、合诸脏穴之本也，内也，乃留针以致其阴气，则阳气入，阳气入则厥逆，厥逆则必死。其死也，阴气为阳搏而有余，故躁；阳气内入，而阴气有余，故阳入则躁。按：此节以脉口气内绝不至为阴虚，理当补阴，即补脏；脉口气外绝不至，理当补阳，即补腑。《八十一难》以寸口之心肺为外为阳，尺之肾肝为内为阴，乃秦越人之臆说，而非《小针解》之本义也。"

张志聪云："此言用针者，必先诊脉，视五脏之气剧易，乃可以治也。所谓五脏之气已绝于内者，脉口气内绝不至，反取其外之病处，与阳经之合，有留针以致阳气，阳气至则内重竭，重竭则死矣；（其死也，）无气以动，故静。此言五脏之阴，生于中焦之阳，故外致其阳则内重竭矣。五脏之气已绝于外者，脉口气外绝不至，反取其四末之输，有留针以致其阴气，阴气至则阳气反入，入则逆，逆则死矣；其死也，阴气有余，故躁。此言阴内而阳外，阳气内入，则为逆矣。"

考原析义

《灵枢·小针解》曰："所谓五脏之气已绝于内者，脉口气内绝不至，反取其外之病处与阳经之合，有留针以致阳气，阳气至则内重竭，重竭则死矣；其死也，无气以动，故静。所谓五脏之气已绝于外者，脉口气外绝不至，反取其四末之腧，有留针以致其阴气，阴气至则阳气反入，入则逆，逆则死矣；其死也，阴气有余，故躁。所以察其目者，五脏使五色循明，循明则声章；声章者，则言声与平生异也。"

张介宾《类经·卷二十二》云："病之虚实，不易识也；必察于脉，乃可知之。故凡将用针，必先诊脉，察知重轻，方可施治，否则未有不误而杀人者矣。脏气已绝于内，阴虚也；反实其外，误益阳也；益阳则愈损其阴，是重竭也；阴竭必死，死则静也。腋与膺，皆脏脉所出，气绝于内，而复取之，则致气于外而阴愈竭矣。脏气已绝于外，阳虚也；反实其内，误补阴也；助阴则阳气愈竭，故致四逆而厥；逆厥必死，死必躁也。四末为诸阳之本，气绝于外而取其本，则阴气至而阳愈陷矣……脉口浮虚，按之则无，是谓内绝不至，脏气之虚也；

外者阳之分，阴气既虚，复留针于外以致阳气，则阴愈虚而气竭于内，无气以动，故其死也静。脉口沉微，轻取则无，是谓外绝不至，阳之虚也；阳气既虚，复留针四末以致阴气，则阳气愈竭，必病逆厥而死；阳并于阴，则阴气有余，故其死也躁。"

以上注释，当以《类经》之"脏气已绝于内，阴虚也；反实其外，误益阳也；益阳则愈损其阴，是重竭也；阴竭必死，死则静也……脏气已绝于外，阳虚也；反实其内，误补阴也；助阴则阳气愈竭，故致四逆而厥；逆厥必死，死必躁也……阴愈虚而气竭于内，无气以动，故其死也静……阳并于阴，则阴气有余，故其死也躁"，更为详明。

十七、刺害

经文

《灵枢·九针十二原》曰："刺之害中而不去，则精泄；害中而去，则致气。精泄则病益甚而恇，致气则生为痈疡。"

马张合注

马莳注："此承上文而言行针之误也。凡刺者泻实，既中其害，则当去其针；而久之不去，则精气反泄，所以病益甚而恇也。凡刺者补虚，既中其害，则当留针；而遂乃去之，则邪气仍致，所以生为痈疡也。彼《寒热病》篇乃曰：'不中而去则致气。'是亦本泻实者而言也。盖言不中其害，而疾去其针，则邪气仍在，所以生为痈疽也。痈疽与痈疡无异。"

张志聪云："此言取气之太过不及，而皆能为害也。夫气生于精，故刺之害，中病而不去其针，则过伤其气，而致泄其生原，故病益甚而恇。刺之害，中而即去其针，邪未尽而正气未复，则致气留聚而为痈疡。《痈疽》篇曰：'经脉流行不止，与天同度，与地合纪。天宿失度，日月薄蚀；地经失纪，水道流溢。血脉荣卫，周流不休，气血不通，故为痈肿。'盖荣卫气血运行于外内、上下之不息也。是以首篇与第八十一篇，始终论精气之生始出入，若阴阳不调，血气留滞，则为痈疡矣。"

考原析义

张介宾《类经·卷二十二》云："害中而不去，去针太迟也；不中而去，去针太早也，均足为害。此节与《寒热病》篇文同，但彼云'不中而去则致气'者，是。此云'害中'者，误也。"

当以《灵枢·寒热病》及《类经》之论断为是。

十八、十二原，四关

经文

《灵枢·九针十二原》云："五脏有六腑，六腑有十二原，十二原出于四关，四关主治五脏。五脏有疾，当取之十二原，十二原者，五脏之所以禀三百六十五节气味也。五脏有疾也，应出十二原，十二原各有所出，明知其原，睹其应，而知五脏之害矣。阳中之少阴，肺也，其原出于太渊，太渊二。阳中之太阳，心也，其原出大陵，大陵二。阴中之少阳，肝也，其原出于太冲，太冲二。阴中之至阴，脾也，其原出于太白，太白二。阴中之太阴，肾也，其原出于太溪，太溪二。膏之原，出于鸠尾，鸠尾一。肓之原，出于脖胦，脖胦一。凡此十二原者，主治五脏六腑之有疾者也。"

马张合注

马莳曰："此言五脏六腑之有疾者，当取之十二原穴也。内有五脏，外有六腑，以为之表里。脏腑有十二原穴，十二原穴出于四关，四关者，即手、肘、足、膝之所，乃关节之所系也。故凡井、荥、输、经、合之穴，皆手不过肘而足不过膝也。此四关者，主治五脏，凡五脏有疾，当取之十二原；正以十二原者，五脏之所以禀三百六十五节之气味也。故五脏有疾，应出于十二原，十二原各有所出，必明知其原，睹其应，而知五脏之为害矣。故心、肺居于膈上，皆为阳。阳中之少阴，肺也，其原出于太渊，左右各一。掌后陷中，肺脉所注，为输土；针二分，留二呼，灸三壮。阴经无原，输穴代之，余仿此。[1]阳中之太阳，心也，其原出于大陵，左右各一。按：大陵系手厥阴心包络经穴所注，为输土。此经代心经以行事，故不曰本经之神门，而曰包络经之大陵。在掌后骨下两筋间；针六分，留七呼，灸三壮。肾、肝居于膈下，而脾居中州，皆为阴。阴中之少阳，肝也，其原出于太冲，左右各一。足大指（趾）本节后二寸动脉应手陷中，肝脉所注，为输土；针三分，留七呼，灸三壮。阴中之至阴，脾也，其原出于太白，左右各一。足大指（趾）内侧内踝前核骨下陷中，脾脉所注，为输土；针三分，留七呼，灸三壮。阴中之太阴，肾也，其原出于太溪，左右各一。足内踝后跟骨上动脉陷中，男子妇人

《黄帝内经》古法针刺临证心悟

044

---

[1] 此为原书小字注。后同。

病，有此脉则生，无则死，肾脉所注，为输土；针三分，留七呼，灸三壮。膏之原，出于鸠尾，其穴一。一名尾翳，一名髑骬，蔽骨之端，在臆前蔽骨下五分，人无蔽骨者，从岐骨下一寸，言其骨垂下如鸠尾形；禁灸，大妙手方可针。肓之原出于脖胦，其穴一。一名下气海，一名下肓，脐下一寸半宛宛中，男子生气之海；针八分，得气泻后宜补之，灸七壮。按：本篇止言五脏之原，而不言六腑，乃以鸠尾、脖胦足之。《难经·六十六难》，则五脏之外，言少阴之原出于兑骨，胆之原出于坵墟，胃之原出于冲阳，三焦之原出于阳池，膀胱之原出于京骨，大肠之原出于合谷，小肠之原出于腕骨，则始于十二原为悉耳。"

张志聪曰："此论气味所生之津液，从脏腑之膏肓，外渗于皮肤络脉，化赤为血，荣于经俞，注于脏腑，外内出入之相应也。津液者，水谷气味之所生也。中焦之气，蒸津液，化其精微，发泄于腠理，淖泽注于骨，补益脑髓，润泽皮肤，是津液注于三百六十五节，而渗灌于皮肤肌腠者也。溢于外，则皮肉膏肥；余于内，则膏肓丰满。盖膏者，脏腑之膏膜；肓者，肠胃之募原也。气味所生之津液，从内之膏肓，而淖泽于外，是以膏肥之人，其肉淖而皮纵缓，故能纵腹垂胦，外内之相应也。《痈疽》章曰：'中焦出气如露，上注溪谷而渗孙脉，津液和调，变化而赤为血。血和则孙脉先满溢，乃注于络脉，皆盈乃注于经脉。阴阳已张，因息乃行，行有经纪，周有道理，与天合同，不得休止。'夫溪谷者，皮肤之分肉，是津液外注于皮肤，从孙络化赤，而注于脏腑之原经，故曰：'十二原者，五脏之所以禀三百六十五节气味也。'四关者，两肘、两腋、两髀、两腘，皆机关之室，真气之所过，血络之所游行者也。

十二原出于四关，四关主治五脏者，谓脏合腑，而腑有原，原有关，而关应脏，脏腑阴阳相合，外内出入之相通也。故曰：'明知其原，睹其应，而知五脏之害矣。'肝、心、脾、肺、肾，内之五脏也。阳中之少阴，阴中之少阳，五脏之气也。故脏腑有病，取之经脉之原。"

考原析义

张介宾《类经·卷八》载："脏腑之气，表里相通。故五脏之表有六腑，六腑之外有十二原，十二原出于四关。四关者，即两肘、两膝，乃周身骨节之大关也。故凡井、荥、输、原、经、合穴，皆手不过肘，足不过膝，而此十二原者，故可以治五脏之疾。此十二原者，乃五脏之气所注，三百六十五节气味之所出也。故五脏有疾者，其气必应于十二原而各有所出，知其原，睹其应，则可知五脏之疾为害矣。心、肺居于膈上，皆为阳脏。而肺则阳中之阴，故曰少阴，其原出于太渊二穴，即寸口也。心为阳中之阳，故曰太阳，其原出于大陵。按：大陵，系手厥阴心主腧穴也。《邪客》篇：'帝曰：手少阴之脉独无腧，何也？岐伯曰：少阴，心脉也。心者，五脏六腑之大主也，精神之所舍也，其脏坚固，邪弗能容也；容之则心伤，心伤则神去，神去则死矣。故诸邪之在于心者，皆在于心之包络。包络者，心主之脉。'故此言大陵也，大陵二穴，在掌后骨下两筋间。肝、脾、肾居于膈下，皆为阴脏。而肝则阴中之阳，故曰少阳，其原出于太冲二穴，在足大指（趾）本节后二寸动脉陷中。脾属土而象地，故为阴中之至阴，其原出于太白二穴，在足大指（趾）后内侧核骨下陷中。肾在下而属水，故为阴中之太阴，其原出于太溪二穴，在足内踝后跟骨上动脉陷中。此上五脏阴阳详细义，又见阴阳类五。鸠尾，任脉穴，在臆前蔽骨下五分。脖胦，即下气海，一名下肓，在脐下一寸半，任脉穴……上文五脏之原各二，并膏、肓之原，共为十二，而脏腑表里之气，皆通于此，故可以治五脏六腑之有疾者也。"

丹波元简《灵枢识》云："简按：本篇止言五脏之原，而不言六腑，乃以鸠尾、脖胦足之。马氏因引《六十六难》六腑之原以为悉，然而此本于经文别发一义者，乃不可以彼律此。"

综上，当以张志聪及《类经》之"此十二原者，乃五脏之气所注，三百六十五节气味之所出也。故五脏有疾者，其气必应于十二原而各有所出。知其原，睹其应，则可知五脏之疾为害矣"为妥。

十九、阴阳虚实

经文

《灵枢·九针十二原》曰："胀取三阳，飧泄取三阴。"

马张合注

马莳注："此言胀与飧泄，各有所取之经也。凡病胀者，当取足三阳经，即胃、胆、膀胱也。凡飧泄者，当取足三阴经，即脾、肝、肾也。"

张志聪曰："胀取三阳，飧泄取三阴，此病在三阴三阳之气，而取之气也。此节论血气生始出入之原，故篇名《九针十二原》，谓九针之道，与阴阳血气之相合也。"

考原析义

丹波元简《灵枢识》云："《甲乙》，'飧泄'作'滞'。《张》云：'胀，腹胀也。飧泄，完谷不化也。病胀者，当取足之三阳，即胃、胆、膀胱三经也。飧泄者，当取足之三阴，即脾、肝、肾三经也。'简按:《甲乙》滞，盖谓滞下，亦作𣢮，即痢病也。"

飧泄者，完谷不化也。《甲乙》谬矣，当以《张注》为是。

二十、治与术

经文

《灵枢·九针十二原》载："今夫五脏之有疾也，譬犹刺也，犹污也，犹结也，犹闭也。刺虽久，犹可拔也；污虽久，犹可雪也；结虽久，犹可解也；闭虽久，犹可决也。或言久疾之不可取者，非其说也。夫善用针者，取其疾也，犹拔刺也，犹雪污也，犹解结也，犹决闭也，疾虽久，犹可毕也。言不可治者，未得其术也。"

马张合注

马莳注："此详喻久疾之犹可治也。"

张志聪云："张开之曰：'百病之始生也，皆生于风雨寒暑，阴阳喜怒，饮食居处，大惊卒恐，则血气分离，阴阳破散，经络厥绝，脉道不通。夫风雨寒暑，大惊卒恐，犹刺犹污，病从外入者也；阴阳喜怒，饮食居处，犹结犹闭，病由内生者也。千般疢难，不出外内二因，是以拔之雪之，仍从外解；解之决之，从内解也。知斯二者，病虽久，犹可毕也。言不可治者，不得其因也。'张玉师曰：'污在皮毛，刺在肤肉；结在血脉，闭在筋骨。'"

考原析义

张介宾《类经·卷二十二》云："此详言疾虽久而血气未败者，犹可以针治之。故善用针者，犹拔刺也，去刺于肤，贵轻捷也。犹雪污也，污染营卫，贵净涤也。犹解结也，结留关节，贵释散也。犹决闭也，闭塞道路，贵开通也。四者之用，各有精妙，要在轻摘其邪，而勿使略伤其正气耳。故特举此为谕，若能效而用之，则疾虽久，未有不愈者矣。"

当以《类经》之注最为精辟。

二十一、寒热疾徐

经文

《灵枢·九针十二原》曰："刺诸热者，如以手探汤；刺寒清者，如人不欲行。阴有阳疾者，取之下陵三里，正往无殆，气下乃止，不下复始也。疾高而内者，取之阴之陵泉；疾高而外者，取之阳之陵泉也。"

马张合注

马莳注："此言诸病各有当治之穴也。凡刺诸热者，如以手探汤，其热可畏也；刺寒冷者，如人不欲行，其寒可畏也。阴经有阳病者，当取之下陵三里，系足阳明胃经穴，即三里穴，系四字一名，又见下《本输》篇。用针以正往者，则无殆，候其气至乃止针；如不下，当复始也。疾高而在内者，当取之下，故阴陵泉在膝下内廉，系足太阴脾经穴，必取此而刺之，所以应其上之内也。疾高而在外者，亦当取之下，故阳陵泉在膝下外廉，系足少阳胆经穴，必取此而刺之，所以应其上之外也。"

张志聪云："寒热，风雨寒暑之外袭也，故刺诸热者，如以手探汤，谓热在皮肤，所当浅取之也；寒清者，内因之虚寒，宜深取之，静以守气，故如人不欲行也。阴有阳疾者，阳邪而入于内也；下陵三里，在膝下三寸，足阳明之经，阳明之主阖也，正往无殆，气下乃止，使即从下解也。疾高而内者，里阴之病见于上也；阴陵泉乃太阴之经，太阴之主开也，使在内之病，从开而上出也。盖言阳病之入于内者，即从下解；阴病之出于上者，即从外解也。疾高而外者，外邪高而病在外之下也；阳陵泉乃少阳之经，少阳之主枢也。盖邪在高而欲下入于内，故使从枢外出，勿使之内入也。（张）玉师曰：'疾高而取阴之陵泉、阳之陵泉，应司天在泉，上下相通，从气而上出也。'"

考原析义

张介宾《类经·卷二十二》曰："此以下皆言刺治诸病之法也。如以手探汤者，用在轻扬，热属阳，阳主于外，故治宜如此。如人不欲行者，有留恋之意也，阴寒凝滞，得气不易，故宜留针若此。阴有阳疾者，热在阴分也；下陵即三里，足阳明经穴；殆，怠同；气下，邪气退也；如不退，当复刺之。疾高者，在上者也，当下取之。然高而内者属脏，故当取足太阴之阴陵泉；高而外者属腑，故当取足少阳之阳陵泉也。"

当以张志聪及张介宾之注为是，"以手探汤者，热则疾之也；如人不欲行，寒则留之也"。

地部

援物比类医案

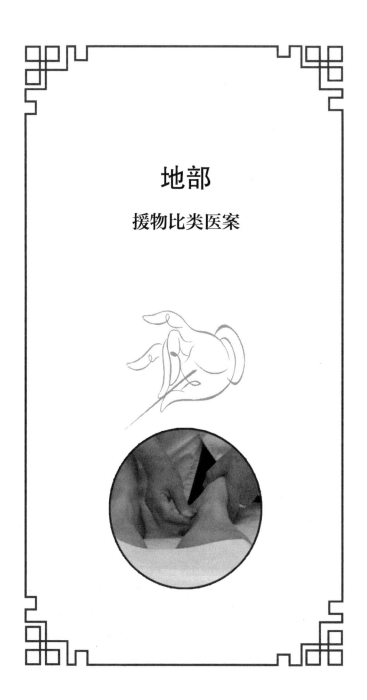

一、援物比类应用太溪

《灵枢·九针十二原》曰："五脏有疾也，应出十二原，十二原各有所出，明知其原，睹其应，而知五脏之害矣……阴中之太阴，肾也。其原出于太溪。"

《灵枢·本输》云："太溪，内踝之后，跟骨之上，陷者中也，为腧。"

《针灸大成》云："太溪（一名吕细），足内踝后五分，跟骨上动脉陷中。男子妇人病，有此脉则生，无则死。足少阴肾脉所注为腧土。主久疟咳逆，心痛如锥刺，心脉沉，手足寒至节，喘息，呕吐，痰实，口中如胶，善噫，寒疝，热病汗不出，默默嗜卧，溺黄，消瘅，大便难，咽肿唾血，疟癖寒热，咳嗽不嗜食，腹胁痛，瘦脊，伤寒手足厥冷。"

于兹可见十二原以及肾原太溪之功用，若援物比类，将"夫冲脉者，五脏六腑之海也，五脏六腑皆禀焉。其上者，出于颃颡，渗诸阳，灌诸精；其下者，注少阴之大络，出于气街……其下者，并于少阴之经，渗三阴；其前者……渗诸络而温肌肉"（《灵枢·逆顺肥瘦》）等理论参合，则太溪之治疗范围，势必更加广泛。

盖中医自有方技以来，至东汉·张仲景为《伤寒杂病论》，以平脉辨证而格物致知；设六经及脏腑等病脉证并治，以论疾病，始见"辨证"一词。其法为中医之发展做出极大贡献，而为后世之楷模。唯仲景为该书，虽撰用了《素问》《九卷》及《八十一难》等方技，并运用了经络府俞，但总属侧重方脉之著作，于针刺则较少论及，而针灸又毕竟有其"凡刺之理，经脉为始"（《灵枢·禁服》）及"凡刺之道，毕于终始"（《灵枢·终始》）等法则，而终始又必以经脉为纪。因而《灵枢·终始》指出："必先通十二经脉之所生病，而后可得传于终始矣。故阴阳不相移，虚实不相倾，取之其经。"此等论述皆为针灸临床所必须遵循之根本法则。不然，像十二经是动及六阳之手阳明是主津，足阳明是主血，手太阳是主液，足太阳是主筋，手少阳是主气，足少阳是主骨及其所生病，以及开、阖、枢失司等，寓援物比类于其中之生理功能和病理变化，则难以方脉辨证概括或取代。因此，"援物比类，化之冥冥，循上及下，何必守经"等理论，亦皆为用针者所不可或缺之方法。

兹援引《素问·示从容论》之例以说明之："雷公曰：于此有人，头痛筋挛，骨重，怯然少气，哕噫腹满，时惊，不嗜卧，此何脏之发也？脉浮而弦，切之石坚，不知其解，复问所以三脏者，以知其比类也。"此例，若不触类引申，则易辨为：①厥阴根起于大敦，其经气与督脉上会于巅顶而主筋，头痛筋挛，乃厥阴经气为病；②少阴根起于涌泉，为生气之原而主骨，骨重少气，乃少阴经气之为病；③太阴根起于隐白，与胃以膜相连，哕噫腹满，时惊，不嗜卧，乃太阴经气之为病。因之就三经而施治。而同篇中之"黄帝曰"对雷公之问做了如下之分析："今子所言皆失，八风菀热，五脏消烁，传邪相受，夫浮而弦者是肾不足也，沉而石者是肾气内着也，怯然少气者是水道不行、形气消索也，咳嗽烦冤者是肾气之逆也。一人之气，病在一脏也；若言三脏俱行，不在法也。"明·张介宾之《类经》将之注释为："头痛者，以水亏火炎也；筋挛者，肾水不能养筋也；骨重者，肾主骨也；哕噫者，肾脉上贯肝膈，阴气逆也；腹满者，水邪侮土也；时惊者，肾藏志，志失则惊也；不嗜卧者，阴虚目不瞑也；病本于肾，而言三脏俱行，故非法也。"这就更清楚地说明此例仅调肾以治即可。否则，若不比类，倘面临"若视深渊，若迎浮云"（《素问·疏五过论》）之疾，必将若迎浮云而莫知其际，而舍本逐末。因此，"善为脉者，必以比类奇恒，从容知之"（《素问·疏五过论》），即审视色脉予以分析，再加以综合，使类者比之，以尽格物致知之道，"以起百病之本"（《汉书·艺文志·方技略》）而"治之极于一"（《素问·移精变气论》）。如是则可澄其源而流自清，灌其根而枝乃茂，做到补泻勿失，用针稀疏；不然，将"不知比类，足以自乱"（《素问·征四失论》）。

"善言古者，必有合于今"（《素问·举痛论》）。中医学乃多学科之交叉而应用整体动态平衡观，以辨证为基础，进而再"览观杂学，及于比类"（《素问·示从容论》）的一门科学。而现代整个科学领域正在兴起的广泛涉及自然科学、人文科学和社会科学的新科学思潮，其整体论（系统论）的思维方式与中医之思维方式，以及现代全息模式与中医之诊治方法，均极相似。认识论也给人以启示，即分析和综合是互为制约的，既要精密的分析，也要高度的综合。因此，随着中医辨证分型之越来越细，和其他学科一样，高度的综合也就更加必需。否则，浩如烟云之证型，必为处方配穴之不便。

兹将个人效法援物比类、应用太溪之验案举例说明如下：

（一）足少阴是动病

姚某某，女，56岁。六年来晨起至日暮，双目不欲睁而如瞑状，整日胸闷，悬心，短气，脘痞，嘈杂，进食可稍缓解，少顷诸症又加剧，饥则恶心而不欲食，屡治罔效。脉浮弦，沉取微滑，舌质淡，苔白微厚。

援物比类："跷脉者少阴之别，起于然骨之后。"（《灵枢·寒热病》）阴跷、阳跷，阴阳相交，阳入阴，阴出阳，交于目锐眦（当为内眦），"阳气盛则瞋目，阴气盛则瞑目"（《灵枢·脉度》），目之瞑与不瞑，皆跷脉使然。肾之阴盛阳衰，脾土不得温煦，故而嘈杂脘痞；肾不纳气则短气胸闷，"肾足少阴之脉……是动则病饥不欲食，面如漆柴……心如悬，若饥状"（《灵枢·经脉》）。因而为之针刺肾原太溪，得气有如鱼吞钩，诸症当即缓解。共针四次，病衰大半。

按：此例若不依据是动及奇经等寓援物比类于其中之理论，而只靠"辨证"，则难以论治。此外，阴跷盛，阳跷衰，似应补阳跷以治，而援物比类，阳病治阴，刺太溪以调坎中之阴阳，较诸刺阳跷之疗效，只有过之而无不及。

（二）不得卧

陈某某，女，38岁。患失眠十余年，若环境欠宁静，则通宵达旦不寐，曾多方治疗，罔效。脉浮弦沉弱，舌体瘦小质微红，苔薄白。

援物比类：此病例乃阴虚之不得卧，用壮水之主，以制阳光法。为之针双太溪，得气有如鱼吞钩，当夜即一觉睡至天明。

按：若仅应用脏腑辨证，则不得卧之病因可分为心脾血亏、阴亏火旺、心胆气虚等等，而其临床表现也不尽一致，故治法亦有所不同。而应用援物比类之法，则不论何脏所发之不得卧，皆可按"今厥气客于五脏六腑，则卫气独卫其外，行于阳而不得入于阴……阴虚故目不瞑"（《灵枢·邪客》）而调肾以治。盖因肾者先天之本，受五脏六腑之精而藏之，滋肝木复贯中土而上济心肺，肾者主液，入心化赤而为血，流溢于冲任为经血之海是也。

（三）多卧

要某某，男，58岁。患发作性睡眠症十余年，昼间不论行动坐卧，皆可入睡，乃至时常头破血流；入夜则卧不安枕，形成睡眠倒错，屡治罔效。脉弦滑，舌胖淡有痕，苔白厚微腻。

援物比类：卫气者，出于阳则目张而寤，入于阴则目瞑而卧。患者之卫气留于阴，不得行于阳，留于阴则阴气盛而阴跷满，不得行于阳则阴阳不相交，故昼不精，夜不瞑。阴跷乃少阴之别，为之刺太溪以调肾中之阴阳，未及十次而愈。

（四）耳无所闻

田某某，女，55岁。患原发性高血压二十年，服药少效。近二年来，听力日益减退，迄来诊之日，已近完全失聪。耳科等检查，除双耳鼓膜略凹陷外，余无异常。脉浮弦沉弱，舌质淡红，苔薄白。

援物比类：患者乃肾气不充则耳无所闻，为之调肾以治。针双太溪，得气有如鱼吞钩，病立已。

（五）腹中榖榖，便溲难

冯某某，女，70岁。两年来脘部漉漉有声，痞而且胀，稍用力收缩腹肌时，则腹响响然而益榖榖，小便短涩，大便秘。曾经多种方法检查而未能明确诊断，服中西药物罔效。两脉弦而来盛去衰，舌光绛无苔。脘部扪诊有振水声。

《灵枢·杂病》曰："厥而腹响响然，多寒气，腹中榖榖，便溲难，取足太阴。"

援物比类：腹乃脾土之郭，太阴之气厥于内故腹响响然，太阴湿土主气，为阴中之至阴，故寒气多而榖榖然如水湿之声。地气上为云，天气下为雨，地气不升，天气不降，则舌光绛无苔，且溲便难。此例之症乃真寒假热，至虚而有盛候之象，阳病治阴，阴病治阳，用益火之原法。为之针双太溪，得气有如鱼吞钩，腹响响、榖榖立已，脘部扪诊亦未再闻振水之声。

（六）欠

王某某，女，50岁。患神经官能症20年，病之所苦为晨起即精神萎靡，倦怠懒言，并呵欠不止，直至夜间就寝方已，廿载不愈。脉浮濡沉涩，舌淡红，苔白微腻。

援物比类：卫气昼日行于阳，夜半行于阴，阴者主夜，夜者卧，阳气尽，阴气盛则目瞑；阴气尽，阳气盛则寤。阳者主上，阴者主下，阴气积于下，阳气未尽，阳引而上，阴引而下，阴阳相引，故数欠。盖卫气之行于阳者，自足太阳始；行于阴者，自足少阴始，阴盛阳衰，故应泻足少阴而补足太阳，而援物比类用阴病治阳、阳病治阴之法。为之只调足少阴之太溪，未及十次而愈。

（七）唏

赵某某，女，23岁。因情志怫郁而发癔症性昏厥，虽经针刺治疗而解除意识蒙眬，但因有人语之曰："此病非放声痛哭于针刺之当时则难已。"故而抽泣不止，日数十发。来诊时，已时近一载尚不已。两脉沉弦，舌质淡红，苔薄白。

悲哀气咽而抽息谓之唏，《灵枢·口问》云："此阴气盛而阳气虚，阴气疾而阳气徐，阴气盛而阳气绝，故为唏。补足太阳，泻足少阴。"此例发病乃因悲而致，悲则心系急，肺布叶举而上焦不通，荣卫不散，热气在于中，故而气消，气消则阳虚而阴盛，因之而唏。

援物比类：阳病治阴，取太溪，针到病除。

（八）哕（膈肌痉挛）

满某某，男，60岁。三年来，时发呃逆，每逢发作，至多二三日而已。1978年夏天再次发作时，虽服多种药物及针刺等治疗，逾一周尚不已。呃逆频作，每分钟十余次，痛苦异常。两脉沉弱，舌质淡红，苔薄白。

《灵枢·口问》曰："谷入于胃，胃气上注于肺。今有故寒气与新谷气，俱还入于胃，新故相乱，真邪相攻，气并相逆，复出于胃，故为哕。补手太阴，泻足少阴。"

援物比类：此例乃肾阳不足，肾气沿冲脉而逆之哕。为之针双太溪穴，得气有如鱼吞钩，立已。翌日虽又曾发作，但频率已大减，共为之治疗三次，随访三年未复发。考足少阴之脉，从肾上贯肝膈，入胸中，肺根于肾，故哕之标在于肺胃，而哕之本在肾，补手太阴为助肺之阳，泻足少阴乃下肺之寒。故对因有故寒而致之哕，均可用之以调。"冲脉者，起于气街，并少阴之经挟脐上行，至胸中而散"（《素问·骨空论》），故仅刺太溪亦可治疗因阴虚阳亢或肾阳不足、火不归原所致的肾气不藏、沿冲脉逆冲而上之哕，包括较为难治的中枢性呃逆。

（九）奔豚气

杨某某，男，58岁。"文化大革命"时期，因惊恐而罹此疾，时常发作，连年不已。来诊自述，有气自小腹上冲心胸，心中烦乱，呼吸短促，手足发凉，欲吐不能，痛楚异常。两脉沉弦，舌质淡红，苔薄白。

《金匮要略·奔豚气病脉证并治第八》云："奔豚病，从少腹起，上冲咽喉，发作欲死，复还止，皆从惊恐得之。"南京中医学院编《金匮释义》引尤在泾注曰："肾伤于恐，而奔豚为肾病也。豚，水畜也；肾，水脏也。肾气内动，上冲咽喉，如豚之奔，故名奔豚。亦有从肝病得者，以肾肝同处下焦，而其气并善上逆也。"故而针刺太溪治疗此发作性疾患，效果显著。

援物比类：此乃肾气厥逆之奔豚，为之针双太溪，当即病解。随访未复发。

（十）梅核气

杨某某，女，43岁。一年来咽中如有异物梗阻，咯之不出，咽之不下，服半夏厚朴汤加减之汤药多剂不愈。两脉沉而微弦，舌质微红，苔薄白。

《金匮要略·妇人杂病脉证并治第二十二》云："妇人咽中如有炙脔，半夏厚朴汤主之。"《医宗金鉴》云："咽中有炙脔，谓咽中如有痰涎，如同炙肉，咯之不出，咽之不下者。即今之梅核气病也。"此病，多由情志郁结所致，男子患者亦不少见。肾足少阴之脉，循喉咙，挟舌本，故刺肾原太溪即可起到散结降逆之作用。

援物比类：此乃肾气冲逆之征，针太溪，一次病衰大半，两次痊愈。

按：梅核气一证，《医宗金鉴》认为乃七情郁气，凝涎而生，故仲景用半夏厚朴汤主之。其中半夏、厚朴、生姜，辛以散结，苦以降逆，茯苓佐半夏，以利饮行涎，紫苏芳香以宣通郁气，俾气舒痰去，病自愈。而临床体会此病如无胸满心下坚等兼证者，服此方常不如愿，远不如按肾气冲逆而针太溪为妙。

（十一）噫（嗳气）

张某某，男，28岁。两年前大怒后，自觉脘痞、胸闷，继而频频嗳气，每于情志不遂时诸症加剧，经胃镜、钡餐等多项检查，胸腹部未见器质性改变，曾屡服中西药物罔效。近日又增加口干喜饮，饮后左胁胀满且有沿胁至胸若有水流之感，夜寐多梦，食纳二便尚可，但每遇精神紧张时即腹泻。两脉微弦，双尺较弱，舌暗红，双侧缘有瘀斑，苔薄白。

援物比类：大怒不解则肝郁，郁久化火上灼肺金，中乘脾胃，下耗肾阴，从而胸闷脘痞胁胀，脘部灼热；金水受制通调失司，因之而有水气向上冲逆之感，且多梦魇；病久阴损及阳，阳乏则阳引而上，阴引而下，故善噫；肾主二窍，虚则因情志而腹泻。调肾中元阴元阳，以为柔肝、健脾、育金之治。针双太溪，六次而愈。

（十二）郁证

诸葛某，男，37岁。胸闷，两胁胀满，时而气从胃脘上冲胸，且善太息已二载，心电图提示房室传导阻滞。屡服中西药物罔效，近来又增头晕，耳轰鸣，夜寐多梦魇而易醒，中午倦怠欲寐却躁而不能眠。脉沉微弦，两尺弱，舌淡暗，苔白微腻。

援物比类：胸闷、两胁胀满乃肝不条达之象，气从胃脘上冲胸乃冲逆之所致。中午倦怠欲寐，躁而不能眠者，日中至黄昏为阳中之阴，因而人欲寐；若阴盛则躁故又不能眠，善太息亦为阳气虚乏，阳引而上，阴引而下之候。寐多梦魇而易醒乃魂魄不相守之所致，头晕耳鸣为病久必及肾之候。参合四诊，取肾原太溪以育肝健脾交通心肾，一诊后胸闷、胁胀、太息皆减，寐亦较前佳。计针十次，诸症霍然。

（十三）喑（癔症性失语）

甘某某，女，42岁。某日，因情志怫郁，突然失音，只能借助手势或文字以表达意志。于某医院检查，声带完好，亦无脑血管意外等因素，遂诊为癔症性失语，用暗示等治疗罔效，虽失音却能作咳。两脉沉涩，舌淡红，苔薄白。

援物比类：此乃《灵枢·杂病》"厥气走喉而不能言……取足少阴"之类也。遂为之取双太溪，得气有如鱼吞钩，立已。

（十四）夺精（癔症性黑矇）

李某某，女，36岁。某日，因悲泣不止而突然失明。眼科检查：瞳孔反射、眼球活动及眼底均正常，转来我科针刺治疗。两脉沉涩，舌微红，苔薄白。

《素问·解精微论》云："夫心者，五脏之专精也，目者其窍也……厥则目无所见。"又《灵枢·口问》曰："心者，五脏六腑之主也。目者，宗脉之所聚也，上液之道也。口鼻者，气之门户也。故悲哀愁忧则心动，心动则五脏六腑皆摇，摇则宗脉感，宗脉感则液道开，液道开故泣涕出焉。液者，所以灌精濡空窍者也，故上液之道开则泣，泣不止则液竭，液竭则精不灌，精不灌则目无所见矣，故命曰夺精，补天柱经挟颈。"

援物比类：肾为水脏，受五脏之精而藏，上济心肺，与天柱所属之太阳膀胱为表里。肾之精为瞳子，目之无所见者，实乃肾精不上注于目也。故为之针双太溪，未及发针，已能视物。

（十五）气厥（癔症性强直）

盛某某，女，30 岁。素有癔症性强直发作史。1981 年 3月 18 日因恼怒又发作，意识蒙眬，周身呈强直性痉挛且战栗。两脉沉弱而数，因口噤未能望舌。

援物比类："诸暴强直，皆属于风""诸禁鼓栗，如丧神守，皆属于火"（《素问·至真要大论》），肾"在变动为慄"（《素问·阴阳应象大论》），故诊为肝心火旺，肾阴不足之证。为之针刺双太溪穴，得气有如鱼吞钩，随手而愈。

（十六）下肢痿软

陈某某，男，50 岁。踹部酸痛十年余，患者 1978 年因用脑过度始觉双下肢酸楚不适，日晡益剧，间断服中药治疗效不明显，因而停止治疗已三年，症状益剧。每日傍晚踹及膝上缘酸楚、胀重伴腰酸痛喜按，时头晕倦怠，严重时难以入寐。面色晦暗，膝腱反射减弱。左脉沉弱尺甚，右寸关浮滑尺弱，舌胖淡暗有齿痕，苔薄白。

援物比类：肾生髓，髓生脑，脑为髓海，肾者作强之官，主伎巧，用脑过度耗伤肾元，乃致下肢酸楚。踹及膝上分别为太阳、阳明之所过，太阳少阴相表里，太阳主筋所生病，阳气者柔则养筋，少阴损巨阳虚，故踹酸楚。任督冲一源三歧，源出于肾而会于阳明之气街，故阳明所过之髀部亦酸楚，腰为肾府，故腰痛且喜按，偶或头晕亦皆肾原虚乏之候。故刺太溪以治，针后翌日自觉诸症皆已。

（十七）寒战

任某，女，57岁。三个月前患急性肠炎，继发寒战，每日午后六时左右发作，周身皮肤有鸡皮样变，约一小时后，自行缓解。平时畏寒，肢冷，腰酸背痛，食纳呆滞，二便频数，夜尿2～3次，肛门时灼热，有忧郁症及癔症史。脉沉弱，舌紫暗胖大，苔白腻。

援物比类：肾"在变动为栗"（《素问·阴阳应象大论》），肾者主液，充肤润肉生毫毛，主二窍。故为之刺太溪，二次诸症皆已。

（十八）原发性多汗症

王某某，男，28岁。左侧面部及肢体多汗两年，于气候炎热或情绪激动时加剧，服中药治疗罔效。脉弦细，舌质红，苔薄白。

援物比类：汗者水谷之精，出于阳而本于阴。阳气有余为身热无汗，阴气有余为多汗身寒。太阳为开，阳明为阖，少阳为枢，枢机不利则偏盛偏虚而汗出偏沮。少阴亦为枢，少阳属肾，肾为水脏，受五脏六腑之精而藏，寓水火于其中。为之调肾以治，用巨刺法，针右太溪，左侧汗立减，右半身皮肤亦见湿润。共针三次，阴平阳秘而愈。

（十九）不嗜食（神经性厌食）

刘某某，女，40岁。因抑郁，进食日益减少已半年，曾多方诊治，未发现有何器质性病变，但已轻度酸中毒，遂住院为之纠正。出院后，仍厌食，每日勉强进食少许，即脘痞异常，甚则呕吐；精神萎靡，面色无华，懒言而语声低微，短气乏力。脉沉弱，舌淡红，苔白微厚。

《灵枢·杂病》曰："喜怒而不欲食，言益小，刺足太阴。"

援物比类：用益火培土法，为之刺足少阴之太溪。未及二十次，病已。

（二十）腹胀

李某，男，40岁。一年来少腹胀满，畏寒，腰酸痛，经多种检查，胃肠道未见异常，服中西药物及针灸治疗罔效。来诊之前又增双腿沉重乏力，倦怠嗜卧，胃纳呆滞且畏生冷，口干而不欲饮，夜寐多梦。面色黧黑，脉浮濡沉弱，舌淡暗有痕，苔白腻。

《灵枢·胀论》云："厥气在下，营卫留止，寒气逆上，真邪相攻，两气相搏，乃合为胀也。"《灵枢·卫气失常》曰："卫气之留于腹中，搐积不行，苑蕴不得常所，使人肢胁胃中满……其气积于胸中者上取之，积于腹中者下取之，上下皆满者旁取之。"《灵枢·卫气》云："气在腹者，止之背腧，与冲脉于脐左右之动脉者。"

援物比类：卫气出于下焦之坎位，冲脉与少阴之大络起于肾下，出于气街，故为之调肾以治。针太溪，六次病已。

（二十一）便秘

病案 1 王某某，女，32 岁。十余年来，每隔 3 ～ 5 日方有便意且排出困难，大便呈块状，纳少，烦急易怒，口干欲饮，周身乏力，左下腹可触及粪块。脉见芤象，舌胖而淡暗，舌根部苔黄腻。

援物比类：肾者胃之关，主二窍。为之针太溪，一次便通，三次病已。

病案 2 苏某某，女，28 岁。患习惯性便秘多年，少则 3 ～ 5 日，多则 7 ～ 8 日，必需服药或灌肠方可排便。1994 年 7 月来诊时大便不通已 9 日。腹胀纳呆，时而恶心欲呕，头晕，肩背腰膝酸重疼痛，睡眠欠佳。脉浮弦沉弱，舌淡红，苔白微厚。腹部臌满而不拒按。

援物比类：此症历来有风秘、冷秘、气秘、热秘等；《中医病证诊断疗效标准》并将之分为肠道实热、肠道气滞、脾虚气弱、脾肾阳虚、阴虚肠燥等类。而考诸《黄帝内经》，则多以为其病在肾，如《素问·水热穴论》"肾者胃之关也"；《素问·金匮真言论》"北方黑色，入通于肾，开窍于二阴，藏精于肾"；《素问·上古天真论》"肾者主水，受五脏六腑之精而藏之，故五脏盛乃能泻"（按："泻"当包括后窍之开阖，而不仅是司前阴之精关者。《素问·五脏别论》之"魄门亦为五脏使，水谷不得久藏"可证）；《素问·至真要大论》"阴痹者，按之不得，腰脊头项痛，时眩，大便难……病本于肾，太溪绝，死不治"；明·李中梓《医宗必读》"愚按：《内经》之言，则知大便秘结，专责之少阴一经，症状虽殊，总之津液枯干，一言以蔽之也。分而言之则有胃实、胃虚、热秘、冷秘、风秘、气秘之分"。基于上列诸论，为之刺双太溪，当即有明显之肠蠕动，返家后遂即排便。间日一次，共针三次，随访三载，每或间日均能自动排便一次。

（二十二）溏泄

刘某某，女，38岁。1976年患急性肾盂肾炎，迄来诊时尿中仍时有蛋白，且每年尿血1～2次，每次持续十余日，伴夜尿频数（2～3次），大便溏泄，日2～3行，前后二阴重坠，头晕、耳鸣、畏寒、夜寐多梦、行经头痛，虽不断服药罔效。面色晦暗且布色素斑，目如卧蚕，下肢浮肿。两脉关尺皆弱，舌暗淡，苔薄白。

援物比类：肾司气化，肾气化，则二阴通；肾气虚，则二阴不禁；久病脾肾皆虚且阳损及阴故为是证。益火之源以温脾，壮水之主以柔肝，调坎中阴阳以为治。针双太溪，三次后色素斑、眼睑及下肢浮肿明显减退，夜尿溏泄均已，行经未头痛，前后阴重坠之感亦消失。

（二十三）溲便变

刘某，女，55岁。1964年患急性肾盂肾炎，缠绵不愈；1984年因子宫肌瘤行子宫次全切术；1989年因脘痞、乏力、便溏，于某院做钡餐检查后按可疑胃炎服中药治疗，便溏未已；1990年11月因气候变化，脘痞腹胀又作，每日溏泄虽仅一次，但二阴终日重坠，屡屡入厕，而仅溲不便且饥不欲食，头晕、腰酸、乏力、寐不安，面色晦暗。脉浮弦沉弱，舌淡暗，苔薄白。

援物比类：患者久病元气大伤，脾土不得肾阳温煦则脘痞、腹胀、便溏；肾司二窍，肾气不固则二窍重坠，时欲溲便；阳病及阴则头晕心烦、寐不安。调坎中之阴阳以益火壮水。针太溪一次病衰大半，五次痊愈。

（二十四）遗尿

陈某某，女，14岁。两年来尿频尿急，时而尿痛，一年来加剧，尿后仍欲再尿，但量不多，日十数次，且每逢接触水时即遗尿；若白天饮水较多，夜晚梦入厕而尿床。曾做尿常规等项检查，未发现异常。脉沉弱，舌质淡，苔白厚腻。

援物比类：此乃肾气虚乏，火不生土，蕴湿生热，而膀胱纵缓不收；亦即逼尿肌麻痹，残余尿量增加，乃致之尿后淋漓者是。治宜补肾以益火，针双太溪，两次痊愈。

（二十五）泌尿系感染

邱某某，女，59岁。腰酸痛、尿频、尿急、量少、晨起尿黄，时而失控三年，B超等检查提示：慢性膀胱炎、轻度肾盂肾炎。服中西药物罔效，近来又增加头晕目涩、口干多梦、尿益发失禁、大便溏而不爽等症。面色晦暗，脉沉弱，舌暗红，苔薄黄。

援物比类：久病阴阳俱损，肾主二窍，肾气不足，则二便不固；火不生土，湿蒸热郁则便溏不爽，肾阴亏乏则头晕目涩、口干多梦。为之调肾以治，针双太溪，一次腰酸明显减轻，大便通畅，尿频亦减，寐安。共针刺四次，诸症消失。

（二十六）眩晕（晕动病）

王某某，女，16 岁。因坐长途汽车颠簸，未及 1 小时即发生头晕、恶心、流涎。至来诊时除上述症状外，又表现为精神抑郁、不思饮食、呕吐、面色苍白、出冷汗、眼球震颤、站立不稳，血压 80/50 mmHg。脉沉迟，舌淡红，苔薄白。

援物比类：五脏五行之气皆本于先天之水火，五阴气俱绝则目系转，转则目运，目运为志先死。肾主志，肾脉上贯肝膈，循喉咙之后，上入颃颡，连目系，上出额与督脉会于巅。故为之刺太溪，眩晕等症立已。

（二十七）晕厥

石某某，男，35 岁。1991 年 9 月，外感高热 7 天，退热后 2 周，非但体力未稍恢复而且极易紧张、恐惧，并时常因之而突然晕倒。发作虽突然，但能预先感觉到肢体发冷、发麻、眼前发黑，继之意识丧失而跌倒，2～3 分钟后意识逐渐恢复，倍加疲乏，间或呕吐。于石家庄市某院诊为转换型癔症，予阿普唑仑、刺五加及脑灵液等治疗，发作次数减少，但未能完全控制发作，遂来京就诊。脉微弦，双尺弱，舌尖红，苔黄微腻。

《灵枢·本神》曰："肾藏精，精舍志，肾气虚则厥。"《素问·调经论》云："志不足则厥。"此其候也。

援物比类：为之针太溪，计六次，逾二载未曾发作。

（二十八）梅尼埃病

于某某，女，28 岁。两年前始，时发轻度耳鸣，近一年来，时而突发剧烈眩晕，发作时，感觉四周景物及自身旋转，有站立不稳及摇坠下跌感，面色苍白，伴恶心、呕吐、冷汗及眼球震颤，必需卧床闭目且不能转动头部方可缓解。初起发作，每历数小时，即可起床活动；近来不但发作日益频繁，而且历二三日尚不缓解，听力亦明显减退，于某院诊为梅尼埃病。脉沉细，舌质淡红，苔薄白。

《灵枢·海论》云："髓海不足，则脑转耳鸣，胫酸眩冒，目无所见，懈怠安卧。"《灵枢·口问》曰："上气不足，脑为之不满，耳为之苦鸣，头为之苦倾，目为之眩。"《素问·五脏生成》曰："徇蒙招尤，目冥耳聋，下实上虚，过在足少阳、厥阴，甚则入肝。"

援物比类：此例显系上气不足，髓海空虚，乃致之眩晕。盖眩晕一症，虚者居其八九，而兼火兼痰者，不过十之一二耳。肾主骨生髓，髓生肝，肝与胆为表里，少阳属肾，肾与膀胱相表里。为之调肾以治，针双太溪，晕立减，共针三次，随访二载，未再发作。

（二十九）厥逆

杨某某，男，33岁。因剧烈头晕、头重就医，给服降压药而好转，但未能控制发作，遂来北京于某医院诊为"大动脉炎"，行脾切除及脾肾动脉吻合术。术后血压仍有波动，用降压药有效，但头晕不已，且时于夜间突发胸闷憋气，继而大汗、四肢厥逆，必急诊输液方已。因频发不止又继发脘闷、腹胀、便溏、胸背及腹部无定处之疼痛、口干而不欲饮、小便黄，且久治不已，故来诊。脉浮弦微滑，沉取无力，舌胖大有痕质淡，苔厚腻。

《素问·厥论》曰："气因于中，阳气衰不能渗营其经络。阳气日损，阴气独在，故手足为之寒也。"

援物比类：肾精之化因于胃，中土之阳气根于命门。为之调肾中之阳，针太溪，廿次诸症皆已。逾二载，未发厥逆。

（三十）颃痛（三叉神经痛）

朱某某，男，65岁。右侧面部沿三叉神经二、三支径路阵发闪电剧痛十余载，常因饮食洗漱等激发，同时伴发酒渣鼻，曾服中西药物及针刺、酒精封闭、局部神经切断术等治疗无效，因之自杭州来京治疗。望诊见鼻自下极（鼻根）以下至鼻准（鼻头）以及方上（鼻翼）渣赤如赭。两脉沉弱，右寸及两尺尤甚，舌暗红，苔白微腻。

《灵枢·杂病》曰："颃痛，刺足阳明曲周动脉，见血，立已；不已，按人迎于经，立已。"据此为之如法施治，但未获显效。考颃者，面也，阳明之脉曲折于口鼻颐颊之间，故颃痛乃邪阻阳明之气而致。取阳明曲周动脉出血者，乃令气分之邪随血而已；不已，按人迎于经者，因阳明之气上行于头而走空窍，出颃，循颊车而下合于人迎，循膺胸而下出于腹气之街者也。故邪不从曲周动脉解，则可导之入于人迎而解。而此例伴发酒渣鼻，两脉沉弱，两尺尤甚。

援物比类：此乃肾气虚乏，因而火不生土，蕴湿生热，湿蒸热郁，壅阻阳明经隧所致之颃痛。病久阳损及阴，水不涵木，肝失条达复制己所胜之脾而侮所不胜之肺，致使肺失宣降而湿热壅阻于肺所主之鼻而为渣。肾假任督冲于气街与阳明相会，肾上连肺而肺根于肾，故取肾原太溪以调肾中之水火，则既可柔肝健脾祛湿，导阳明经隧之滞下行而使之通则不痛，又可清金宣肺而去渣。因而为之改刺太溪，未及廿次，颠痛及鼻渣均已。随访五载，未再复发。

（三十一）偏头痛

马某某，女，35岁。患左侧偏头痛三年，每月或两月一发，近一年来加剧，发作日益频繁，于疲劳或紧张时，甚至每日发作。每于发作之前，先感精神不振、嗜睡，一侧视野有闪光性暗点之视幻觉及听觉异常，无明显感觉倒错或感觉减退及味觉刺激征，唯右侧半身有乏力感，尤以上肢为甚；继而疼痛始作，痛自左侧（激惹症状之对侧）颞、眶、前额，很快扩散至半侧头部，呈搏动性钻痛，伴恶心、呕吐，痛侧面部潮红、颞动脉搏动增强、眼结膜充血等症状，如不呕吐则痛可整日不止。曾服麦角胺咖啡因等药不已，遂来针刺。脉浮弦沉弱，舌质微红而少苔。

此例，始则为情志不和，肝失条达，郁而化火，上扰清空而致之头痛；久之，木火伤阴，而肾水愈益不能涵养肝木；肝阳愈益上越，乃致头痛频发。"肝足厥阴之脉……挟胃，属肝，络胆……连目系，上出额与督脉会于巅，其支者，从目系，下颊里"（《灵枢·经脉》），肝病者"气逆则头痛"（《素问·脏气法时论》），"是主肝所生病者……呕逆"（《灵枢·经脉》）。"胆足少阳之脉，起于目锐眦，上抵头角，下耳后……其支者，别锐眦，下大迎，合于手少阳，抵于出页，下加颊车……是主骨所生病者，头痛、颔痛、目锐眦痛"（《灵枢·经脉》）。

援物比类：少阳属肾，水能生木，故为之用巨刺法，针右太溪，左偏头痛立已。三个月后，虽又曾发作一次，但较前轻微，治如前法，诸症消失。随访三载，未再发作。

（三十二）痛经

侯某某，女，32岁。行经腹痛三年，一年来月经错后，量少，色紫有块，行经时腹痛加剧。来诊时为行经第二日，除腹痛外尚伴有肢冷，恶心欲呕等症状。脉沉微弦，舌质微红，苔薄白，面色青。

遂按气滞血瘀为之补气海泻三阴交，以理气活血、通经化瘀。针刺后，腹痛虽减轻，但面青肢冷，恶心欲吐，未稍缓解，脉按之已不显弦象而举之反弦。《素问·示从容论》曰："夫浮而弦者，肾不足也。"

援物比类：肾者主液入心化赤而为血，流溢于冲任为经血之海。肾之精气不足，则冲任血海空虚，不得流溢于中则行经量少而涩痛，不布散于外则形寒肢冷，不上贯中土，脾失所养则恶心欲呕。故为之改刺太溪，用补法，针到病已。随访三载，痛经未作。

（三十三）局部抽搐症

邵某某，男，12岁。反复交替发作无目的性之蹙额、眨眼、龇牙、努嘴、扭颈、耸肩及上肢突然而迅疾之抽动，伴喉内频发咯痰之声近一年。无明显睡眠障碍、夜惊、遗尿及运动性不安，性格偏于固执、任性、易激惹。发病前无明显保护性意义之防范动作、模仿及各种急慢性精神因素等诱因，曾作神经科检查，未发现任何器质性病变，学习成绩优良。脉浮滑，舌红，苔中心厚腻而黄。

援物比类：肝开窍于目，脾主四肢外合肌肉而开窍于口。

肾者主水涵木，在变动为慄，肾居坎（☵）位，寓水火于其中，坎中水火不足则肝失所养而动风，脾失温煦而肉瞤。故法当调肾以治，针双太溪穴。一诊后，除目仍时上翻及眨眼外，余症皆未发作；二诊后，目上翻及眨眼频率亦大减；四诊后，诸症皆失。

按：根据现代医学，此例不能排除因运动性条件反射而形成之病理惰性反应所导致的局部抽搐症。临床较常见，用中西药物治疗，效果皆欠佳，而应用针刺治疗多例，效果皆满意。

（三十四）短暂性脑缺血发作

卓某某，男，72岁。平素体健，嗜膏粱厚味及饮酒，一个月前曾患腰痛，经他医针刺而愈。一周前，突然阵发自肢体远端依次累及近端、躯干、唇舌之震颤及抽搐，其状如栗。近三日来，每逢发作前先觉咽喉发热，继则头痛、头晕、恶心、怕冷、呼吸急促、心前区不适及立毛反射亢进（出现鸡皮），血压亦随之升高等症征。但自发病始迄今无意识障碍，阵挛发作每持续1～2分钟即自然缓解，间隔数分至数十分钟再发，日数十次，每次发作症征相同，不受情绪等影响。中医诊断：①眩晕；②中风先兆。西医诊断：①高血压；②可疑冠心病；③脑血管痉挛；④糖尿病酮症。外院CT检查：老年性脑萎缩、双侧苍白球钙化。脉弦滑数，舌胖淡有痕，苔薄白。

援物比类：热厥之气先走喉，继而口周及周身战栗而起鸡皮，实乃阴损及阳，阳损及阴，阴阳俱损，阴虚生内热，阳虚生外寒之候。《素问·至真要大论》云"诸风掉眩，皆属于肝"，而肾者乃先天之本，生气之原，滋肝木，复贯中土而上济心肺，主液入心化赤而为血，流溢于冲任为经血之海，布散于外而养肌肉，生毫毛，主固密，在变动为慄。故法当调肾以治，为之刺双太溪。共针六次，诸症消失。

按：此例不能排除因脑动脉硬化、短暂性脑缺血发作而出现之类似间脑性癫痫发作之发放波所致之疾患（TIA）。

（三十五）椎基底动脉供血不足

赵某某，女，66岁。头晕、头沉、嗜睡、心悗、项背强、倦怠、痿软、大便溏二载。1989年6月于某院神经科检查，诊为：先天性颈椎侧弯、椎基底动脉供血不足、脑动脉硬化，服脑益嗪等药物，虽稍缓解，但每逢情志不遂及劳累后症状仍依旧。1952年患空洞性肺结核（已愈），1984年曾做结肠癌手术及放疗、化疗。来诊时症见精神萎靡，面色晦暗，语声低微，两脉沉弱，舌淡暗，苔中心黄厚而腻。

援物比类：患者早年罹患痨瘵，近年又做肠癌手术及放疗等，致使精气耗伤，因而上气不足，脑为之不满，头为之苦倾，目为之眩；中气不足，溲便为之变，肠为之苦鸣；下气不足，乃痿厥心悗。此乃《灵枢·口问》"邪之所在，皆为不足……补足外踝下留之"之证，用《素问·五常政大论》"气反者病在上取之下""补上下者从之"之法，阳病治阴，易太阳昆仑为少阴太溪。针后当即神清气爽，头晕头沉项强等症大减，三诊后诸症皆失。

（三十六）呛（假性延髓麻痹）

颜某某，男，53岁。患原发性高血压十余年，除时而头重脚轻外，余无不适，虽不断服药，但血压仍持续在200/100 mmHg以上。1982年2月5日晨起，突然言语謇涩，右口角流涎，当即送往某院急诊，诊为脑血栓形成，门诊治疗后返家，当日中午发现吞咽障碍及右侧半身轻度不遂，遂邀余往诊。症见表情缺乏，双目呆视而少瞬目，语言謇涩且呈重鼻音，右口角流涎，饮食皆呛，伴强迫性哭笑。两脉浮弦而数，舌质绛红，苔黄厚腻。血压 220/130 mmHg，右侧掌颏反射、霍夫曼征及巴宾斯基征皆呈阳性，右侧肘腱及膝腱反射均活跃，右上下肢肌力均 3 级。

此例若按脏腑经脉辨证则为素体阴虚，水不涵木，肝阳上亢而头重脚轻，肝木横逆乘脾致使土湿不运而凝痰生热，水不济火而心火炽盛，痰火交结阻于经隧则为偏虚，阻于窍络则为呛。

援物比类：偏虚为跛者，多冬寒颇有不足，即肾不足也，故偏虚为跛。肾脉贯中土上济心肺，挟舌本。"胃缓则廉泉开，故涎下，补足少阴"（《灵枢·口问》），为之针刺太溪后，吞咽功能当即恢复。太阳为开，阳明为阖，少阳为枢，舍开阖则无从运输，舍枢则无以开阖，故又取手足少阳之会翳风，及主偏枯、臂腕发痛、肘屈不得伸、手五指掣不可屈伸之太阳腕骨。未及十次，除语言尚稍謇外，诸症皆已。

（三十七）脑性瘫痪

巫某某，女，6岁。因出生时窒息，数月后发现中枢性四肢瘫痪，下肢较重，虽未间断治疗，但 2 岁半才能站立，至 3 岁半由人扶持方可行走，两腿交叉，呈剪刀步态，上肢内收，肘关节不能伸直，两手亦呈屈曲状，脊柱前突，构音困难，不能言语，整日流涎，智力差，且时发惊厥，吞咽尚可。两脉沉细，舌质淡红，苔薄白。

《素问·热论》曰："巨阳者，诸阳之属也，其脉连于风府，故为诸阳主气也。"阳气者，柔则养筋。此例出生伊始即窒息，致使巨阳伤而诸阳莫属，筋失所养。太阳寒水与少阴为表里，筋脉相合，足少阴之筋病，"主痫瘛及痉"（《灵枢·经筋》）。经筋之病寒则反折筋急。

援物比类：为之调肾中元阳以治，针双太溪。三十次剪刀步态消失而能独自步履，上肢之痉挛亦明显缓解，流涎及癫痫发作均减少，并能发出双音节词汇。因患儿之家长亦精于针道，故嘱其返里继续治疗。

（三十八）肌强直症

于某某，男，32岁。16岁参加劳动时，自觉扭伤腰部而不得俯仰转侧，旋即入院，继而发烧，热退后，觉四肢强硬，动作不灵，起床时难以立即起立，必稍事活动后方可行动，上肢于手握拳或持物时亦不能立即放松，精神紧张或天气寒冷时强直现象加剧，反之缓解。于故里及北京等地之医院诊断为"可疑先天性肌强直症"，服中西药罔效。1992年来诊时，双手大小鱼际肌已轻度萎缩，其余部位之肌肉丰满粗大，尤以双下肢之腓肠肌最为明显，但下肢却强直无力，用针刺激下肢时，可引起下肢肌肉强烈而长时间收缩。脉弦紧，舌质暗红，苔薄黄。

援物比类："太阳之上，寒气主之"（《素问·天元纪大论》），在天为阳，在地为水，在人为精气，是以太阳为诸阳主气，阳气者，柔则养筋，十二经脉之腧皆会于足太阳之经，冲脉为十二经之海而源于肾，肾与太阳膀胱为表里，足少阴之筋病主痫瘛及痉。故为之取肾原太溪以调，针三十次诸症明显好转，因无力负担长期在外地医疗之费用而返乡。

（三十九）两侧性手足徐动症

王某某，女，20岁。因出生时窒息，患双侧手足徐动，迄来诊时上肢远端仍交替发作蠕虫样奇形怪状之强制运动，舌亦时而伸缩，构音欠清晰，头时扭动；下肢踇趾常自发背屈，上列症征于受激惹和主动运动时加剧。两脉沉紧，舌淡红，苔薄白。

《灵枢·天年》曰："人之始生……血气已和，营卫已通，五脏已成，神气舍于心，魂魄毕具，乃成为人。"此例，降生伊始即窒息，致使神伤。《素问·阴阳应象大论》曰："玄生神，神在天为风，在地为木，在体为筋，在脏为肝……在变动为握。"握同搐搦，筋之病也。

援物比类：肾生骨髓，髓生肝，虚补其母，调肾以治，针太溪，症状立减。共针二十次，病衰大半。

（四十）肝豆状核变性

赵某某，男，36岁。1990年7月发现肝硬化；1991年10月，觉双下肢沉重，震颤，腰背强痛无力，来北京某总院诊为肝豆状核变性，予西药治疗罔效，遂来诊。症见双下肢肌强硬，双膝部呈屈曲挛缩状，震颤于随意运动时加剧，面部缺乏表情，构音困难，吞咽轻度障碍，感情轻度失控。脉浮濡沉弱，舌红有痕，苔白腻。

《灵枢·经脉》云："足少阴之脉，贯脊属肾络膀胱，其直者，从肾上贯肝膈。"《灵枢·经筋》云："足少阴之筋……循脊内挟膂上至项，结于枕骨与足太阳之筋合……病在此者，主痫瘈及痉。"

援物比类：膀胱为津液之府，太阳为诸阳之主气，肾为藏精之脏，元阳寓于其中，主慄，与膀胱为表里。故为之调肾以治，针太溪三十次，肌肉僵硬、震颤大减，构音及吞咽功能亦明显改善，腰背亦不似前之痿软。但患者由于经济等因未遂返乡，遗憾！

（四十一）痉挛性斜颈

吴某，女，23岁。左侧项强伴阵发向右斜颈三周，于骨伤科诊为寰枢椎半脱位；手法复位后，项强斜颈依旧，精神愈益紧张，致使发作之频率及强度反而加剧，遂来针刺。脉浮弦沉弱，舌暗有齿痕尖红，苔白微腻。

《灵枢·刺节真邪》云："邪气者，虚风之贼伤人也。"虚风即邪气，而"邪之中人也，无有常，中于阴则溜于腑，中于阳则溜于经……中于面则下阳明，中于项则下太阳，中于颊则下少阳。其中于膺背两胁，亦中其经"（《灵枢·邪气脏腑病形》）。

援物比类："东方生风，风生木……在体为筋，在脏为肝……在变动为握……肾生骨髓，髓生肝"（《素问·阴阳应象大论》），为之取肾原太溪以疗此风木之疾，立竿见影，六次痊愈。

（四十二）偏侧面肌痉挛

刘某某，女，46岁。八年前因惊恐悲伤导致左半侧面肌阵发不规则颤搐，始为眼轮匝肌之间歇颤搐，继而扩展至面部、口角及颈部。痉挛每于精神紧张、疲倦、自主运动及受到注意时加剧，入睡后完全歇止，闭目时口角痉挛，示齿时眼肌颤搐。脉浮弦沉弱，舌暗红，苔薄白。

《灵枢·经筋》云："足阳明之筋，其病引缺盆及颊，卒口僻。急则目不合，热则筋纵、目不开。颊筋有寒则急，引颊移口；有热则筋弛纵缓，不胜收，故僻。"此乃辨别面肌痉挛与面瘫之纲要也。经筋之病，寒则反折筋急，热则筋弛纵不收。太阳为目上纲，阳明为目下纲，太阳寒水主气而为开，故寒则筋急而目不合，合则引颊移口；阳明燥热主气而为阖，故热则筋纵而目不开。不开者，阖折则气无所止息而无力开阖也。故颊筋有寒则引颊移口而为僻，左筋急，口僻于左；有热则筋纵缓不收而为僻，故左筋缓，而口僻于右也。

援物比类：太阳与少阴为表里，肾者胃之关，调肾以治。针太溪，二十次基本痊愈。

（四十三）心悸、怔忡

心悸是自觉心跳异常，心慌不安，多由情志所致。怔忡多为器质性心脏病所引起，如伴发于冠心病之阵发性室上性心动过速或心房纤颤等，属心阴不足，虚火内炽，扰动心神或七情郁结，心气不舒，郁久化火，火热伤阴而阴虚火旺之所致；久之气阴两虚及脉络痹阻亦均可导致是症。针刺太溪以使水火相济，则皆可收效。

病案1 芦某，男，60岁。1979年患脑血栓形成后遗右侧偏瘫。1980年始又时发心慌心跳，每次发作少则数小时，多则数日方止。经西医诊断为阵发性室上性心动过速。1982年11月6日发作时来我院诊治，自诉心慌心跳，心中烦乱，头晕目眩，耳鸣，口干苦。心率170次/分。两脉细数，舌质及两颧皆红，苔薄黄。

援物比类：此乃阴虚火旺之怔忡，为之用巨刺法，针右太溪，针入病已，心率恢复至 80 次 / 分。

病案 2　张某，男，65 岁。患高血压二十年，冠心病十余年。来诊时心慌头晕三天，既往有类似发作史，于某院诊为心房颤动，并为之毛地黄化，面红，脉短细急促，舌质红而光绛无苔。血压 170/110 mmHg，即刻做心电图（仅举 V1 为例），示：P 波消失，代之以形状相同的锯齿形 F 波，频率 360 次 / 分，心室率迅速匀齐，呈 2∶1 房室传导，诊断为心房扑动，呈 2∶1 传导。

援物比类：此乃水火不相济而致之怔忡，为之针太溪以交通心肾，未及发针怔忡已。尚稍心悸，再做心电图示 P 波消失，代之以不规则的 f 波，频率 500 次 / 分，心室搏动完全无规律，诊断为心房纤颤。翌日之心电图示 P 波出现，形状大小均正常，根据全部导联，诊断为大致正常心电图。

（四十四）大动脉炎

大动脉炎是累及主动脉及其主要分支的全动脉炎，可能为一种非特异性炎症，临床分为头臂动脉型、主—肾动脉型、广泛型、合并肺动脉狭窄型。病因不明，诱因有自身免疫学说、内分泌异常、遗传因素等。

本人自 1977 至 1998 年，以针药结合治疗大动脉炎 13 例，其中女 8 例，男 5 例。年龄最小 20 岁，最大 56 岁。头臂动脉型 9 例，广泛型 4 例。均系经核素肾图、肾扫描、肾动脉等造影、X 线检查，确诊为无脉症、主动脉弓综合征、非典型性主动脉狭窄，属大动脉炎疾病。1998 年以后又单用针刺治疗了 6 例该病，皆取得了较为满意的疗效。兹举 2 例报道如下：

病案 1 某男，54 岁。患者于 1976 年 11 月左上肢发现紫斑，继而左肩臂乏力、发凉，左桡动脉搏动明显减弱，至 1976 年 12 月 10 日，因左桡动脉搏动完全消失及左足背动脉搏动减弱，且曾昏厥，而由外地转至北京某总医院，诊为多发性大动脉炎，住院治疗 4 个月，1977 年 4 月 14 日来我处就诊。诉：头昏、口苦，记忆力减退，左上肢发酸、乏力麻木、发凉，左下肢亦乏力，运动后及入夜加剧，大便秘结，小便数。查：左寸口及肱动脉搏动皆消失，左趺阳及太溪脉搏动亦明显减弱，舌胖大而质微红。证属气阴两虚，脉道不充，血行阻滞，膀胱气化失司，肾窍不利。予温肾通阳、益气养血活络之治，用当归四逆合补阳还五汤加减。用温补法，刺太溪、太渊、内关。药用：生黄芪 90g，当归 10g，赤芍 10g，川芎 10g，桃仁 10g，红花 6g，地龙 10g，细辛 3g，木通 6g，生地黄 30g，桂枝 6g，肉苁蓉 10g。每日 1 剂，共服 40 剂。针刺间日 1 次，共针 22 次。患肢酸重麻木、发凉等症尽失，寸口、太溪、趺阳诸脉尽现。左上肢血压 14.7/9.33 kPa，追访 10 年，一如常人。

按：气为血帅，气行则血行，气滞则血凝，经气虚则血流乏力。阳损及阴，阳虚血弱，则脉道不充而血愈留滞，患者脉证属气阴两虚，所治当重用益气，佐以养血活络之法，因而用补阳还五汤和当归四逆汤加减，并结合针刺以治。当归四逆，出自仲景《伤寒论》，乃治厥阴脏厥轻证，手足厥寒，脉细欲绝之剂；补阳还五系清·王清任用以治疗痿废之方。仿补阳还五，重用味甘而薄之黄芪以益阳，阳生阴长，有形之血因之而得生；当归味甘而厚，能滋阴养血，黄芪数倍于当归，使当归补血之力益雄；酌加生地黄，既可滋阴养血，又可防止助阳过剂灼阴之弊。血为气根，血足则气得涵养。阴阳互根，气生血，血藏气。佐以赤芍、桃仁、红花、川芎以活血，地龙通经活络，桂枝、细辛散表里之寒、温通经脉，肉苁蓉滋肾强阳滑肠，木通通利血脉，于是手足温和，脉亦复常。

大动脉炎是很难治愈之疾患，中医文献虽有用阳和、顾步等汤为治之记述，但治愈实例尚少报道。本人据同病异治，异病同治之理论，用补阳还五及当归四逆汤加减，并结合针刺治疗此病，获较为满意之疗效。不言而喻，针刺也是起了重要作用的。内关为手厥阴心包之络，包络代心行事，心主血脉。太渊系肺之原，肺朝百脉。太溪乃肾之原，肾者先天之本，受五脏六腑之精而藏之，滋肝木，贯中土，而上济心肺，肾者主液入心化赤而为血，流溢于冲任为经血之海，布散于外而养肌肉、生毫毛。

病案 2 某女，20 岁。1999 年 1 月用餐时，左手突然失用，继而昏厥，卧床后片刻，诸症消失。翌日晨起，因胸闷气急、左上肢发凉，而前往某院就诊，测血压右上肢为 30.7/4.0 kPa，左上肢未能测出，经心电、超声等检查又发现左心扩大。住某医院 4 天后诊为复发性大动脉炎（头臂型）合并轻度肺动脉狭窄，住院治疗 3 个月，非但头紧头昏、左上肢发凉依旧，左上肢仍不能测得血压，而且右上肢之血压升为 34.7/0 kPa，遂将强的松增至每日 40 mg 并增服某些其他药品，因仍无改善且不能手术故出院。于 1999 年 11 月 30 日来我处就诊。诉：头紧、头沉、心悸、气短，左上肢发凉，周身乏力。查：右脉滑疾，左脉无，右上肢血压 32.0/0 kPa，左上肢未测出。针刺双太溪、太渊、内关，间日 1 次，30 次后，诸症皆减，左寸口及肱动脉皆有搏动但较弱。右寸口亦不似前之滑疾。左上肢血压 8.0/4.0 kPa，右上肢 26.7/5.33 kPa。之所以列举此例，概因其病异常复杂，除前述之症征外又发现主动脉瓣、三尖瓣、肺动脉瓣关闭不全，升主动脉增宽、肺动脉高压、左室功能减低等一系列心功能不全之症征，用药不能逆转又不能手术，而用针刺却能使之在短期内有所改善。

（四十五）大隐静脉炎

白某某，男，38 岁。右下肢沿大隐静脉径路之腹股沟、股骨内侧髁及小腿比目鱼肌部疼痛 3 年，伴大隐静脉曲张及跛行，曾于瑞士等国治疗罔效。来诊之日望诊所见：右侧大隐静脉曲张，沿大隐静脉循行径路之股骨内侧髁上部及小腿比目鱼肌内侧，各有一段长约 7cm、颜色已变褐之静脉，用手牵拉其两端，静脉壁向下塌陷且无弹性。脉浮滑沉弱而数，舌淡红，苔腻微黄。

援物比类：心主血脉，肾者，主液入心化赤而为血，流溢冲任为经血之海。患者肾气虚乏，脾失温煦，湿蕴血脉，致使上述机转失调乃至是证，故当调肾以治。针患肢太溪，未及二十次，诸症消失。

（四十六）甲状腺功能亢进

陈某某，女，42 岁。患"神经过敏"多年，表现为多虑、失眠、易激动、思想不易集中，按神经官能症治疗，每况愈下。近三年来又发现双手震颤、手脚多汗、畏热、颈部皮肤发红、胃纳亢进、大便增多而体重减轻且极易疲劳，时而心悸胸闷，颈部亦日益肿大，收缩压增高。于某院诊为甲状腺功能亢进，予西药治疗好转，但因药物反应而停药，于一年前请某专治甲状腺病之医者治疗半年，前列诸症非但未减，而双目却日益外突。来诊时症见双眼发亮而少瞬目，聚合欠佳，双睑裂隙增宽，甲状腺体呈对称弥漫肿大，质柔软，会随吞咽动作上下移动。脉弦数，舌红，苔白厚。

此病明·李梴《医学入门·瘿瘤》已有较为详尽之记载，今之文献，既有气瘿、肉瘿、石瘿等病名，又有实火、肝郁化火、肝肾阴虚、气滞、火旺、血瘀、痰凝等诸多之辨证分型。而考诸《黄帝内经》之侠瘿，乃胆足少阳是主骨所生病，系少阳枢机不利，营卫失和之所致。

援物比类：少阳属肾，肾者主蛰，封藏之本，精之处也，居坎位为阴中之太阴，寓水火于其中，为枢。乃先天之本，生气之源，受五脏六腑之精而藏，滋肝木，贯中土而上济心肺，开窍于二阴，在变动为慄。结合少阴经脉之所过以及是动、是主所生病，此病尽赅其中，故为之取肾原太溪。针三十次，诸症大减，突眼亦明显改善。

（四十七）石淋（泌尿系结石）

方某某，男，30岁。患输尿管结石，时发肾绞痛4年，曾服中西药治疗无效。来诊时肾绞痛又作，痛自右侧腰部起，沿右小腹向会阴部放散，伴口苦不爽，恶心呕吐，冷汗，便秘，尿少黄赤及血尿。右肾区有叩痛（前此于某院查尿常规可见大量红细胞及脓细胞，X线腹部平片，右侧输尿管可见 1cm×1cm 之结石阴影），面色苍白。脉弦滑，舌质红，苔黄厚腻。

当时为之诊为下焦气化失司，湿热蕴结，消灼阴液凝结而为砂石，故予以清利湿热，化石通淋之治，方用三阴交以清利湿热，膀胱募中极以助气化。针刺后疼痛即缓解，遂约其每日针刺一次。至第六次，口苦黏腻不爽、尿短赤混黄及便秘等症皆已改善而且未发绞痛，但肾区不适感及叩痛却依旧，尿常规检查仍有红细胞。脉显沉涩之象，舌尚微红，苔白微厚。《素问·四时刺逆从论》云："少阴……涩则病积，溲血。"

援物比类：此证乃湿热标实已解，而肾虚之本未复，故为之改刺双太溪穴，用补法以益肾之精气。五诊后，患者自觉右腹部坠痛而似有物向下移动，为之摄 X 线腹部平片，显示结石已降至膀胱。继续针刺五次，结石排出。

（四十八）着痹（骨性关节病）

曹某某，女，56 岁。双膝肿痛多年，近三年来加剧，屈伸皆不自如，近数日来病益笃，因不能行走，故由人背负来诊。双膝关节肿胀，有摩擦音。脉弦滑，舌淡，苔白厚而腻。

《素问·痹论》云："风寒湿三气杂至，合而为痹。其风气胜者为行痹，寒气胜者为痛痹，湿气胜者为着痹。"患者脉弦滑，苔白厚腻，双膝肿胀，痛而不移，乃着痹之候。仿《灵枢·终始》："屈而不伸者，其病在筋，伸而不屈者，其病在骨。在骨守骨，在筋守筋。"此例伸屈皆不得，其病在筋骨。

援物比类：肝主筋而与肾同源，肾主骨而有坎中之阳，可温煦脾土，以祛湿散寒。为之刺双太溪，辅以曲泉，均使气至而补之，至针下热而发针。非但疼痛当即缓解，而且屈伸亦较自如，自下四层楼步行返家。

（四十九）痛风

张某某，男，46 岁。因疲劳及酗酒等因，于六年前患原发性痛风。始为夜半突发之姆趾及跖趾关节剧痛，伴发热，天明后该关节红肿、发热、压痛、运动受限。于台北某院治疗，三日后红肿消退，关节活动功能恢复。未及半年再度发作，而且波及踝部，虽经治疗好转，但频发不已，关节之红肿亦不消退，血清尿酸亦时常增高，因而不得不遵从医嘱而戒酒吃素，但并未减少发作，遂来北京求医。双脉弦滑，舌质红，苔腻微黄。

《素问·痹论》曰："风寒湿三气杂至，合而为痹。其风气胜者为行痹，寒气胜者为痛痹，湿气胜者为着痹……以冬遇此者为骨痹，以春遇此者为筋痹……其留连筋骨间者痛久。"病久加之膏粱厚味，故寒从热化而为此症。

援物比类：肾主骨生髓，髓生肝，肝生筋，肾中元阳温煦脾土而化湿，故为之针太溪，痛立止。宗《灵枢·周痹》"更发更止，更居更起……刺此者，痛虽已止，必刺其处，勿令复起"，又为之针刺三次，随访二载未曾发病，血尿酸浓度也一直保持在 6.5mg% 以下。

（五十）系统性硬皮症（肢端硬化型）

王某某，女，30岁。七年前患扁桃体炎后不久，指端常间歇苍白、青紫、疼痛，继而面部及全身皮肤呈实质性轻度水肿，色苍白；未数周，皮肤开始发硬并呈蜡样光滑，色棕褐，发硬之皮肤不易折皱或捏起。迄来诊时，面及手部皮下组织及肌肉均萎缩硬化，紧贴于骨骼，表现为面部缺乏表情，口裂变窄，唇之周围有放射状沟纹，开口困难，手掌亦不能自如伸展，胸廓运动受限，呼吸急促，出汗明显减少，毛细血管扩张，时发低热、乏力和关节疼痛，激素虽已服至最大剂量而症状却不稍缓解。脉沉弱，舌淡红，少苔。

援物比类：肺主皮毛根于肾，脾主四肢肌肉而有赖肾阳之温煦，故为之调肾以治。针太溪，未及六十次，病衰大半，间日一次，连续三年，基本痊愈。

（五十一）湿疹

山下某某，女，41岁。出生不久患湿疹，百般治疗而四十年仍缠绵不愈，反复发作。头、面、手背、足背、腋窝、肘窝、腘窝及腹部皮肤，均已变厚粗糙，色素沉着，部分苔藓化，有点状渗出、搔痕及血痂，瘙痒于遇热及入睡时加剧。脉沉濡，舌质淡红，苔薄白。

援物比类：肺主皮毛根于肾，脾主湿而有赖于肾阳之温煦，肾者，充肤润肉生毫毛而主封藏、固密。故为之调肾以治，针双太溪，十六次，基本痊愈。

（五十二）蔬菜日光性皮炎

刘某某，女，22岁。面及手背部弥漫性浮肿2日，伴头昏、头痛、乏力、食欲减退及恶心，发病前一日曾曝晒于田间。既往有多次发作史，经西医诊治，未能明确系食何种蔬菜之所致，故嘱尽量少食蔬菜，但仍未能避免发作。每次发作，浮肿部质地坚实而发亮，两睑尤重，致使不能睁目，约1周浮肿方能消退，伴发之水疱及瘀斑，2～3周方可平复。脉弦滑数，舌质虽红而体胖有痕，苔厚腻而黄。

《灵枢·邪气脏腑病形》曰："首面与身形也，属骨连筋，同血合于气耳……十二经三百六十五络，其气血皆上于面而走空窍……面热者，足阳明病。"面者，诸阳之会，而以胃为主，此例乃内外合邪，湿热壅胃而上蒸于阳明所主之面及与之同气之手阳明，而致手之三阳开阖枢尽皆失司之候。

援物比类：肾者胃之关，开关以泻热。针双太溪穴，一次消肿，三次诸症皆已，后遗之瘀斑，可不治自已。

（五十三）黄褐斑

林某某，女，35岁。晚婚，婚前有神经衰弱，于32岁时初产一女，迄来诊时已逾三载。颜、颧、颊及颊后之色素斑仍不消退，曾经多种治疗而未收效。脉沉濡，舌质淡，苔薄白。

《素问·经脉别论》云："食气入胃，浊气归心；淫精于脉，脉气流经，经气归于肺，肺朝百脉，输精于皮毛；毛脉合精，行气于腑，腑精神明，留于四脏，气归于权衡……饮入于胃，游溢精气，上输于脾；脾气散精，上归于肺，通调水道，下输膀胱；水精四布，五经并行，合于四时，五脏阴阳揆度以为常也。"《灵枢·五癃津液别》云："水谷皆入于口，其味有五，各注其海，津液各走其道，故三焦出气，以温肌肉，充皮肤，为其津。"《灵枢·决气》曰："上焦开发，宣五谷味，熏肤充身泽毛，若雾露之溉，是谓气。"

援物比类：患者素有心脾不足，肝肾虚乏之神衰，又于盛壮已过大半之年孕育生产。其气之权衡，阴阳揆度已难以为常，故其斑亦迟迟不退，而今又逢"五七阳明脉衰，面始焦，发始堕"（《素问·上古天真论》）之年，其症尤为难治。奈因病者求治心切，故援上述《灵枢·决气》等理论，且据《灵枢·痈疽》记载"肠胃受谷，上焦出气，以温分肉而养骨节，通腠理"以及《灵枢·本输》载"肾合膀胱，膀胱者，津液之府也。少阳属肾，肾上连肺，故将两脏"，为之调肾以治。针双太溪，二十次基本痊愈。

（五十四）寻常性痤疮

王某某，女，41岁。自青春期始，面部、前胸及后背时生粉刺，迄来诊时二十载不愈，粉刺内有栓子，表面黑褐，挤压时有黑头黄白色脂栓排出。双脉沉滑，舌淡红，苔薄白。

《素问·生气通天论》曰："汗出见湿，乃生痤痱……劳汗当风，寒薄为皶，郁乃痤。"此段文字不仅论述了痤的外因，其中的"湿"和"郁"亦包含了营卫、津液失调之内因。《灵枢·营卫生会》曰："人受气于谷，谷入于胃，以传与肺，五脏六腑，皆以受气，其清者为营，浊者为卫，营在脉中，卫在脉外。"《灵枢·卫气》云："其浮气之不循经者，为卫气；其精气之行于经者，为营气。阴阳相随，外内相贯，如环之无端，亭亭淳淳乎，孰能穷之。"《灵枢·痈疽》云："肠胃受谷，上焦出气，以温分肉而养骨节、通腠理；中焦出气如露，上注溪谷而渗孙脉，津液和调，变化而赤为血，血和则孙脉先满溢，乃注于络脉，（络脉）皆盈，乃注于经脉。阴阳已张，因息乃行，行有经纪，周有道理，与天合同，不得休止。"此等营卫气血津液之运行失常，再逢风寒等因，致使痤之久不愈也。

援物比类：取肾原太溪，以调气血津液，以行营卫。三次见效，十次痊愈。

（五十五）抗精神病药物的锥体外系不良反应

病案1　梁某，女，28岁。患精神分裂症五年，1983年初因病情加剧改用氟奋乃静癸酸酯，未及一年，产生抗精神病药物的锥体外系不良反应，表现为不安、口面部多动等症。遂停药并给安坦、东莨菪碱等药物半年，上列诸症仍无缓解，故由精神科转来针刺。来诊时症见面色黧黑，精神方面表现为焦虑、烦躁、易激惹和心神不宁，口面部多动表现为耸额、挤眉、眨眼和努嘴吐舌，而且颈部向右扭转，右手各指过度外展，腕部屈曲旋后，上臂向胸部内收，于行走时表现尤为突出，睡眠时停止，肌张力于肌痉挛时增高，肌松弛时降低。脉沉弦，舌暗红，苔薄白。

《灵枢·经脉》云："肾足少阴之脉……是动则病……面如漆柴……坐而欲起。"又："膀胱足太阳之脉，起于目内眦，上额交巅……其直者，从巅入络脑，还出别下项，循肩髆内，挟脊抵腰中，入循膂，络肾属膀胱……是主筋所生病者，痔、疟、狂、颠疾。"《素问·通评虚实论》曰："癫疾厥狂，久逆之所生。"太阳之气生于膀胱，而为诸阳之主气，阳气者，柔则养筋，厥逆于下则为癫为狂。

援物比类：根据经脉所过及其所主之病候，为此例患者选取了肾经之太溪及膀胱之天柱，用巨刺法。治疗二十次，诸症消失。停药一载有余且未针刺，而精神分裂及服药之不良反应均未复现。

病案 2 王某，女，34岁。1979年始，患精神分裂症，曾用氯丙嗪、五氟利多、氟奋乃静癸酸酯等药物治疗。至1984年夏，发生弄舌而不能自制，虽曾服安坦等药物近一年，弄舌仍不已，故要求针刺治疗。两脉沉弦，舌红，苔黄腻。

援物比类：为之只针双太溪，一次见效，五次病已。

按：抗精神病药物所引起之各种锥体外系反应中，延迟性口面部多动症，可以说最为严重，此症于服药后数月至数年后开始，其特征为口面及舌的多动症状，手足及身体亦可以受影响，老年患者表现为舞蹈病式，较年轻的患者则可以有强直式的表现，亦可伴发不安证……长期服用精神药物的病人中有 20%～40% 会患上此症，且通常在减量或停药时出现。就是完全停药后，30% 的口面部多动患者，仍会永远的为此症所困。[1] 而此二例均为服抗精神病药物产生不良反应后，虽立即停药并给予抗胆碱能药物却未获控制，而应用经络学说为之别异比类（《素问·示从容论》）施治后，均于短期内痊愈，可见经络学说之精粹。

（五十六）哮喘

此病虽表现在肺，却与脾肾有关。肺司呼吸，主肃降，而根于肾，肾为先天之本，主纳气。肾上连肺，故肺为气之主，肾为气之根。如肾气不固，摄纳无权则呼多吸少而作喘。脾乃后天之本，肾阳不足，不能温煦脾阳，而脾阳不能运化水谷精微则聚湿生痰。

援物比类：针刺太溪以调整肾中之元阴、元阳，不仅对肾不纳气，脾不健运，聚湿生痰之喘有效，而且对肾精不固，冲逆而上之喘促，皆能奏效。

病案 1 秦某，女，62 岁。患哮喘二十年，每逢春夏之际症情加剧，屡服中西药物而未获根治。发作时来诊，症见呼长吸短，动则喘促加剧。两脉沉而微滑，舌淡，苔白微腻。

援物比类：诊为肾不纳气之喘，针双太溪，未及二十次基

[1] 辜静农.抗精神病药物的锥体外系副反应与多巴胺系统 [J].中国神经精神病杂志，1981,（05）：315-317.

本痊愈。观察三载，未再复发。

病案 2 吴某，女，20岁。四年来每逢入夏则咳，至秋后即愈。自去年入夏始，又增加哮喘，喘重时不能平卧，曾于某医院变态反应科检查，对多种原因过敏，予脱敏治疗一年半，喘息仍不减轻。来诊之日凌晨，始而鼻咽发痒、喷嚏流涕、咳嗽，继而喘剧，因呼吸高度困难而来我院急诊。按过敏性哮喘给氨茶碱及蛇胆川贝液口服，并予针刺，罔效。至下午口唇及指甲皆已发紫，故来针灸科就诊。脉弱而疾，一息八至，舌淡红，苔薄白。

援物比类：此乃肾不纳气，水火不相既济之候。宜调坎中阴阳以治，针双太溪得气如鱼吞钩后，脉率立即降至一息六至，咳出少量黏稠痰液，喘息开始减轻。十五分钟后脉一息五至，喘已。翌日来诊，诉夜间又曾排出大量夹块之稀白痰液，稍事活动脉跳尚数。为之仍针太溪一次，迄未作喘，活动亦不感心悸。

（五十七）咯血（支气管扩张）

曹某某，男，22岁。自幼患支气管炎，时轻时重，反复发作。1981年以来，咳喘加剧，且时吐黄痰间夹血丝，甚而咯血间夹泡沫，血色鲜红，量大时可达100 mL，大便秘，小便短赤，经西医诊断为支气管扩张，服药少效。两脉浮数，双尺较弱，舌质红，苔黄厚腻。

此病诊为肺失宣降，蕴热消灼津液而凝痰，阳络伤则咯血。故治以清热凉血润肺之法，为之针太渊（平补平泻），尺泽（实则泻其子），未及十次，喘咳均减，痰亦不似前之黄稠，唯痰中带血却不已，小便仍短赤，舌苔虽已转为薄黄而舌质尚红，两脉呈细数之象。《素问·水热穴论》曰："少阴者，冬脉也。故其本在肾，其末在肺，皆积水也。"

援物比类：此病实乃肾精虚乏不能上贯中土而济心肺者是也。亦即失其地气上为云，天气下为雨，乃致本不固则枝不荣，因之而咳血。为之更方，刺太溪以滋肾之精水，配气海以助纳气，天突以熄逆，间日一次，未及二旬血止，咳喘亦大减；遂改为每周针一次，持续一年。停止针刺两年有余，未再咳血。

（五十八）呕血

刘某某，女，86岁。胃脘痛十余年，近两周来加剧，伴脘腹胀闷喜温而拒按，呕吐，口干渴，但欲漱而不欲咽，大便一周未通，小便短涩，双下肢凹肿 I 度。脉沉伏而微滑，舌质微紫红，苔白厚腻。

始则为之辨为瘀血寒湿，每日为之针刺中脘、足三里、三阴交，三日后脘痛虽减，但大便仍不通，呕吐亦不止，于第四诊时，患者自觉恶心，旋即呕吐 100mL 夹有食物残渣之紫暗血块。色脉一如前状，舌下可见少量曲张之瘀络。考诸《金匮要略·惊悸吐衄下血胸满瘀血病脉证并治第十六》："病者如热状，烦满，口干燥而渴，其脉反无热，此为阴伏，是瘀血也，当下之。"唐宗海《血证论》谈到："血之归宿，在于血海，冲为血海，其脉丽于阳明，未有冲气不逆而血逆者也。"因之体会到患者吐逆便秘，今调其脾胃而未收阳明下行为顺、吐止便通之效。

援物比类：实当责之于肾，肾者胃之关，关门不利故能使积水上下溢于皮肤而为胕肿，肾气冲逆，水邪入胃，瘀而坏决，亦可为呕血，为二窍不通。故为之改刺双太溪穴以开关门，亦即下之之意。翌日大便通，小便利，呕吐止，凹肿亦见消。间日一次，共为之针刺十二次，逾半载，仍一如常人。

（五十九）急性一氧化碳中毒（中度）

李某某，女，32 岁。因夜晚封火不当，晨起头剧痛，头昏头胀，耳鸣眼花，心悸乏力，恶心呕吐，站立不稳，意识模糊，口唇黏膜及指甲呈樱桃红色，面色潮红，多汗。脉弱而数，舌质淡红，苔薄白。

援物比类：肾者，先天之本，居坎位而寓水火于其中，水火未济则清阳不升，浊阴不降，故导致头痛、昏、胀、恶心及呕吐。肾开窍于耳，肾气不充则耳鸣聋。目之所以能视物乃肝肾精华之所照，肾精不足，则眼为之昏花。肾脉其支者，从肺出络心，肺根于肾，坎离水火不相既济则呼吸频数而心悸。肾主作强且主志，司伎巧，虚则肢软乏力，意识模糊。口唇、指甲、黏膜及颜面潮红，皆为阴阳格拒，阴极似阳，至虚而有盛候之象，肾者主蛰，封藏之本，主固密，固密无权则多汗，故为之针刺双太溪，立已。

（六十）水合氯醛中毒

王某某，女，38 岁。于食堂就餐时突然昏倒，食堂医护人员为之针刺人中、内关等穴，未能奏效，急送我院。因病人危重，未待胃内容物及尿毒物分析，即邀针灸会诊。视病人神昏，呼之不应，呼吸缓慢、表浅而不足以息，面色苍白，瞳子缩如针芒，尺肤湿冷，两脉沉细。

援物比类：此乃肾厥。根据《灵枢·九针十二原》记载

"阴中之太阴，肾也"；《灵枢·寿夭刚柔》"病在阴之阴者，刺阴之荥输"；《灵枢·官针》"阴刺者，左右率刺之，以治寒厥。中寒厥，足踝后少阴也"。为之针刺了双太溪穴，未及半分钟，气至人苏，瞳子亦恢复如常。当即询问病人，自诉系外地某医院护士长，因不欲生而服10%水合氯醛400mL，随之又经西医按水合氯醛中毒予以常规处置而复原。

按：此例水合氯醛中毒，针刺前昏迷，病因不明，根据形症辨为"肾气虚则厥"（《灵枢·本神》），而予以针刺太溪，居然能使之苏醒，因中毒所致之瞳孔收缩亦得到了恢复，从而问明昏迷之因系半小时前口服四倍于致死量的水合氯醛之所致，因而给进一步抢救创造了条件，这起码说明针刺太溪对生命中枢发挥了一定的作用。

至于其致厥的机制，按中医理论，则可认为系由于口服了大量水合氯醛而破坏了《素问·经脉别论》所云"食气入胃，散精于肝……留于四脏，气归于权衡……饮入于胃，游溢精气，上输于脾……五脏阴阳揆度以为常"的输布、运化和转归，致使气陷于下而不上承，以致清阳不展，而肾亦不得五脏六腑之精而藏。肾不藏精，则精不舍志，因而志意乱，精神魂魄散。而针刺太溪之所以能使之复苏原因在于通过对肾中元阴元阳之调整，使阴精所生而藏于心之神，随神往来之魂，并精而出入之魄，心之所忆、脾之所主的意，以及心之所出、肾之所主的志的机能，都得到了暂时的恢复。清阳复升而浊阴降，故精神御而魂魄收，于兹可见援物比类于临床之重要。

（六十一）麻痹性斜视

秦某，女，15岁。于1岁时因眼疾曾来京于某院眼科检查，诊为先天性斜视及视网膜病变，给药后嘱返乡继续治疗。至15岁时视力仍不佳，遂再度来京于原诊疗医院及其他医院检查，诊为近视、弱视、散光、麻痹性斜视，否定视网膜病变，配镜后嘱手术治疗斜视。因患者及家长畏惧手术，故于1996年7月要求为之针刺。查：脉沉弱，舌淡，苔薄白。左眼内斜，上睑下垂，患眼向麻痹肌作用方向活动受限，第二斜视角大于第一斜视角，头向麻痹肌方向偏斜，头正位时有复视。

援物比类：《灵枢·大惑论》载"肌肉之精为约束，裹撷筋骨血气之精而与脉并为系，上属于脑，后出于项中。故邪中于项，因逢其身之虚，其入深，则随眼系以入于脑，入于脑则脑转，脑转则引目系急，目系急则目眩以转矣。邪其精，其精所中不相比也，则精散，精散则视歧，视歧见两物"；《灵枢·寒热病》"足太阳有通项入于脑者，正属目本，名曰眼系"；《素问·热论》"巨阳者，诸阳之属也。其脉连于风府，故为诸阳主气也"；《灵枢·经筋》曰"足太阳之筋……其支者为目上纲……足少阳之筋……支者结于目眦外维"。太阳膀胱与少阴肾为表里，少阳为一阳初生之气属肾，肌肉之精赖肾阳以温煦。为之巨刺，取右太溪，一次目睛内斜改善，二次上睑已不下垂，眼球运动自如，头亦不再向患侧偏斜，头正位视物亦不再复视。继续治疗三次以巩固疗效，迄今仍一如常人。

（六十二）舌咽神经痛

于某某，女，30岁。患左舌咽及耳根部阵发短暂剧痛多年，五年前曾一度治愈。近两年来，疼痛又作，常因吞咽、伸舌、呵欠等而诱发钻刺、刀割样不堪忍受之剧痛，10～30秒钟歇止。因而畏惧饮食，甚至不敢下咽唾液，睡眠中亦有时痛醒，遂又往原诊治医院就诊，治疗一年有余，仍时轻时重而不已，因畏惧手术，遂要求予以针刺。查：脉浮弦沉弱而数，舌绛少津，苔薄白。

援物比类：《灵枢·经脉》"肾足少阴之脉，循喉咙，挟舌本"；《灵枢·经别》"足少阴之正，直者系舌本"；《素问·缪刺论》"邪客于足少阴之络，令人嗌痛，不可内食，无故善怒"；《灵枢·忧恚无言》"横骨者，神气所使，主发舌者也"。故为之调肾以既济水火，用巨刺针右太溪，十二次痛止。逾三载，仍未发作。

（六十三）胸痹心痛

赵某某，男，56岁。患胸闷气短，心前区疼痛三年。每逢发作时，有自心前区向左肩背肘臂放散之感。数或数十秒钟即止，而手足厥冷却需持续较长时间方已，平时短气时而心悸，食纳及睡眠亦欠佳，做心电图及运动试验等检查，诊为冠状动脉粥样硬化性心脏病。服药三载，始而有效。近一年来发作又频繁，每月二三次。虽加服中药亦未获明显改善，故要求针刺。查：脉浮弦沉涩，两尺微弱，舌淡暗，苔白滑。

考《灵枢·邪气脏腑病形》云："心脉急甚者为瘈疭，微急为心痛引背食不下……微大为心痹引背。"《灵枢·经脉》曰："心主手厥阴心包络之脉……是主脉所生病者，烦心、心痛……手心主之别名曰内关，去腕二寸，出于两筋之间，循经以上，系于心包络，心系实则心痛……取之两筋之间。"《灵枢·经脉》曰："肾足少阴之脉……其支者，从肺出络心，注胸中……是主骨所生病者……烦心、心痛。"少阴为枢，枢折则脉有所结而不通，不通则痛。

援物比类：取肾原太溪，以调坎中之阴阳，使水火既济，间日一次，共针十次。愈一载，仍未发疼痛。

（六十四）噎膈

王某某，男，51岁。患食道癌一年，经中西医治疗罔效。近日来饮食愈哽噎难下，即使强为下咽也入而复出，且伴有大量痰涎。故要求针刺，以缓燃眉之急。查：脉沉弱。舌淡暗体胖大，苔白滑。神疲乏力，形体消瘦，皮肤干枯甲错。

援物比类：《灵枢·邪气脏腑病形》"脾脉微急为膈中，食饮入而还出，后沃沫"；《灵枢·上膈》"气为上膈者，饮食入而还出"；《素问·阴阳别论》"三阳结谓之隔"；宋·严用和《济生方》"《素问》云：阳脉结谓之膈……结于胸膈则成膈气，留于咽嗌，则成五噎"；明·李中梓《医宗必读》"愚按：反胃噎膈，总是血液衰耗，胃脘干槁。槁在上者，水饮可行，食物难入，名曰噎塞；槁在下者，食虽可入，良久复出，名曰反胃。二证总名为膈，故《内经》止有'三阳结谓之膈'一语"；明·赵献可《医贯》"噎膈者，饥欲得食，但噎塞迎逆于咽喉胸膈之间，在胃口之上，未曾入胃即带痰涎而出"；明·张介宾曰"噎膈者，膈塞不通，食不能下，故曰噎膈……食不得下者，以气结不能行也……《内经》曰：三阳结谓之膈。……矧《内经》之言三阳者，乃止言小肠、膀胱，全与大肠无涉。盖三阳者，太阳也，手太阳小肠也，足太阳膀胱也。小肠属火，膀胱属水，火不化则阳气不行而传导失职，水不化则阴气不行而清浊不分，此皆致结之由也……盖噎膈由于枯槁，本非实热之证"。

现代中医文献则将此病分为痰气阻膈、瘀血阻膈、津亏热结、气虚阳微等类型而辨证论治，而根据上列《黄帝内经》等论述，总不外乎水火不济，因之气结而已。三阳与二阴（少阴）为表里，少阴为枢，枢折则脉有所结而不通。肾足少阴之脉……其直者，从肾上贯肝膈。调肾以治，针双太溪，得气有如鱼吞钩饵，吞咽功能立即改善，当日即能食用水饺；继续治疗五次后，已可进食馒头。遂返西安，3个月后因恼怒郁闷等因噎膈又作，于当地靠补液等维持2周后辞世。

按：疗效仿佛之案不再列举，仅此一例亦可说明应用针刺治疗噎膈之疗效。即使是食道癌，针刺太溪也能使之噎膈明显缓解一个较长的时期，岂不也很难能可贵吗？

（六十五）背肌筋膜炎

赵某某，女，46岁。三年来，项背部酸痛、发僵，颈项活动不自如，劳累或天气变化时，症状加剧。于某院诊为背肌筋膜炎，予中西药物及理疗，病情好转，数日后疼痛又重，反反复复，两年不已，遂来针刺。诉：项背部僵痛，颈项活动不自如，过劳及天气变化时，症状加重。查：脉浮弦沉涩，舌淡，苔薄白。项背部肌肉僵硬，肩胛上部及两肩胛内上缘有明显压痛，沿骶棘肌向上，于相当于肺俞处，可触及条索状改变。

援物比类：《素问·脉要精微论》"背者，胸中之府"；《素问·玉机真脏论》"冬脉太过，令人解㑊，脊脉痛而少气不欲言"；《素问·举痛论》"寒气客于背俞之脉则脉涩，脉涩则血虚，血虚则痛"；《灵枢·经脉》"膀胱足太阳之脉……其直者，从巅入络脑，还出别下项，循肩髆内，挟脊抵腰中，入循膂，络肾属膀胱"；《灵枢·卫气》"足少阴之本，在内踝下上三寸中，标在背腧与舌下两脉也"；《素问·阴阳应象大论》"阴在内，阳之守也；阳在外，阴之使也……故善用针者，从阴引阳，从阳引阴；以右治左，以左治右；以我知彼，以表知里，以观过与不及之理，见微得过，用之不殆……审其阴阳，以别柔刚，阳病治阴，阴病治阳，定其血气，各守其乡。血实，宜决之；气虚，宜掣引之"。故为之针双太溪，以调坎中阴阳，未及十次，病已。

（六十六）腱鞘囊肿

张某某，女，36岁。两年前，右手腕部掌侧发现一肿物，黄豆粒大小，半球形，局部酸胀不适，握拳时略有痛感，数月后，肿块增大，经某院为之囊内注射，每周一次，三次后肿块消失。半年后，肿块复萌且日益增大，直径超过 1cm，遂又经某医为之"围刺"十余次，明显好转，但不久又复发，遂要求针刺。诉：右腕掌侧囊肿，疼痛不适，已反复三次。查：右桡骨茎突内前方紧邻桡动脉之寸口部，可见一直径 1cm 余之半球形肿物，表面光滑，与皮肤无粘连，但附着于深部组织，基底固定，橡皮样硬度，调节关节位置时，可触及轻度波动且轻微压痛。

援物比类：《素问·五脏生成》"诸筋者，皆属于节"；《灵枢·经脉》"肺手太阴之脉……循臂内上骨下廉入寸口上鱼"；《灵枢·经筋》"手太阴之筋，起于大指之上，循指上行，结于鱼后，行寸口外侧，上循臂，结肘中"；《灵枢·根结》"太阴为开，厥阴为阖，少阴为枢……枢折则脉有所结而不通，不通者，取之少阴"。手、足三阴三阳同气，气行则血行，气滞则血凝。肺主气，心主血脉。故为之针肾原太溪，脉会太渊，未及十次肿痛皆消，逾二载尚未复发。

（六十七）髌下脂肪垫损伤

王某某，女，23岁。一年前运动时，右腿摔伤后，膝关节疼痛，轻度肿胀，经手法治疗半月好转，遂转院，经X线等检查，诊为髌骨下脂肪垫损伤，服药及理疗好转即间断治疗。近两个月来，肿痛又作，服药痛减，肿胀依旧，故来诊。诉：膝肿痛，过劳及下楼梯时加重。查：右膝眼肿胀压痛，膝过伸试验阳性。脉沉弱微滑，舌淡，苔白微腻。

援物比类：《素问·阴阳应象大论》"肾生骨髓"；《素问·灵兰秘典论》"肾者作强之官"；《灵枢·决气》"谷入气满，淖泽注于骨，骨属屈伸，泄泽，补益脑髓，皮肤润泽，是谓液……故液脱者，骨属屈伸不利"。肾者主液，足少阳属胆、是主骨所生病，故为之刺肾之太溪、足少阳之阳陵泉，加足阳明胃之犊鼻以助谷气。六次肿痛尽失，膝过伸试验阴性。

（六十八）股内收肌损伤

刘某某，女，32岁。右大腿内侧及耻骨部疼痛一年，经服药、针灸、按摩等治疗好转后即间断治疗，近一个月来因受寒病又发作，在某院诊为股内收肌损伤，治疗半月，收效不大，要求针刺。诉：大腿内侧、耻骨部疼痛，晨起稍活动后疼痛缓解，愈时又加剧。查：脉沉弱，舌淡，苔薄白。内收肌上1/3及耻部压痛，肌紧张，髋关节外展及内收时，疼痛皆加剧。

援物比类：《灵枢·经筋》"足太阴之筋……其直者，络

（结）于膝内辅骨，上循阴股，结于髀，聚于阴器……其病……阴股引髀而痛……足少阴之筋……并太阳之筋而上循阴股，结于阴器……其病……所过而结者皆痛……足厥阴之筋……上循阴股……结于阴器……其病阴股痛"；《灵枢·根结》"太阴为开，厥阴为阖，少阴为枢"。开阖如户扉，枢犹转纽，舍枢则不能开阖，舍开阖则无从运枢，少阴枢折则脉有所结而不通。为之调肾以治，取太溪，得气有如鱼吞钩，一次痛减，三次痛已。

（六十九）踝关节扭伤

朴某某，女，26岁。一年前左踝部扭伤，疼痛剧烈，遂邀请某医为之"整骨"，并接受外敷及内服药物治疗；翌日，左足外踝明显瘀血肿胀。遂易医，经X线等检查并无骨折，只是韧带部分撕裂，为之外敷活血化瘀药物治疗，并嘱其切勿再揉按。两周后，瘀斑消失，唯肿胀未能完全消退，疼痛亦未尽已。近一年虽未间断治疗，非但肿痛未能尽消而且反复扭伤三次。诉：踝扭伤一年余，仍肿痛，而且极易反复扭伤。查：跛行，左足外踝前下方肿胀、压痛，足内翻时疼痛加剧。脉浮弦沉弱，舌淡，苔薄白。

援物比类：《素问·六节藏象论》"肾者主蛰，封藏之本，精之处也，其华在发，其充在骨，为阴中之少阴，通于冬气"；《素问·金匮真言论》"北方黑色，入通于肾，开窍于二阴，藏精于肾，故病在溪"。肾主骨，骨连溪，溪者肉之小会而近于骨，肾气虚乏，溪骨失和乃至关节松弛，故易反复扭伤。为之刺太溪以固肾气；少阳为枢，枢折则足摇而不安于地，为之辅以足临泣。十次后肿痛皆消，已逾二载，未再扭伤。

（七十）丹毒

李某某，女，67岁。患脚癣多年且时感染，七年前再度感染后，继发左下肢丹毒，始而发热，全身不适，继而发现左下肢胫内侧皮肤有一片红肿，表面紧张，硬结光泽与周边正常皮肤境界分明，伴发水疱。住院按丹毒治疗一周好转，未几又发作，反反复复，迄来诊时已逾七载仍未痊愈，而且形成象皮肿。查：左下肢变粗变形，小腿和足部尤其明显，皮肤过度角化，周径倍于右下肢，压之柔韧如橡皮。自内辅骨以下至内踝之上，有一大片突出皮表之紫暗疮面，附以鳞屑，部分皮肤已坏死，触之凹陷且有压痛。脉沉涩，舌胖淡，苔白厚腻。

援物比类：《灵枢·痈疽》"肠胃受谷，上焦出气以温分肉，而养骨节，通腠理；中焦出气如露，上注溪谷而渗孙脉，津液和调，变化而赤为血，血和则孙脉先满溢，乃注于络脉，皆盈，乃注于经脉。阴阳已张，因息乃行，行有经纪，周有道理，与天合同，不得休止……寒邪客于经络之中则血泣，血泣则不通，不通则卫气归之，不得复反，故痈肿。寒气化为热，热胜则腐肉，肉腐则为脓……痈发于胫，名曰兔啮，其状赤至骨，急治之，不治害人也。（张志聪注曰：夫冲脉者，十二经之海也，与少阴之大络起于肾，下出于气街，循阴股内廉，邪入腘中，循胫骨内廉，下入踝之后，此邪客于冲脉之中，则血泣不通，有如兔啮之微肿也）……营气稽留于经脉之中，则血泣而不行，不行则卫气从之而不通，壅遏而不得行故热，大热不止，热胜则肉腐，肉腐则为脓，然不能陷于骨髓，骨髓不为焦枯，五脏不为伤，故命曰痈……痈者，其皮上薄以泽，此其候也"；《灵枢·本脏》曰"卫气者，所以温分肉，充皮肤，肥腠理，司开合者也"；《灵枢·邪客》"卫气者，出其悍气之慓疾，而先行于四末分肉皮肤之间而不休者也。昼行于阳，夜行于阴，常从足少阴之分间，行于五脏六腑"。故为之取肾原太溪，针六十次，丹毒及象皮肿皆已。

总结讨论

《灵枢·九针十二原》云："五脏有六腑，六腑有十二原，十二原出于四关，四关主治五脏。五脏有疾，当取之十二原。十二原者，五脏之所以禀三百六十五节气味也。五脏有疾也，应出十二原，十二原各有所出，明知其原，睹其应，而知五脏之害矣。"于兹可见，十二原与脏腑经络四肢百骸之关系，以及在人之所以生、病之所以成、人之所以治、病之所以起中的重要作用。而肾者，阴脏居阴位，虽为阴中之太阴，但寓水火于其中，乃先天之本，生气之源，受五脏六腑之精而藏，滋肝木，复贯中土而上济心肺，主液入心化赤而为血，流溢于冲任为经血之海，布散于外而养肌肉，生毫毛，主固密、作强而司伎巧。若用《易》之承、乘、比、应、当位、得中、中正之象以类之，则肾原太溪之主治，又绝非仅此七十病而已。此外：

1. 该穴之取法，又当参合十度之法，以《灵枢·本输》"太溪，内踝之后，跟骨之上，陷者中也"为准，盖"人经不同，络脉异所别也"（《灵枢·经脉》）。切不可拘泥于分寸，以失穴者空也之意。

2. 得气宜以鱼吞钩饵之状为佳。盖鱼吞钩者，有如鱼吞钩饵之沉浮也，有如鱼吞钩而欲挣脱之状也，非止针下沉紧也。

3. 太溪脉乃三部九候之一也，有则生无则死者，以明病之易起与难已也，为临床诊治之不可忽也。

受《周易》《老子》《黄帝内经》及《针灸大成》之启示，以援物比类之法，应用太溪治疗了上列七十种疾病，不揣浅陋，公之于众。

二、援物比类应用"腕骨"和"昆仑"

由于腕骨、昆仑二穴为手、足太阳之原穴和经穴，太阳为三阳，乃诸阳之长，又称巨阳。《素问·热论》云："巨阳者，诸阳之属也。其脉连于风府，故为诸阳之主气也。"《素问·生气通天论》云："阳气者，柔则养筋。"《灵枢·经脉》："……太阳……是主筋所生病……"而腕骨为手太阳所过之原，属木，其柔筋等作用自不待言。《灵枢·根结》云："足太阳根于至阴……注于昆仑。"昆仑为足太阳所过之经穴，属阳火，原独不应五时，以经合之，其气正盛。太阳为津水之发源，星宿之海，上通于天，天气下降，气流于地；地气上升，气腾于天，上下相召，升降相因。因之，此二穴为古人所极重视并以之治疗诸多疑难复杂之病证。

《针灸甲乙经》云："偏枯，臂腕发痛，肘屈不得伸手……五指掣不可屈伸，战怵，腕骨主之。"验之于临床，莫不应手。而《灵枢·口问》载："邪之所在，皆为不足。故上气不足，脑为之不满，耳为之苦鸣，头为之苦倾；中气不足，溲便为之变，肠为之苦鸣；下气不足，则为痿厥心悗，补足外踝下留之。"此段文字中"补足外踝下留之"虽有人以为系衍文，但应用援物比类之法，刺此津水之发源、上通于天而为星宿之海、属阳火的足外踝下之"经穴"昆仑，确实可对该上、中、下三气不足之疾产生良好疗效。若结合手、足太阳经脉所过和经别、经筋之所及，将其引而伸之，触类而长之，则可分别用腕骨和昆仑二穴，治疗诸多肌肉、肌腱、筋膜、关节囊、韧带、腱鞘滑液囊、椎间盘纤维环、关节软骨盘以及周围神经等组织，因直接、间接外力作用或长期劳损所导致的软组织损伤。兹列举验案数例如下：

（一）重症肌无力（眼肌型）

祁某，女，62岁。双上睑下垂两年半，始为左眼，继而右眼。1983年10月及1984年8月分别于某医院和某某医院诊断为重症肌无力（眼肌型），X线片示上纵隔未见肿块影，遂给予新斯的明、阿托品、枸橼酸钾、复合维生素B、维生素E等药物治疗，始则有效，继而无效，因之于1985年初来我院要求针刺。来诊时症见双上睑下垂，右轻左重，晨起症减，日晡加剧。双目调节反射迟钝，无复视，亦无吞咽障碍、鼻腔反溢、声嘶及肢体肌群之症征，深反射正常。脉沉弱，舌暗红，苔白微腻。

《灵枢·大惑论》云："肌肉之精为约束。"张志聪之《黄帝内经灵枢集注》谈到："约束者，目之上下纲。太阳为开为目之上纲，阳明为阖为目之下纲。"双上睑下垂者乃太阳经气虚乏之征。膀胱足太阳之脉，其直者，从巅入络脑，还出别下项；约束者，裹撷筋骨血气之精而与脉并为系，上属于脑，后出于项中，故可取膀胱经之腧穴以为治。

援物比类：用上病下取法，针双昆仑穴，得气有如鱼吞钩，双眼裂立即增大。未及廿次，恢复如常。

（二）外隐斜

王某，女，30岁，干部。平素体弱，1982年某日，待欲读书时，突感不适。此后每逢阅读书刊及影视时，即左偏头作痛及心慌、恶心，继而右眼不能向内眦移动，且伴有水平复视。经北京某医院等诊为双辐辏功能不足，双屈光不正，右外隐斜。遂服药及功能锻炼，时近二载仍不已，因而来我院求治。脉浮弦沉缓，舌淡而有痕，苔薄白。

考《灵枢·经筋》："足太阳之筋……其支者为目上纲。"《灵枢·癫狂》曰："目眦外决于面者为锐眦，在内近鼻者为内眦，上为外眦，下为内眦。"故目之上纲亦属外眦，皆为足太阳所主，又与足少阳之结于目外眦之筋相合。《灵枢·大惑论》云："肌肉之精为约束，裹撷筋骨血气之精而与脉并为系，上属于脑，后出于项中。故邪中于项，因逢其身之虚，其入深，则随眼系以入于脑，入于脑则脑转，脑转则引目系急，目系急则目眩以转矣。邪其精，其精所中不相比也，则精散，精散则视歧，视歧见两物。"《灵枢·寒热病》云："足太阳有通项入于脑者，正属目本，名曰眼系……入脑乃别，阴跷、阳跷，阴阳相交。阳入阴，阴出阳，交于目内眦。"《素问·热论》谈到："巨阳者，诸阳之属也。其脉连于风府，故为诸阳主气也。"阳气者，柔则养筋，太阳之气衰，筋失所养而内眦纵缓，则目睛外邪而不能内转也。就目眦而论亦外为阳、内为阴也。

援物比类：阴病治阳，按《灵枢·口问》"故邪之所在皆为不足。故上气不足，脑为之不满，耳为之苦鸣，头为之苦倾，目为之眩……"，补足外踝下留之，左针右病，针左昆仑，病立已。此《素问·五常政大论》"气反者病在上取之下""补上下者从之"之法也，盖因阳气者，起于足五趾之表也。

（三）坐骨神经痛

此病是指在坐骨神经通路及其分布区内，即自臀部沿大腿后侧、小腿外侧向远端放散的疼痛。根据病因可分为原发性和继发性。原发性者如坐骨神经炎，主要是神经间质炎，和受凉及病灶感染有关。继发性者，系由该神经邻近结构的病变引起，按其受损部位又可分为：根性坐骨神经痛，如腰椎间盘突出、肥大性脊柱炎、腰椎滑脱、腰椎结核、腰脊膜神经根炎和马尾或圆锥部位肿瘤等原因均可导致；干性坐骨神经痛，为腰骶神经丛及坐骨神经干邻近病变所引起，如骶髂关节炎、子宫附件炎、髋关节炎、肿瘤、怀孕等均可导致。

此病中医辨证属痹证范畴，病位在膀胱经。《灵枢·经脉》云："膀胱足太阳之脉……是动则病……脊痛，腰似折，髀不可以屈，腘如结，踹如裂……是主筋所生病者……项、背、腰、尻、腘、踹、脚皆痛。"此段描述与本病极为相似，故可谓其病位于膀胱经。《灵枢》有风痹，《伤寒论》有湿痹，《素问·痹论》认为"风寒湿三气杂至合而为痹也"，其机转则为"风寒湿气，客于外分肉之间，迫切而为沫；沫得寒则聚，聚则排分肉而分裂也；分裂则痛，痛则神归之，神归之则热，热则痛解，痛解则厥，厥则他痹发"（《灵枢·周痹》）。故此，痹虽为三气杂合，而以一气为主病者是。其中，风气胜者，其人易已；寒气胜之痛痹，则因寒为阴邪，客于肌肉筋骨之间，凝结不散，致使阳气不行，痛不可当；湿气胜之着痹，因湿邪流连，重着不移，或为疼痛，或为顽麻不仁，均属难已之疾。坐骨神经痛大都属于寒夹湿痹。至于本病之治疗，则可根据《素问·痹论》"循脉之分，各有所发，各随其过，则病瘳也"之原则，采取《灵枢·厥病》"足髀不可举，侧而取之；在枢合中，以员利针，大针不可刺"，而首选太阳、少阳相合之髀枢穴（即环跳）。刺则用援物比类之法，参照《灵枢·周痹》"痛从上下者，先刺其下以过之，后刺其上以脱之"，先刺昆仑，后刺环跳。以下举原发性和继发性坐骨神经痛各一例，以讨论之。

病案1 王某，男，25岁，干部。1967年冬某日，突感下背部酸痛及腰部僵直，旋即出现沿左臀部向下至大腿后侧、腘窝，小腿外侧并向远端放散之剧烈疼痛，伴小腿外侧和足背部阵发加剧之烧灼感及针刺样疼痛，不能稍事运动及用力，睡眠时只能健侧向下而微屈患侧之髋膝关节。于北京某医院诊为坐骨神经炎，并为之治疗两周，除小腿外侧及足背部之烧灼感已消除外，余证如前，遂邀余往诊。查：患者站立时身体向健侧倾斜，下肢则在髋膝关节处微屈，足跟不敢着地，脊柱凸向健侧，左坐骨切迹、股后、腘窝、腓骨小头及外踝后和腓肠肌部均有明显压痛，直腿抬高征（＋），而于直腿抬高时屈曲膝关节则可使疼痛消失，小腿肌力轻度减退，踝反射明显减弱。

诊为足太阳膀胱经之寒夹湿痹。为之先刺昆仑，后刺环跳，寒者热之，用《黄帝内经》有关针下热法，分天地人三部，因呼内针，轻而徐入，至人部行九阳之数；而后，紧按慢提三次，寒则留之，故静以久留。待补者必然若有所得，亦即气调，因吸而疾发针，如气迟至或不应则无问其数，以待"补则益实，实者脉大如其故而益坚"（《灵枢·终始》）为止。所以然者，盖

地部　援物比类医案

因此例为多喜、多怒，数怒易解之重阳而颇有阴之人，故其阴阳之离合难，神不能先行，气至亦迟。共为之针刺十六次，病痊愈。

病案2 吴某，男，56岁，店员。1983年秋末，因弯腰搬取重物引起下背部痛，腰酸及腰部僵直。经某院诊断为脊椎关节病，为之用药物及理疗二个月，病非但不减，疼痛反而自腰部向下放散至大腿后侧、小腿外侧和足踝部，每当咳嗽、喷嚏、用力或弯腰时则加剧，卧位时疼痛可缓解，坐位时加重，甚至较诸行走时更为不适，遂来我院就诊。查：第四、五腰椎水平的棘突间隙及横突均有按痛，腰椎前凸消失，骶棘肌痉挛，背部运动受限，腰椎弯向病侧，直腿抬高征（＋），小腿外侧及足背部有皮肤感觉减退，足背及拇趾背伸或跖屈之肌力减弱，踝反射消失，坐骨神经经路轻微压痛。

为之诊为肾阳虚乏，火不生土，土不制水，水湿凝滞于膀胱经之寒夹湿痹。用前例之方法，为之针十余次，病虽有所缓解，但仍时轻时重。考虑其乃因未付诸出针即养之故，令其针后休息，针未十次，而诸症皆失。

（四）颈椎病

病案1 徐某，女，48岁。两年来，一过性头晕，频频发作。来诊之日发作剧烈，颈部不敢转动，动则欲呕，伴项背部强痛。经耳及神经等科检查，怀疑颈椎病所致。X线片示：第五椎体前缘轻度增生，第四、五、六颈椎相应的项后韧带钙化，颈椎左斜位片示椎体三、四后缘及五后下缘有唇样增生，相应之椎间孔变窄，结合临床表现考虑为颈椎病。

《灵枢·经脉》曰："膀胱足太阳之脉……其直者，从巅入络脑。"《灵枢·经筋》云："足太阳之筋……其直者，结于枕骨，上头。"《灵枢·口问》云："头为之苦倾，目为之眩……补足外踝下留之。"

援物比类：为之针双昆仑，晕立已。

病案 2 王某，男，54 岁。颈部活动有弹响多年，近一个月来，颈项部持续疼痛并向肩胛、肩、前胸、上臂外侧、前臂桡侧放散，拇、食指麻木，咳嗽及喷嚏时加重，夜难安寐。经 X 线检查诊断为颈神经根综合征。

《灵枢·经脉》曰："大肠手阳明之脉，起于大指次指之端……循臂上廉，入肘外廉，上臑外前廉，上肩、出髃骨之前廉，上出于柱骨之会上。"《素问·阴阳应象大论》曰："故善用针者，从阴引阳，从阳引阴，以右治左，以左治右，以我知彼，以表知里。"

援物比类：阳明为阖，太阳为开，以表治里。刺腕骨，症状立即减轻。未及十次，而诸症皆失。

（五）落枕

张某，男，48 岁。因睡眠时颈部位置不当，加之当风，晨起即感左项部强硬，疼痛，头向健侧倾斜，不得俯仰和旋转。患侧胸锁乳突肌上部及肩胛内上角处明显压痛。

《灵枢·杂病》谈到："项痛不可俯仰，刺足太阳；不可以顾，刺手太阳也。"

援物比类：用巨刺法，针右昆仑、腕骨，病立已。

（六）肩部软组织损伤

病案 1 冈上肌腱炎：吕某，女，42 岁。左肩峰大结节部疼痛，且向颈、肩、肘、前臂及手指放散，肩关节外展70°始痛，120°以上缓解。冈上肌腱抵止部之大结节处明显压痛，痛点可随肱骨头的旋转而移动。

《灵枢·经筋》曰："足太阳之筋……上挟脊上项……其支者，从腋后外廉结于肩髃，其病……项筋急，肩不举。"

援物比类：为之针右昆仑，患者关节立即可外展至100°。

病案2 肩周炎：夏某，女，52岁。右肩部疼痛向上臂前外侧放散两个月，夜间痛甚，只能取健侧卧位，肩部外展，抬举及旋转皆障碍，三角肌轻度萎缩。

《灵枢·经脉》曰："小肠手太阳之脉……上循臑外后廉，出肩解，绕肩胛，交肩上。"

援物比类：为之针左腕骨，疼痛立即减轻，功能亦有改善。

（七）尺神经损伤

吴某，女，44岁。右手第四、五指末节不能屈曲半年余，因骨间肌瘫痪，手指内收，外展功能皆丧失，小鱼际肌已萎缩，呈爪形手，小指之感觉完全缺失。

《灵枢·经筋》曰："手太阳之筋，起于小指之上，结于腕，上循臂内廉，结于肘内锐骨之后。"

援物比类：为之针腕骨，十八次病已。

（八）肱骨外上髁炎

李某，女，46岁。右侧肘部肱骨外上髁之背侧，肱桡关节之后疼痛两个月，屈肘端物及手腕旋转时痛剧，患手乏力，肱骨外上髁及桡骨头部压痛明显。

援物比类：为之刺腕骨，得气至五指抖动乃发针，疼痛立即减轻，功能亦有改善。共针六次，病已。

（九）原发性肌筋膜疼痛综合征

刘某，女，45 岁。因工作姿势为经常弯腰操作，近二年来，腰背部疼痛，现虽已改变劳作姿势，但痛仍不已。腰背部活动功能无明显障碍，沿骶棘肌走向，可触及数处条索状肥厚之肌肉及筋膜，无明显压痛。

《灵枢·经筋》云："足太阳之筋……上挟脊上项。"

援物比类：为之针双昆仑，痛日益减轻。共针十二次，病已。

（十）急性腰部损伤

王某，女，32 岁。晨起突感"闪腰"，随即腰痛，翌日痛剧，不得俯仰转侧，行走困难，腰部肌肉明显发硬，十四、十五椎棘间、棘突及其两侧，压痛明显，腰部活动受限。

腰为肾之府，"膀胱足太阳之脉……循肩髆内，挟脊抵腰中，入循膂，络肾属膀胱"（《灵枢·经脉》）。

援物比类：为之针双昆仑，病立衰大半，二次痊愈。

（十一）梨状肌综合征

潘某，男，28 岁。自外地来京旅行结婚，因行房姿势不当，自觉下肢闪扭，且感受风邪，随即突发左侧臀部深在性酸胀疼痛，并沿臀向小腹部及大腿外侧放散。会阴部不适，阴囊及睾丸亦觉疼痛且阳痿不举。梨状肌走行部有明显压痛，直腿抬高至 60°以前疼痛明显，超过 60°反觉轻快。

《灵枢·经脉》云："膀胱足太阳之脉……其支者，从腰中下挟脊贯臀。""足太阳之正……其一道下尻五寸，别入于肛，属于膀胱，散之肾。"

援物比类：为之针患侧之昆仑，痛立已。

（十二）腓总神经损伤

何某，男，38岁。因田间劳动时下蹲过久，右下肢突发垂足畸形，足和足趾不能背伸及外展、外翻，行走呈跨越步态。足背及小趾前外侧感觉丧失。来诊时病程近一周，阳气者柔则养筋，下气不足，则为痿厥。

援物比类：为之刺昆仑，一次见效，三次病已。

（十三）腘窝囊肿

杜某，女，56岁。素有膝肿痛，经 X 线检查为骨性病变，近四个月来，右腘窝处又发现有肿物，呈椭圆形，如鸡卵大，表面光滑，伸膝时肿物境界不清，不时有沿股神经放散性之疼痛。

《灵枢·经筋》云："足太阳之筋，上循根，结于腘。"《灵枢·经脉》云："是动则病……腘如结。"

援物比类：为之针昆仑，未及十次，囊肿及疼痛均消失。

此外，如下颌关节紊乱症、腕关节劳损，针刺腕骨皆可收效。股内收肌损伤、髋关节扭挫伤、股二头肌劳损、腓肠肌劳损、踝关节扭伤等，针刺昆仑亦可获效。

（十四）腕关节扭挫伤

杨某某，女，30岁。半年前腕部扭伤，当时有肿痛、瘀斑。经 X 线检查无骨折，予口服及外敷药物治疗，肿胀及瘀斑消退，唯疼痛未根除，每逢劳累及天气变化时疼痛加剧，活动不利，故要求针刺。诉：右尺骨茎突部疼痛，运动不随意。查：尺骨茎突部有轻微压痛。脉沉涩，舌质淡，苔薄白。

《灵枢·经脉》曰："小肠手太阳之脉，起于小指之端，循手外侧，上腕出踝内，直上循臂骨下廉，出肘内侧两筋之间。"《灵枢·经筋》曰："手太阳之筋，起于小指之上，结于腕。"

援物比类：太阳为诸阳之主气，故为之针手太阳原穴腕骨，一次痛减，三次痛已。

（十五）桡骨茎突狭窄性腱鞘炎

李某某，女，36 岁。患右桡骨茎突部疼痛三年，始而局部肿胀、压痛，每遇风寒或洗碗等活动时，疼痛加剧。于某院诊为桡骨茎突狭窄性腱鞘炎，并予以药物及理疗，一度好转，一年后肿痛又剧，断续治疗，迄来诊时未愈。故要求针刺。诉：右腕桡侧疼痛，提重物时乏力且疼痛加剧，不能从侧面提物如提暖水瓶等。查：脉浮弦沉涩，舌淡暗，苔薄白。局部腱鞘增厚、隆起，可触及豌豆大小之结节，压痛明显，持物无力，活动受限，握拳尺屈试验阳性。

援物比类：《素问·阳明脉解》"四肢者，诸阳之本也"；《素问·阴阳应象大论》"清阳实四肢"；《素问·五脏生成》"掌受血而能握，指受血而能摄"；气为血帅，血随气行。《素问·生气通天论》"阳气者，精则养神，柔则养筋"；《素问·热论》"巨阳者，诸阳之属也，其脉连于风府，故为诸阳之主气"。腕骨乃手太阳所过之原，属木。故为之取腕骨穴，得气有如鱼吞钩，使其五指及腕皆抖动，亦即开、阖、枢皆因之而调动。间日一次，共针六次，肿痛皆失，活动亦不受限，持物有力，握拳尺偏试验转阴，唯腱鞘局部仍较健侧稍厚。一年后，双侧对照，基本对称。

（十六）指屈肌腱狭窄性腱鞘炎

郑某某，女，56岁。患右中指屈肌腱狭窄性腱鞘炎三年，曾数度接受封闭治疗，当时有效，数月后复发。1995年春再度复发时，经治医示意：封闭次数不宜过多，并建议针刺治疗。诉：右中指关节不能伸屈且疼痛，被动伸屈时有弹响。查：右中指第二节不能屈伸，远侧掌横纹深部掌骨头上可触及一碗豆大小之结节，压痛明显，被动伸屈患指时，于此结节下尚可触及另一移动之结节，弹响由其发出。

援物比类：《灵枢·经筋》"手心主之筋，起于中指……其病当所过者支转筋"；《灵枢·经脉》"心主手厥阴心包络之脉，起于胸中……下臂行两筋之间入掌中，循中指出其端，其支者，别掌中，循小指次指出其端"；《灵枢·经筋》"手少阴之筋，起于小指次指之端结于腕"；《素问·五脏生成》"诸筋者，皆属于节"；《灵枢·终始》"手屈而不伸者，其病在筋；伸而不屈者，其病在骨。在骨守骨，在筋守筋"。太阳是主筋所生病，少阳是主骨所生病。太阳为开，少阳为枢，枢犹转纽，舍枢则不能开阖。手、足三阳同气，故为之刺太阳腕骨，少阳中渚，均得气有如鱼吞钩，共六次，疼痛消失，活动自如。

附注

1.取穴：《灵枢·本输》载"昆仑在外踝之后，跟骨之上"。此穴《针灸资生经》引《明堂经》有上昆仑、下昆仑之说，今虽已不详，但亦说明此穴可上可下，临床时通过循按，恰于外踝高点之上与跟腱之间易找到凹陷，刺之气感较好。

2. 得气：刺腕骨，应使三阳之开、阖、枢皆气至而五指抖动，即鱼吞钩之状，最低限度也要使小指或小指次指抖动为佳。刺昆仑，亦要使之有若鱼吞钩饵之沉浮，或鱼吞钩而欲挣脱之状。

3. 手法：若参验天地开合之气，用左旋九阳数、外行诸阳之法为宜。"道可道，非常道"（《老子·第一章》），"道常无为而无不为（《老子·第三十七章》)"，不强求某种术式，而以自己刺法习惯施术，亦即较为自然之术式亦非必为不可，只要能"吞钩"，疗效就更好。

此外，手、足太阳同气，上列刺腕骨之疾，刺昆仑亦可获效；刺昆仑之疾，刺腕骨亦然。

三、援物比类论治中风

（一）概说

中风为一常见而危害较重之疾病，对其发病，如今似多强调"肝风内动"等内因而忽视或否定外因，实际临床则表明，是证之发于外风者，为数颇多。故笔者不揣浅陋，拟就古今有关中风之主要论述，结合临床实际，试探讨如下：

中医学是以古代的唯物认识论和辩证方法论为理论基础，将人体置于整体运动和动态平衡中，采用意象思维和综合分析的方法进行研究临证诊疗的一门科学。它综合运用了与人体有关的多门自然科学知识，因而不论是中医的生理、病理、诊断、治疗，乃至方药、针灸的认知与应用，莫不渗透天文、地理、气象、历法等学科的影响，如"人以天地之气生，四时之法成"（《素问·宝命全形论》），"天有四时五行，以生长化收藏，以生寒暑燥湿风；人有五脏化五气，以生喜怒悲忧恐。故喜怒伤气，寒暑伤形"（《素问·阴阳应象大论》），"夫邪之入于脉也，寒则血凝泣，暑则气淖泽，虚邪因而入客"（《素问·离合真邪论》），以及"天气通于肺，地气通于嗌，风气通于肝，雷气通于心，谷气通于脾，雨气通于肾……故天之邪气感则害人五脏"（《素问·阴阳应象大论》）等论述，就分别从人与天地相参之角度论证了病因、病机。从而进一步提出"故阴阳四时者，万物之终始也，死生之本也，逆之则灾害生，从之则苛疾不起"（《素问·四气调神大论》），及"九针之玄，要在终始。故能知终始，一言而毕，不知终始，针道咸绝"（《灵枢·根结》）之箴言。这些寓援物比类于其中之理论，无疑对包括中风在内的所有疾病诊治皆具重要意义，唯其旨之奥秘，诚可谓古老的边缘学科，奈难寻味。因之，对其只有首先全面继承，再为探究，进而将此等源出于实践之理论，再经过实践之检验，以为取舍，方不失为科学态度。

中医理论，因"道"乃生，故称"医道"。针砭为三世医学之一，自不例外，岐黄问难可证。如，《灵枢·九针十二原》曰："请言其道。"《灵枢·外揣》云："愿闻其道。"《灵枢·官能》曰："请正其道……先得其道。"《灵枢·终始》云："凡刺之道。"《素问·诊要经终论》曰："此刺之道。"《灵枢·九针十二原》谈到："针道毕矣。"乃至明·杨继洲《针灸大成》之"针道源流"，莫不以针法为"道"。而"道之为物，惟恍惟惚。惚兮恍兮，其中有象。恍兮惚兮，其中有物。窈兮冥兮，其中有精。其精甚真，其中有信。自古及今，其名不去，以阅众甫……大成若缺，其用不弊。大盈若冲，其用不穷"（《老子·第四十五章》）。对此等高深之黑箱理论，奈难用现有之科学实验水平来检测和评估。

"知，不知，上；不知，知，病。夫唯病病，是以不病"（《老子·第七十一章》），何况"道可道，非常道；名可名，非常名。无，名天地之始；有，名万物之母。故常无，欲以观其妙；常有，欲以观其徼。此两者，同出而异名，同谓之玄。玄之又玄，众妙之门"（《老子·第一章》）。故对待中医既不要强不知以为知，也不要非按现代检测标准而强求一律，"上士闻道，勤而行之；中士闻道，若存若亡；下士闻道，大笑之，不笑，不足以为道"（《老子·第四十一章》）。

（二）"中风"一词之起源及沿革

"中风"一词，始见于《素问·风论》，如"入房汗出中风，则为内风"等，继而《伤寒论》及《金匮要略》也分别载有"太阳病，发热汗出恶风，脉浮缓者，名为中风"及"夫风之为病，当半身不遂，或但臂不遂者，此为痹。脉微而数，中风使然"等。此等中风所致之病虽异，而同为风邪入客则同。因此，唐以前对中风均以内虚邪中立论，至宋元以降，才出现了诸如"心火暴甚""正气自虚""痰湿生热"乃至"非风"之说。直至清·叶天士方发明了与《素问·风论》所载名同实异之内风学说，清·姜礼又譬况以"虚风内发之证，一如天地间之疾风暴雨，迅不及掩。故以风之一字命名"（《风劳臌膈四大证治》）立论。

　　基于金元以来诸家之论述，而今对中风病因、病机之认识见诸文献者，大多作"素体气血亏虚，心肝肾三经之阴阳失衡，加以忧思恼怒，或饮酒饱食，或房室劳累等因，导致了阴陷于下，肝阳暴张。阳化风动，血随气逆，挟痰、挟火，横窜经隧，则喎辟不遂；蒙蔽清窍，则突然昏仆，不省人事。形成上实下虚、阴阳互不维系之证，即中风"，并以之为辨治中风之准绳。此等摒除外风论中风，以及只强调肝阳暴张，而无视阳乏于上之论点实难令人诚服。《景岳全书·非风》之"阴陷于下"，固属可以导致肝阳暴张而中风，但该篇中论述"阴亏于前而阳损于后，阴陷于下而阳乏于上，以致阴阳相失，精乏不交"，从而导致中风者，如现代医学论述基底动脉供血不足和脑血栓形成等，又实为临床所常见。此外，论治中风也更不能无视心通夏气、肝通春气，以及风伤筋、湿伤肉、热伤皮毛、寒伤血等五脏、五体与五气之关系，以及阴阳离合、开、阖、枢等援物比类之论断。

　　不论古人，抑或今人，有关内因卒中之论述，虽因门户而有所异同，但"内风"皆为致病之因则无可非议。而一概排除外因，或以其起病急、多似风之善行数变，古人仅仅因"内风"致病命之曰"中风"，此种论定，则值得商榷。

（三）《黄帝内经》有关中风病因之论述

　　早在《黄帝内经》成书之年代，古人业已认识到，"夫百病之始生也，皆生于风雨寒暑，阴阳喜怒，饮食居处，大惊卒恐"（《灵枢·口问》）。而在当时论卒中时，仍然强调其中之部分为风邪入中，则说明中风之与外风绝非因善行数变之相似而命曰"中风",而是确有因风而致是证者。现代临床实践也证明,因于风寒等因,邪壅于外,里气不宣,因之郁而为热,挟痰、挟火,横窜经隧而卒中者,绝非少见。就连现代医学也认为因于风寒等因素影响血液流变状态,使血流紊乱、迟缓,皆可导致卒中;反之,血循环若处于稳定状态,血管虽有病变而不发生功能障碍者,亦不乏其人。何况《黄帝内经》中有关卒中之论述,也不仅是强调内虚邪中而排除其他因素,如,《素问·生气通天论》云:"阳气者,大怒则形气绝,而血菀于上,使人薄厥。有伤于筋,纵,其若不容,汗出偏沮,使人偏枯。"《素问·通评虚实论》曰:"凡治消瘅、仆击、偏枯、痿厥……肥贵人则膏粱之疾也。"就分别指出因情志或膏粱厚味等,皆可导致卒中,但却未将此等因素命之曰"内风",可见早已知其非风。

综上所述,可见早在《黄帝内经》成书之年代,对中风之病因、病机已有明确认识,而又正是在此明确认识的基础上,仍然强调"风中五脏六腑之俞,亦为脏腑之风,各入其门户,所中则为偏风"(《素问·风论》),则外风之于中风,显而易见。故此,元·王安道氏《医经溯洄集》所述"因于风者,真中风也;因于火、与气、与湿者,类中风而非中风也……辨之为风,则从昔人以治;辨之为火、气、湿,则从三子以治"之论断就较为贴切,即便不冠以真中、类中之名,只要承认中风确有内、外之因素,用以指导临证施治,也极具意义。

(四)《黄帝内经》论风及其中人之途径

《灵枢·九宫八风》云:"风从其所居之乡来为实风,主生长养万物,从其冲后来为虚风,伤人者也,主杀主害者。"

《灵枢·刺节真邪》谈到："邪气者，虚风之贼伤人也。"这就说明虚风亦即邪气，而"邪之中人也，无有常，中于阴则溜于府，中于阳则溜于经……中于面，则下阳明；中于项，则下太阳；中于颊，则下少阳，其中于膺背两胁，亦中其经"（《灵枢·邪气脏腑病形》）。若"虚邪偏客于身半，其入深，内居荣卫，荣卫稍衰，则真气去，邪气独留，发为偏枯"（《灵枢·刺节真邪》），虚风邪气之伤人，不仅有如上述因所客之部位而表现为不同症状之区别，而且有因骨节皮肤腠理之坚疏，而"有一脉生数十病者"（《灵枢·刺节真邪》）之差异。

　　因此，同为风邪客表，如发热、汗出、恶风、脉浮缓者，即为《伤寒论》之太阳中风。若寸口脉浮而紧，紧则为寒，风木生于寒水之气，若未化热，其性多寒；浮则为虚，寒虚相搏，邪在皮肤，浮者血虚，络脉空虚，贼邪不泻，或左或右；邪气反缓，正气即急，正气引邪，喝辟不遂，则为《金匮要略》"风之为病，当半身不遂"之中风。前者治宜桂枝汤，而后者之初期则用《备急千金要方》之小续命汤，以疏散外风，扶正祛邪。若风中五脏六腑之腧，则因证施宜。故大可不必以《伤寒论》之中风为外风，而对《金匮要略》"风之为病，当半身不遂"之外风病因既回避，却又按其"邪在于络，肌肤不仁；邪在于经，即重不胜；邪在于腑，即不识人；邪入于脏，舌即难言，口吐涎"，循毫毛而入腠理之层次辨证分型论治。

　　生于风雨寒暑之疾，虽必循毫毛而入腠理，其或复还，或留止。一时遇风，同时得病，或病此，或病彼，奇邪淫溢，不可胜数，盖因骨节皮肤腠理之坚疏而异，正所谓"卒然逢疾风暴雨而不病者，盖无虚，故邪不能独伤人。此必因虚邪之风，与其身形，两虚相得，乃客其形"（《灵枢·百病始生》），因而中风。然亦必犯者得之，倘虚邪贼风，避之有时，加之正气存内，则邪不可干。由此可知，外风入中，亦"中风"病因之一也。

（五）机体条件，生物节律，时空与中风

《灵枢·岁露论》云："人与天地相参也，与日月相应也。故月满则海水西盛，人血气积，肌肉充，皮肤致，毛发坚，腠理郄，烟垢着；当是之时，虽遇贼风，其入浅不深。至其月廓空，则海水东盛，人血气虚，其卫气去，形独居，肌肉减，皮肤纵，腠理开，毛发残，焦理薄，烟垢落；当是之时，遇贼风，则其入深，其病人也卒暴。"于兹可见，生物节律与中风之发病也密切相关。故而，凡乘年之衰，逢月之空，失时之和，也同样是中风的重要因素。

以下仅就临床病例中，个人认为是内虚邪中者，举三例，以探讨外风之所致"中风"者。

病案1 王某，男，75岁，退休工人。平时无不适，1984年3月10日（农历二月初八）晨起，因汗出且未着外衣又外出洒扫，顷刻，觉风袭且自脊之两侧向下，有洒淅动形、起毫毛、发腠理之感。遂入室，始则右上肢不随意，继而右口角下垂并流涎，语稍謇涩且吞咽发呛，右下肢尚无明显异常。当即前往某院，诊为脑血栓形成，用中西药物治疗一周，非但上列症状未获改善，而且右下肢亦不能步履，遂来诊。查：脉浮弦微滑，舌淡红，苔白微厚，血压为170/95 mmHg，语謇，右鼻唇沟变浅，嘴角牵向健侧，右上肢上臂内收，肘部屈曲，手亦呈屈曲旋前位，下肢强直内收，足向跖面屈曲，跖面内翻；肌力：右上肢Ⅰ级，下肢Ⅱ级。患肢之肌张力增高，肘及膝腱

反射均亢进，霍夫曼征及掌颏反射，皆呈阳性。

《素问·上古天真论》曰："男不过尽八八……而天地之精气皆竭矣。"患者年已近耄，却不谨候虚风而避之，致使虚邪沿太阳之经入客而为偏风。《灵枢·岁露论》曰："贼风邪气之中人也，不得以时。然必因其开也，其入深，其内极病，其病人也卒暴。"患者腠理开而汗泄当风，故发病卒暴，本应"内极病"，而尚能言，志不乱，病在分腠之间，一则为受邪时，适值天地俱生、万物以荣、发陈之春三月；二则，发病之日正值农历二月初八，乃海水起汐、卫气方盛之时，故亦未"极病"。

《灵枢·根结》曰："太阳为开，阳明为阖，少阳为枢。故开折则肉节渎而暴病起矣，故暴病者，取之太阳……阖折则气无所止息而痿疾起矣，故痿疾者，取之阳明……枢折即骨摇而不安于地，故骨摇者，取之少阳。"据此等援物比类之理论，仿《针灸甲乙经》"偏枯，臂腕发痛，肘屈不得伸手……五指掣不可屈伸，战栗，腕骨主之"，为之首刺太阳之腕骨，气调至五指皆能伸展、肘也略能伸，乃发针。肾足少阴之脉，循喉咙，挟舌本；足太阳之筋，其支者，别入结于舌本；胃足阳明之脉，是主血所生病者，口㖞；肾者，胃之关，其脉上贯中土。"胃缓则廉泉开，故涎下，补足少阴"（《灵枢·口问》），"少阴为枢……枢折则脉有所结而不通，不通者取之少阴"（《灵枢·根结》），"病偏虚为跛者，正月阳气冻解地气而出也，所谓偏虚者，冬寒颇有不足者，故偏虚为跛也"（《素问·脉解》），肾主冬令主寒，冬失其藏，至春则易发偏枯之病。故此例语謇、口㖞、流涎等症，均可刺肾原太溪以调之；伴如鱼吞钩饵之针感，内收之下肢随之而外展，且能对抗地心引力抬离床面，舌本活软，涎能略收持，乃发针。足胫纵缓则足向跖面屈曲及跖面内翻，乃枢折骨摇而不安于地之候，因而为之刺少阳胆原丘墟以调；于针刺之际，使之足踹能背屈，跖面不内翻，乃发针。如是，共为之针刺六次，除语尚稍謇外，诸症皆近已，生活能自理，且可独自步行数里之遥。

病案2 赵某，男，58岁，建筑工人。自称平素体健，嗜酒及膏粱厚味，人肥胖，熇熇菁菁，言语善疾，举足善高，乃重阳之人，每日业余尚为人敷药治病至深夜。《素问·上古天真论》云："七八肝气衰，筋不能动，天癸竭，精少，肾藏衰，形体皆极。"患者年逾七八，本应食饮有节，起居有常，不妄作劳，使形与神俱而尽终其天年；却违其道而行，致使精气愈益耗伤。遂于1984年1月6日（农历腊月初四）骑车上班途中，自觉因风吹袭，而左半身麻木且轻度不随意，但尚能勉强骑车，至日晡病笃，遂于翌日来诊。查：脉浮弦而数，舌微红，苔白微厚，血压140/90 mmHg，左嘴角下垂，左上肢呈软瘫，不能旋展及抬举，手不能握，左下肢稍强直内收，足微向跖面屈曲，跖面稍内翻。肌力：左上肢Ⅰ级，左下肢Ⅱ级，患肢肘腱反射减弱，膝腱反射亢进，未引出病理反射。

《素问·四气调神大论》曰："冬三月，此为闭藏，水冰地坼，无扰乎阳，早卧晚起，必待日光。使志若伏若匿……去寒就温，无泄皮肤，使气亟夺，此冬之应，养藏之道，逆之则伤肾。"病者违乎此道，加之膏粱厚味，脾肾俱伤，以致肉不坚，腠理疏，固密无权，因为虚邪偏客于身半而致是证。少阳为枢，行身之侧，三阳之气互相出入于经脉皮肤及形身脏腑之外内，开阖如户扉，枢犹转纽，舍枢则不能开阖，舍开阖则无以运枢，故首刺其手足少阳之会翳风，气调至足能背屈，五指能微握，乃发针。辅以手阳明之原合谷，以调气无所止息之上肢软瘫；足少阳之原丘墟，以矫正因骨摇而致之足向跗面屈曲及跗面内翻。依前方共为之治疗五次，除行路过多时患跗外侧尚偶蹭地外，诸症皆大减。又继续治疗十次，一如常人而上班工作。

患者之摄生，既如前述，为虚邪所客，本应邪入深而病卒暴，而未如是者，乃受邪之日，适逢月始生，血气始精，卫气始行之时，加之天明卫行于阳之故耳；其收效之速则与其乃重阳之人，阳气滑盛而扬，其神易动，其气易往有关也。

病案3 刘某，女，82岁，赋闲。时发头晕，嗜睡半年，1984年7月19日，因自觉疲劳而欲较早入睡，但因天气炎热故未关门闭户，至夜半欲更衣时，突感右侧肢体失灵且语謇。当即被家人送往医院，诊为基底动脉供血不足、右侧偏瘫，给维脑路通及抗栓丸等药物后返家，至晨九时许发现右半身全瘫并失语，遂邀往诊。查：两脉浮大沉涩，右关尤甚，舌淡红，苔白厚，舌向右侧偏斜而不能伸出唇外。血压130/70 mmHg，右上下肢皆呈软瘫，肌力零级，腱反射消失，掌颏反射阳性，其余霍夫曼征及巴宾斯基征等皆未引出。

《素问·大奇论》云："胃脉沉鼓涩，胃外鼓大，心脉小坚急，皆隔偏枯……其从者喑，三岁起。"胃为水谷之海，乃生气之源，谷入于胃，以传于肺，五脏六腑，皆以受气，右关脉，外以候胃，内以候脾，沉取鼓涩，涩为少气无血；浮取鼓大，大则为虚。脾胃俱虚，血脉不充，则肾无以受五脏六腑之精而藏，肾者主蛰乃封藏之本，肾无所藏则固密无权，加之发病时为夜半，卫行伏冲，汗出当风，而直入少阴。少阴为枢，枢折则脉有所结而不通，肺主声，心主言，肝主语，然皆由足少阴肾气之所发。其有音声而语言不清或不能言语者，当责之心肝；不能言语而又无音声者，乃肾气之逆，肾足少阴之脉，循喉咙，挟舌本，故为是证。肾脉上贯中土，为胃之关，其所受于天之真气与谷气并而充身，故为之首刺太溪，迄舌能伸出且能发音，乃发针。少阳属肾，为三阳之枢，故继刺其手足少阳之会翳风，气调，至患肢已能对抗地心引力抬离床面，乃发针。按前方共针五次，患侧肢体恢复如常，唯失语未获改善，更方刺太溪、通里、廉泉、翳风、哑门等穴二十次，也只能发出部分单音节词。

中风失语，确属疑难，不论缺血性抑或出血性脑血管病所致者，如其年龄较轻而且发病伊始即获相应之治疗，其语言功能恢复之可能尚较大，恢复的程度也较好，但亦难收速效；延误治疗或年龄较大，则三岁而不起者，颇有人在。临床中也有部分病例之失语却可突然好转而迅速恢复，其构音、口语表达以及语法结构之恢复，均较之运动性失语（Broca's）大为完善；但却多缄默，故有人认为这是一种有别于运动性失语之特殊失语，即一种因左侧大脑前动脉分支供应区的梗死导致左额叶内侧面运动辅区梗死之言语障碍，因而命之曰丧动力性失语，即一种上额叶言语中枢失语[1]，而这种失语又与《素问·脉要精微论》所载"心脉搏坚而长，当病舌卷不能言，其软而散者，当消环自己"之失语颇为类似，于兹亦可见中医精粹之一斑。

本文初步探讨了外风、天光、机体条件、开阖枢等与中风之关系，并对中风之失语，亦试陈管见。

———————
[1]秦震，等．丧动力性失语（附一例报告）[J]．中国神经精神病杂志．1981，7（4）：208-210．

四、援物比类治疗痿痹

痿者，四肢痿弱，举动不能，其病或因七情内伤，或因外感湿热，或因饮食劳倦。由于中医认为肺主身之皮毛，心主身之血脉，肝主身之筋膜，脾主身之肌肉，肾主身之骨髓，五脏皆可致痿，故又分皮肉筋脉骨五痿；痹者，尤甚。论见文中援物比类治疗痿痹之验案：

（一）敌敌畏中毒

刘某，女，27岁。1982年9月7日初诊。患者7月27日晨起，因悲愤服未经稀释之敌敌畏50mL，旋即昏迷，经公社及县医院抢救，于翌日晨苏醒，住院治疗一周，除脘部尚感嘈杂堵闷外，余无不适，因而出院。五日后，自觉双下肢痿软乏力，踹部肌肉疼痛，继而上肢亦然，遂又住县医院，经注射阿托品等治疗，症状无改善，而且双手至肘、双足至膝皆感麻木，且伴肌肉瞤动，继而两手及双足背呈下垂状，遂于9月7日来我院要求针刺治疗。查：两脉浮濡沉弱，舌质淡红，苔白微腻，舌体胖大而震颤。双侧前臂及小腿肌肉触痛，肌张力减低，双肘及双膝腱反射消失，双手背之蚓状肌及骨间肌和手掌之小鱼际肌均轻度萎缩，双手下垂，双足不能背屈，肢端皮肤光滑菲薄，且有色素沉着，未引出病理反射。症征符合县医院"有机磷中毒继发之多发性神经炎"之诊断。

《素问·五脏别论》云："胃者，水谷之海，六腑之大源也，五味入口，藏于胃以养五脏气。"患者口服大量敌敌畏，无疑首先损伤了胃并破坏了上述机转。阳明为阖，宗气者，阳明之所出，上出于喉以司呼吸而行于四肢，故阖折则气无所止息，而痿疾起矣，根据《素问·痿论》："阳明者，五脏六腑之海，主润宗筋，宗筋主束骨而利关节也。冲脉者，经脉之海也，主渗灌溪谷，与阳明会于宗筋。阴阳总宗筋之会，会于气街，而阳明为之长，皆属于带脉而络于督脉。故阳明虚则宗筋纵，带脉不引，故足痿不用也。"《灵枢·动输》曰："冲脉者，十二经之海也，与少阴之大络起于肾，下出于气街……循胫骨内廉并少阴之经……注诸络以温足胫。"其上者，"并少阴之经……至胸中而散"（《素问·骨空论》）等援物比类之论述，为之着重选取了手足阳明和手足少阴之经穴足三里、曲池、太溪、通里。自9月7日至10月末，共为之针二十八次，诸症皆已。

（二）煤气中毒

刘某，男，39岁，本院职工家属。1982年春节前自农村来京，因入寐前封火不当而煤气中毒，翌晨被人发现时已昏迷，经某医院抢救一周苏醒，而并发之肢体障碍，虽经月余治疗，右上肢肱二头肌，仍挛缩坚硬如石，肘部屈曲，五指不能伸展，遂来我院就诊。查：右上肢上臂内收，肘部屈曲，手及五指亦呈屈曲位，右手骨间肌、大小鱼际肌及蚓状肌，均轻度萎缩，指甲干枯。脉沉弱，舌红，苔白厚。

《灵枢·经筋》云："手心主之筋，起于中指，与太阴之筋并行，结于肘内廉，上臂阴，结腋下……其病当所过者支转筋。"《灵枢·根结》曰："少阴为枢……枢折则脉有所结而不通，不通者，取之少阴。"手、足少阴同气，心主代心行事，故而为之首选内关。针五次后肱二头肌处之硬结已见活软，唯余症无明显改善。考《素问·痿论》："肝主身之筋膜……筋膜干则筋急而挛发为筋痿……脾主身之肌肉……肌肉不仁发为肉痿。"

援物比类：又用巨刺法为之配用了对侧之阳陵泉和三阴交，每次针后患肢之屈肌即感舒展。共为之针刺二十余次，肢体伸屈自如，肱二头肌之硬结消失，诸般萎缩之肌肉亦丰满如初。

（三）多发性神经炎

刘某，女，18岁，学生。平素善悲易怒，三个月前感冒后，双手足即有蚁走感及刺痛，经公社及北京某医院诊断为多发性神经炎，治疗两月罔效。近两周来手足麻木刺痛有增无减，沿手足向肘膝部扩展，手足腕踝及肘膝均感乏力，手腕及足踝部皮肤发紫干燥而发凉。查：双足均轻度下垂，双侧肘及膝腱反射均消失，手之骨间肌、蚓状肌、大小鱼际肌均轻度萎缩，手及足部皮肤变嫩，光滑，有色素沉着，肌肉压痛呈阳性。

肺为脏之长，为心之盖，平素有所失亡，所求不得则心志不宁而火气上炎，金受火刑，则肺热叶焦，复感外邪客于肺所主之皮毛，则皮毛愈益虚弱急薄，因著而生痿躄。肺主气以行营卫，治阴阳，肺热叶焦，津液无从输布，五脏因之而热，故五脏皆可因肺热叶焦而发为痿躄。此例之临床表现，亦说明因五脏之热而致五脏所主的皮肉脉筋骨皆可致痿。

援物比类：为之针刺太溪、太冲、太渊、神门及太白。未及廿次，病衰大半，卅次而痊愈。

（四）癔症性瘫痪

《素问·痿论》云："心气热则下脉厥而上，上则下脉虚，虚则生脉痿，枢折挈，胫纵而不任地也。"心为五脏六腑之大主而总统魂魄意志。《灵枢·口问》曰："悲哀忧愁则心动，心动则五脏六腑皆摇。"因而情志不遂，七情内动均可导致心气热之脉痿。治痿独取阳明，而阳明与冲脉会于气街却起于肾，心肾又水火互济。故针刺肾原太溪即可起到滋水济火、渗灌溪谷、润宗筋、温足胫之作用。因之，不仅对心气热之脉痿可收立竿见影之功，而且对所有之痿证，参合形症，辅以配穴，皆有卓效。

杨某某，女，56岁，某小学教员。1975年因忧愁恐惧等因而患症病性瘫痪，治疗半载方愈。1977年复因情志不遂而双下肢瘫痪，两脉沉弱而数，舌红，苔薄白，诊为脉痿。

援物比类：为之针刺双太溪穴，气至如鱼吞钩饵，乃发针，立即能步履，唯尚乏力。继续为之调治二次，恢复如常，此后未再发作。

（五）外伤性截瘫

符某某，女，33岁，本院职工。素患精神分裂症，1982年10月18日，闻姑母患癌症，遂痛不欲生，因而坠楼，当即截瘫。住某某医院检查记录："腰椎正侧位像示L3椎体呈粉碎样骨折，相邻椎体有错位，左胫骨下1/2（包括踝关节）正侧位像示左胫骨下段粉碎样骨折，内踝骨折。触诊L2平面以下感觉障碍，双膝腱及跟腱反射均消失，肱二头肌反射正常，巴宾斯基征（-），未引出踝阵挛，诊断为L3粉碎性骨折合并双下肢完全性截瘫，左胫骨下段骨折。入院四天后，在全麻下行椎体切开复位，Harrington rod 内固定术，术中见 L3 发出的神经部分断裂，椎管内有碎骨嵌入，神经严重受挤压，术后十四天拆线，因伤口长期不愈，故又经钢丝缝合后植皮，共住院五个月，出院诊断为 L3 粉碎骨折合并双下肢完全截瘫。"遂于 1983 年 3 月 28 日邀余往诊。查：双下肢完全截瘫，大便秘结，小便潴留，证乃外伤损及皮肉筋骨。两脉沉弱，舌淡红，苔薄白。

援物比类：肝主筋与胆相表里，因而为之取筋会阳陵以荣筋。肾主作强，主骨生髓又主二窍，脾主肌肉，命火生脾土，故又为之选取太溪。任督冲一源三歧，与阳明会于气街，而阳明为之长，故治痿独取阳明，因而又为之配以足三里。鉴于久病必虚，故均用补之手法，虽反复施术，而终未获针下凉热及酸麻胀重之感，但针下却较诸方入针时沉紧，其中又以双太溪之沉紧为著；因而发针后令其试活动时，可见患者双下肢均可稍屈曲，而且自觉其肛门亦可收缩。三诊后患者能自动翻身，左下肢已可对抗地心引力而抬离床面，右下肢屈曲度亦增加，且能用力排出部分尿液。至 5 月 30 日，共为之针刺二十次，双下肢之肌力及活动功能均明显改善，尿液及粪便亦可大部自主排出。因患者之精神病复发而中断治疗。1984 年 1 月又为之连续治了十二次后，可独立站立及扶杖行走近十步。此后，时断时续又针刺二十次，扶杖步履已较自如，且能踱步至室外。根据文献记载，莫论神经断裂，即使是神经受严重挤压超过 12 小时，亦无复苏之望。而此例外伤截瘫已近半载，方为之针刺，且毫无神经感传，但伴随针下之日益沉紧感而疾患也日益向愈，岂非经络之作用乎？

（六）周期性瘫痪

王某某，男，37岁，农民。1991年5月11日来诊。诉：四肢无力，不能行走一日。患者于1982年夏用井水冲凉后，次日晨起始而多汗，继而双下肢无力，肌肉酸痛，不能行走，在当地用针灸等治疗后缓解。其后，每因受凉左腿髀部即酸麻，近日来京旅途疲劳，且进食高糖食物较多，复感寒凉，双下肢沉重无力又作，自服追风透骨丸罔效，四肢无力进行性加重，至今日晨起双下肢完全瘫痪，不能行走，双上肢运动亦不自如。脉浮弦沉弱，关尺尤甚，舌暗红，苔黄根腻。查：左上肢肌力Ⅲ级，左下肢肌力Ⅰ级，右上肢肌力Ⅲ级，右下肢肌力Ⅰ级，双膝腱反射消失，霍夫曼征阳性，巴宾斯基征阳性。查血 K^+ 2.00mmol/L、Na^+ 140mmol/L、Cl^- 90mmol/L。心电图示：T波改变，Ⅱ、Ⅲ、aVF、V4～V6导联T波低平有切迹。

援物比类：《灵枢·本神》"脾藏营，营舍意，脾气虚则四肢不用……肾藏精，精舍志，肾气虚则厥"；《灵枢·热病》"痱之为病也，身无痛者，四肢不收，智乱不甚，其言微知，可治；甚则不能言，不可治也"。脾藏营，外主四肢，患者素体脾肾双虚，加之风之为病，善行数变，风木之邪贼伤中土，故四肢不收而痱。为之针双太溪，针后双下肢痿软明显减轻，患者可缓慢行走。

（七）急性脊髓炎

徐某某，女，16岁，学生。参加长跑，外感发热，热退后三日，出现双下肢瘫痪，尿潴留，旋即入院。诊为急性感染性脊髓炎，予激素及中药治疗一个月，罔效。会诊时双下肢肌力仍为0级，肌张力低下，深反射及跖反射均不能引出。脉浮弦沉弱而数，舌红，苔厚腻而黄。

《素问·痿论》云："有所远行，劳倦，逢大热而渴，渴则阳气内伐，内伐则热舍于肾，肾者，水脏也。今水不胜火，则骨枯而髓虚，故足不任身，发为骨痿。"肺根于肾，根深叶茂，本固枝荣。肾之水不胜火，"故肺热叶焦，则皮毛虚弱急薄，著则生痿躄也"。

《灵枢·动输》云："冲脉者，十二经之海也，与少阴之大络起于肾，下出于气街……并少阴之经，注诸络以温足胫。"任督冲一源三歧，源于肾与阳明会于气街，故法当调肾以治，为之针双太溪，得气有如鱼吞钩，肌力立即增至Ⅱ级。共针七次，已可扶杖步履。继而由所住医院之医者为之针刺月余，基本痊愈。

（八）进行性肌营养不良症（假肥大型）

吴某某，男，8岁。将近3周岁方能步履，且步态蹒跚，易跌倒，无力登高，站立时腰椎过度前凸。经沈阳某院诊为进行性肌营养不良症，服药罔效。来诊时检查：自仰卧位欲起立时，必先俯转，用两手支撑抬起头部，再屈曲双膝呈膝胸位，蹲位之后，再逐渐将两手移近两足，循下肢上移，始可勉强起立。骨盆带与腰肌群及股四头肌，均明显无力且萎缩，腓肠肌假性肥大，肩胛带之肌群亦受累。

痿者，痿弱无力，举动不能，其病虽有因内伤、因湿、因热等而致之皮肉脉筋骨五痿，但五脏所主之痿却总于肺热叶焦，金燥水亏。论治则虽有《灵枢·根结》"阖折则气无所止息而痿疾起矣，故痿疾者取之阳明"的独取阳明之说，但引而伸之，触类而长之，实乃任督冲一源三歧，会于阳明之气街，而源出于肾之故，肾者又系胃之关，故用调肾之法以为治。取双太溪，立竿见影，患儿当即可自如起立；共针三次，日益好转。因患儿之母亦系医者，遂返乡继续为之治疗。因未追访，结果不得而知，但通过三次之治疗效果，毕竟说明了针刺对此疑难病是有效的。

此例患儿因系独生，家族性无从可考，而且也未发现明显之遗传因素，但出生伊始即较瘦弱，显系先天不足，元气败伤，精虚不能灌溉，血虚不能养筋之故。《灵枢·本神》云："故生之来谓之精，两精相搏谓之神。"《灵枢·决气》云："两神相搏，合而成形，常先身生是谓精。"太极动而生阳，静而生阴，阴阳二气，各有其精。所谓精者，天之一，地之六也，天以一生水，地以六成之，而为五行之先。故万物初生，其来皆水。《素问·阴阳应象大论》云："水生咸，咸生肾，肾生骨髓……恐伤肾。"《素问·六节藏象论》云："肾者主蛰，封藏之本，精之处也。"《灵枢·本神》云："恐惧而不解则伤精，精伤则骨酸痿厥，精时自下……怵惕思虑者则伤神，神伤则恐惧流淫而不止。"逢此等男女，媾精所成之形，能无患乎？《灵枢·天年》曰："人之始生……以母为基，以父为楯，失神者死，得神者生。"人之生也，合父母之精而有其身。父得乾之阳，母得坤之阴，阳一而施，阴两而承，楯劣基优，肖由乎父；楯优基劣，变成乎母；楯基皆得而阴阳失序者，虽育无成。《素问·金匮真言论》云："北方黑色，入通于肾，开窍于二阴，藏精于肾，故病在溪。"《素问·气穴论》云："肉之大会为谷，肉之小会为溪，肉分之间，溪谷之会，以行荣卫，以会大气。"《素问·阴阳应象大论》云："溪谷属骨。"回溯《黄帝内经》之论述，足以说明进行性肌营养不良患儿的病因、病机、病能，以及病在"溪谷"的治疗。针刺"太溪"临床有效，就很好地证实了《黄帝内经》的论述。

（九）感染性多发性神经炎

朱某，男，58岁。1992年3月，因野外作业劳累且发烧故较早入睡，翌日晨起先感全身乏力，继之手脚发麻，肌力愈益减退并逐渐向远端扩展，双手不能持重，双下肢抬举困难。遂往昆明某医院急诊，诊为格林—巴利综合征，予包括针灸的各种治疗，至5月中旬，可下床活动。但至7月中旬来诊时，双手指仍麻木，尤以食指及中指为重，双手之蚓状肌、骨间肌及大小鱼际肌皆轻度萎缩，左手颤抖，不能持物，双足麻木下垂，呈鸡步。脉浮弦沉弱，舌紫暗，苔白中心腻而微黄。

《灵枢·热病》曰："痱之为病也，身无痛者，四肢不收，智乱不甚，其言微知，可治；甚则不能言，不可治也。"痱者，风热之为病也。身无痛者，邪入于里也。风木之邪，贼伤中土，脾藏智而外主四肢，故四肢不收。迄未痊愈者，启脾未及肾也。肾者主液，入心化赤而为血，流溢于冲任为经血之海，布散于外而养肌肉，生毫毛，滋肝木，复温煦脾土。故为之针太溪，卅次病已。

（十）重症肌无力

李某，男，30岁。平素体健，爱好运动，近两个月来，每逢午后即复视，双睑下垂而又无力紧闭，翌日晨起症状消失，于抚顺市某医院诊为重症肌无力，予西药等治疗，始则有效，继而无效。迄来诊之日，已感咀嚼无力、吞咽困难、食物常进入鼻腔或喉内，发音嘶哑、语声低微伴重鼻音，呈苦笑貌，仰头及上下肢运动亦感乏力，于北京某医院检查发现胸腺有肿物，收住院为之行深度 X 线照射继而拟手术；但于照射过程中，患者因完全不能进食，而径自来我院要求针刺，以解燃眉。两脉沉弱，舌淡有齿痕，苔白厚而腻，此乃痱之为病也。

《素问·脉解》云："所谓入中为喑者，阳盛已衰，故为喑也。内夺而厥则为喑痱，此肾虚也。少阴不至者，厥也。"

援物比类：为之针双太溪，得气有如鱼吞钩，双眼肌力立增，复视消失。翌日来诊，诉已可进食，针三次，诸症皆大减，胸腺之肿物亦明显见消，这无疑给 X 线照射及手术创造了条件。

（十一）闭锁综合征（痱）

"痱者，风病也"，见《说文》。《灵枢·热病》及《素问·脉解》均有关于此病之记载，属卒中范畴，其病因、病机、病能与痿又诸多相似，可资鉴别者，唯智与言耳。兹举一例与痱尤为相类之闭锁综合征（Locked-in Syndrome）以讨论之。

钱某，男，47 岁，医师。1984 年 5 月 16 日所住医院病历摘要：

主诉：全身软瘫伴失语及吞咽障碍四个月，意识清楚，可用目之开阖表达意向。

现病史：患者于 1984 年 1 月 17 日，由于过度疲劳，于外出途中不由自主地从自行车上跌下，右侧身体着地，无外伤，经较长时间方挣扎而起，继续骑行，约 10 分钟后又突感眩晕、耳鸣，遂立即下车并以左手示意右半身失灵，继而右侧全瘫且失语，当即由同伴截车送往医院。于急诊检查时，患者突然抽搐，意识不清，全身呈僵直性瘫痪，气道伴有大量分泌物，遂予以气管插管并做CT检查，临床诊断为基底动脉血栓、闭锁综合征。收入院，给脱水剂、补液及抗生素治疗；次日，行气管切开，痰液极多，以右侧卧位尤甚，伴38.5～39℃高热；三日后，全身转为软瘫，所有反射消失；一周后，再次CT检查，桥脑部透明度增加，符合原诊断。此后，又反复出现上、下消化道出血，经对症处理，应用甲氰咪胍及输血而暂获控制。入院半月后又出现左侧少量胸腔积液且持续高热，疑为肺部微小梗塞。应家属要求而转至某院，经胸穿证实为脓胸，X线胸片显示肺部感染及包裹性脓胸，予抗生素及多次定位穿刺，体温降至正常，脓及痰培养主要为克雷白杆菌，以后混合感染绿脓、金葡、链球菌及厌氧菌。脓胸基本控制后，改服中药控制感染，至3个半月，冷、温、痛觉恢复并能以瞬目表示意向，且能引出桡骨膜反射及霍夫曼征，其余之各种反射不能引出。

既往史：有慢性腹泻，诊断为结肠气囊症。1983年秋，因多发性神经炎住院治疗，好转后出院。一年前因冠心病（？）心肌炎不除外等因，亦曾住院治疗。因患神经衰弱曾长期服用水合氯醛及安眠酮等药品。此次发病前三周来，一过性头晕伴意识障碍多次发作，并因而数度摔倒。

个人史：无烟酒嗜好。

家族史：母患动脉硬化，因脑血栓死亡。父早丧，死因不详。

体格检查（发病4个月后，针刺前）：营养发育尚可，神清，表情淡漠，面色潮红，失语，血压 120/80 mmHg，心率 88 ～ 104 次 / 分，偶有间歇，呼吸 20 次 / 分，腹式呼吸，能以瞬目示意，双眼震颤，闪动，向左同向偏斜，右侧瞳孔大于左侧，右瞳孔对光反射迟缓，右眼睑闭合不完全，双眼均无明显下陷，头震颤并向左侧倾斜，双侧颞及颌部肌肉轻度萎缩陷落，张力及收缩力均明显减低，不能做张口及咀嚼动作，角膜反射（－），下颌反射亢进，右鼻唇沟较左侧平坦，流涎，目轮匝肌反射（＋），眼面及皮质面反射均亢进，双侧软腭下垂，颊内及咽部有大量痰及唾液，舌肌震颤且向左偏斜，左侧舌肌轻度萎缩，不能伸舌，进流质食物则从鼻腔反溢，右甚于左，咽反射（－），口面部及舌之自动性功能存在，并有轻度释放现象，表现为有时可用舌舔唇及强迫性哭笑，吸吮，颈伸展，下颌及掌颏反射皆亢进，甲状腺不大，气管切开放置套管，胸部两侧对称，呼吸音正常，腹软，肝右肋下可及边，中等硬度，脾（－），四肢肌张力低下，肌力 0 度，明显肌萎缩，被动运动无阻力，关节松弛，双手腕下垂，五指屈曲，双侧肱二头肌、三头肌及股四头肌腱反射均不能引出，霍夫曼征（＋），腹壁反射（－），提睾反射（－），肛门反射（－），踝阵挛（－），复合感觉（－）。周身皮肤表层枯晦，左侧无汗，指、趾甲端角化过度，变脆起峰。

主要化验检查：（略）

入院时，CT 检查结果：1984 年 1 月 17 日，未见出血及明显软化灶，右侧脑室较对侧稍小，右侧半球脑沟较左侧少，无脑室移位。1984 年 1 月 24 日，脑干部片状低密度影，右侧为著，余同前。

诊断：①基底动脉血栓；②闭锁综合征；③包裹性脓胸，

胸膜肥厚粘连。

中医检查：两寸口脉浮弦沉弱而数，且时结代。舌胖淡而颤，左侧轻度萎缩，苔白厚腻，双太溪及趺阳脉一似寸口之象。

援物比类：患者发病之前因多发性神经炎而住院治疗，以后又多次晕厥。《灵枢·本神》"脾藏营，营舍意，脾气虚则四肢不用，五脏不安……肾藏精，精舍志，肾气虚则厥"，于兹可见该患者素体脾肾两虚当属无疑。《灵枢·热病》"偏枯，身偏不用而痛。言不变，志不乱，病在分腠之间，巨针取之，益其不足，损其有余，乃可复也。痱之为病也，身无痛者，四肢不收，智乱不甚，其言微知，可治；甚则不能言，不可治也。病先起于阳，后入于阴者，先取其阳，后取其阴，浮而取之"。此二者皆风邪之为病，虚邪偏客于身半，其入深，内居荣卫，荣卫稍衰，故真气去，邪气独留而为偏枯，此病发于阳者也，外为阳，内为阴，风之为病，善行而数变。脾藏营，外主四肢，风木之邪贼伤中土则四肢不收，甚则邪入于脏而不能言，亦即《素问·脉解》"所谓入中为喑者，阳盛已衰，故为喑也；内夺而厥则为喑痱，此肾虚也，少阴不至者厥也"之意。可见患痱者乃素体脾肾两虚，复因风热，病发于阳及于里阴脾肾之危候，故古人认为甚则不能言，不可治也。明·张景岳亦云"痱，犹言废也"。然而不论是《素问·风论》"病甚则言不可快"之心风，抑或《素问·大奇论》之"其从者喑，三岁起"，皆未言不可治，而唯独强调痱之不能言为不可治，则不难想象此不能言者当系一组类似现代医学之急性延髓综合征。因限于时代条件，无法维持其生命，故谓不可治，而此例由于及时应用了气管插管及鼻饲等现代医疗手段，已使其生命维持四个月之久，因之也给中医治疗创造了条件。

治疗：病先起于阳，后入于阴者，先取其阳，《灵枢·根结》云"太阳为开，阳明为阖，少阳为枢。故开折则肉节渎而暴病起矣……枢折即骨摇而不安于地"，故为之首刺手足少阳之会翳风及太阳、少阳相合之髀枢穴。《灵枢·根结》曰"太阴为开……少阴为枢。故开折则仓廪无所输膈洞……故开折者，气不足而生病也……枢折则脉有所结而不通，不通者取之少阴"，肺主声，心主言，肝主语，然皆足少阴之所发，故继刺肾原太溪。肾结廉泉及脾结太仓，舌乃音声之机，为脾所主，为肾所系，为心之苗，心者，五脏六腑之大主而总统魂魄意志，《灵枢·经脉》云"手少阴之别，名曰通里……循经入心中，系舌本，属目系……虚则不能言"，故又为之针刺通里，此所拟治痹之方也。

八风蕴热，五脏消灼，传邪相受之候，亦即合并症，则尤当循法守度，援物比类，循上及下以为治。病者脉浮而弦者，肾不足也。《素问·水热穴论》云："少阴者冬脉，故其本在肾，其末在肺，皆积水也。"患者腹式呼吸，肌肉萎缩乃《素问·示从容论》之"怢然少气者，是水道不行，形气消索也"。形气消灼则津液凝滞而咳嗽烦冤之脓胸生焉；此肾之逆也，故其消化道出血之因仍在于脾肾；其脉之结代亦为心肾不交，水火不济之候。《素问·阴阳类论》云："二阴至肺，其气归膀胱，外连脾胃。"水道不通调，蕴热于膀胱则为尿路感染。肾者，胃之关，关门不利故聚水以从其类，上下溢于皮肤而为胕肿。肾主二窍，邪在肾则大便难。《灵枢·口问》曰："胃中有热……则胃缓；胃缓则廉泉开，故涎下，补足少阴。"因而上列诸症亦皆可通过上列诸穴，尤其是太溪以调治。

应用上述诸穴，在第一次针刺时，只有双太溪穴于提插旋捻几近 10 分钟方得气有如鱼吞钩，余穴既无感传亦无针下沉紧；至第五次针刺时，不但太溪较前易于得气，而且在针刺少阳胆经髀枢时不只有沿经向下感传之体表反应，而与其表里之肝经径路下肢之肌群亦均抽动，并且不仅是针刺一侧而双侧皆然。针刺翳风时，非但同侧及对侧肘部及足背皆可屈曲，而且均有沿经肌群之抽动。

如是，共为之针刺廿次。表情已较前丰富；双眼震颤减，向左同向偏斜消失，双目可自主向上下左右转动；右瞳孔虽仍大于左瞳孔，但对光反射较前灵敏，右睑已能闭合；头震颤亦稍减轻且能较为自如地向左右移动；双侧颞及颌部肌肉亦较前丰满，张力及收缩力亦均较前增进，能微张口及咀嚼，角膜反射已可引出；舌胖大及向左偏斜均轻度好转，舌虽尚震颤但已能伸及门齿之外；右鼻唇沟亦不似前之平坦，流涎亦减；下颌反射虽仍亢进但目轮匝肌、眼面及皮质面反射均不似前之亢进；软腭虽仍下垂但吞咽功能有改善，鼻腔反溢亦减少；咽反射仍未引出，颈伸展，角膜下颌及掌颏反射皆不似前之亢进；周身已皆有汗出，皮肤也较前光泽，指、趾甲亦不似前之过度角化；周身肌肉较前明显丰满，张力增加，双上肢被动运动均已有阻力，左大于右，双手五指第二节及末节仍屈曲，双侧肱二头肌反射（＋），肱三头肌（－），双下肢被动运动虽尚无明显阻力但股四头肌腱反射已可引出，右强于左；霍夫曼征（＋），腹壁及提睾反射皆可引出但较微弱，肛门反射（－），两点辨别觉等复合感觉已可引出，且于嘱其运动肢体时，四肢皆可见肌纤维或肌束收缩之自主运动。

当针刺至第廿二次，嘱其运动肢体时发现右上肢之几组肌群同时明显收缩，继而左上肢亦有相同之随意运动，唯尚不能移动。合并症在中西药物、针刺之相互配合下，亦相对稳定，唯便秘不已，因而某医者曾为之应用紫雪、至宝数剂，便虽通而腹泻大作，待泻止，肢体之微弱随意运动亦消失，便秘却依旧。

此后又为之断续调治至第四十次时，上述随意运动恢复而且右上肢亦能于床面上做水平主动运动。继续针刺数次，可能因服用性味偏温之活血化瘀中药之故，消化道又反复出血，加之天气渐凉，恐其再复感寒邪，因而于1985年9月末，暂停针刺治疗。此后又由患者本院之医者为之针刺，病情继续好转，直至1987年底死于心肌梗死。

讨论

1966年Plum和Posner[1]曾提出此病。此后Nordgren氏[2]又提出本病的诊断依据：①患者除眼睑和眼球活动外，全身运动瘫痪；②通过眼部运动示意。继而国内文献亦有报道，但例数均不多。侯熙德氏[3]称此病为封锁综合征（Locked-in Syndrome），又名传出径路切断状态，认为系由脑桥腹侧的局限性病变，特别是基底动脉血栓形成，其次为脱髓鞘病变、感

地部　援物比类医案

［1］Plum, F.and J.B. Posner. *Diagnosis of Stupor and Coma*［M］. 2^nd^ed. Philadelphia：F.A.Davis Company，1972：24.

［2］Nordgren, R.E., W.R.Markesbery, K.Fukuda and A.G.Reeves. Seven cases of cerebromedullospinal disconnection：the "locked-in" syndrome［J］. In Neurology，1971（21）：1140-1148.

［3］侯熙德. 神经病的检查与诊断［M］.南京：江苏人民出版社,1979.

染和肿瘤等引起两侧皮质脊髓束和皮质延髓束损害，传导的输出系统被阻断，运动性输出功能全部丧失。临床表现为四肢瘫痪、不语、睁眼，眼球可随物体活动，多数病例眼球仅保留垂直运动，可凭瞬目和眼球的随意运动来表达意识活动的一种疾病。

根据国内外文献报道，此病患者大多于短期内死亡，鲜有如此例竟生存达两年半而死于心梗之先例。于兹可见某医院应用现代医学手段之杰出医护，而使之运动性输出功能得到部分恢复，不但引出了皮质感觉，而且使右上肢能于床面上做主动运动。除自然代偿机能外，毕竟和四十余次之针刺有关，这无疑是经穴的作用，如从感传角度看，尤以太溪、翳风和髀枢之传导为著。如此例自第三次起，每逢针刺太溪时均可使同侧下肢排除地心引力抬高并屈伸；而不论是捏掐或针刺除髀枢外的任何部位时，均不能引出三重屈曲，因而不能认为针刺太溪所导致的下肢运动是脊髓自动反射，况且其动作的方式和部位也与三屈反射不同。如果说针刺翳风和髀枢，特别是翳风之沿双侧上下肢表里经之感传和运动，是病理性联带运动之表现，而应用各种伴随运动检查法又都不能获得阳性结果，因之也不能认为是病理性联带运动。

以痿为援物比类之基础，用针刺之方法，治疗了一例极为少见而又比较典型、发病已四个月的闭锁综合征；在四个月的期间内，为之共针刺了四十余次，而使其运动性输出功能得到了部分恢复，可见针刺治疗此病是有效的。此外，也体会到其病虽较为典型，但临床表现、体征和发病部位之关系也不是尽相一致的。

五、援物比类验案拾遗

《素问·阴阳应象大论》云："阴阳者，天地之道也，万物之纲纪，变化之父母，生杀之本始，神明之府也。治病必求于本。"

《素问·示从容论》云："于此有人，头痛筋挛，骨重，怯然少气，哕噫腹满，时惊，不嗜卧，此何脏之发也？脉浮而弦，切之石坚，不知其解，复问所以三脏者，以知其比类也……夫浮而弦者，是肾不足也；沉而石者，是肾气内着也……一人之气，病在一脏也，若言三脏俱行，不在法也……夫圣人治病，循法守度，援物比类，化之冥冥，循上及下，何必守经。"

《素问·疏五过论》曰："善为脉者，必以比类奇恒，从容知之，为工而不知道，此诊之不足贵。"

上列古法明示，凡将用针，必原始反终而"有者求之，无者求之"（《素问·至真要大论》），"别异比类"（《素问·示从容论》），以"先得其道，稀而疏之"（《灵枢·官能》），以"治之极于一"（《素问·移精变气论》）。切不可"受师不卒，妄作杂术，谬言为道，更名自动，妄用砭石，后遗身咎"（《素问·征四失论》），蹈"不知比类，足以自乱"（《素问·征四失论》）之覆辙。

兹将笔者效仿古法"援物比类"针刺之验案，再列举数则，供同道及先辈指正。

（一）肾病综合征

于某某，男，14 岁。1991 年 3 月 24 日患感冒，一周后经治医生发现患儿脸肿，遂转往区级医院，查尿蛋白（++++），给服中药十余剂，罔效。继而又就诊于某医院，按肾炎予以抗生素注射等治疗，水肿及高血压好转而尿蛋白依旧，因而又就诊于某大医院，诊为肾病综合征，收入儿科病房。治疗三个月，血尿、水肿及尿蛋白皆消失，遂出院，按医嘱每日服用强的松激素 12 片。一周后患急性阑尾炎，往儿童医院手术，术后 11 天出院。1992 年 10 月，因水肿复发又往某某医院，按肾病综合征住院治疗，两个月好转出院。出院记录：于某某，男，9 岁。住院号（311PP5）。入院情况：咳一周，烧三天，全身浮肿三天。入院检查：浮肿貌，咽充血，双扁桃体Ⅱ度肿大，双肺呼吸音粗糙，心（-），腹膨隆，移动性浊音（+），阴囊、下肢水肿。主要诊断：肾病综合征。其他诊断：胸腔积液，腹腔积液，上呼吸道感染。根据重症水肿，大量蛋白尿，高胆固醇血症，无高血压、血尿、肾功损害。根据胸腹部 B 超，患儿合并胸腹腔积液，入院后予以青霉素抗感染，对症利尿治疗；于第 2 日开始用强的松激素 60mg/ 天；第 29 天，原量隔日顿服；服用 28 天后减为 55mg 隔日顿服，此间血压正常，尿蛋白（-），肾功正常，血胆固醇、A/G 均正常。出院情况：目前口服强的松 55mg，隔日顿服，血压不高，尿量不少，全身无水肿，查体心、肺、腹正常，故准予带药出院。出院诊断：肾病综合征。其他诊断：胸腔积液，腹腔积液，上呼吸道感染。出院医嘱：强的松 50mg，200 片，55 mg 隔日顿服。补骨液 10 瓶，每日 10 mL。每周复查 2 次尿常规，若阴性，可每周减服激素 5mg。又，住院期间曾因臀部注射而化脓 22 天。

1996 年 10 月，水肿又作，尿蛋白（++），至 1997 年 2 月 6 日，服某医中药八十余剂，水肿及蛋白尿依旧。其间虽曾断续针刺，且每于针刺翌日水肿及尿蛋白即有所改善；而服中药后，尿蛋白反而增重，于是停服中药，自 1997 年 3 月 22 日始，单纯针刺。

查：全身表皮蜡样苍白，头发干枯，呼吸音粗糙，双目、下颌、阴囊、包皮皆水肿，腹壁明显增厚，睁眼费力。脉沉濡，舌淡苔白厚。

按:《中医病证诊断疗效标准》认为，肾病综合征属中医水肿范畴，乃外感风邪或邪毒入侵，导致肺、脾、肾功能失调，水道不利，水湿溢于肌肤而致全身水肿。从而将此病分为"阳水""阴水"，风水相搏、湿热内蕴、脾虚湿困、脾肾阳虚和肺脾气虚等类型。

《素问·水热穴论》云："肾者，牝脏也。地气上者，属于肾而生水液也，故曰至阴……勇而劳甚则肾汗出，肾汗出逢于风，内不得入于脏腑，外不得越于皮肤，客于玄府，行于皮里，传为胕肿，本之于肾，名曰风水。"《素问·评热病论》曰："邪之所凑，其气必虚。阴虚者，阳必凑之，故少气时热而汗出也。小便黄者，少腹中有热也；不能正偃者，胃中不和也；正偃咳甚，上迫肺也。诸有水气者，微肿先见于目下也……水者阴也，目下亦阴也。腹者，至阴之所居，故水在腹者，必使目下肿也。"《素问·平人气象论》云："颈脉动喘疾咳曰水，目裹微肿，如卧蚕起之状曰水。面肿曰风，足胫肿曰水。"《素问·水热穴论》曰："肾者至阴也，至阴者盛水也。

肺者太阴也。少阴者冬脉也，故其本在肾，其末在肺，皆积水也……肾者胃之关，关门不利，故聚水而从其类也，上下溢于皮肤故为浮肿。浮肿者，聚水而生病也。"

援物比类：肾脉上贯中土，肾合膀胱，膀胱者，津液之府也。少阳属肾，肾上连肺，故将两脏。为之取肾原太溪以温脾土，通调水道，调此自阳而阴久治不愈之顽疾。间日一次，日益向愈。自1997年3月22日始，迄8月初止，水肿尽消，尿检正常，停服激素已半载，一如常人。慎重起见，每周仍为之针太溪一次，持续半年，停止针刺，愈二载，未复发。

（二）前列腺炎

宇某某，男，30岁。新婚不久，于1994年秋派高雄工作，曾冶游一次，当时心态既惶恐惭疚而又未能自制。1周后，发现尿道口红肿发痒、刺痛，翌日始尿频、尿急，排尿时尿道口剧痛灼热，尿毕痛减，且于晨起尿道口有分泌物溢出，会阴、腰骶及睾丸亦坠胀不适，经当地医院诊为淋病。使用红霉素片、罗红霉素软膏治疗1周后龟头及尿道口之红肿消退，分泌物亦较前稀薄，量亦减少，症状虽已减轻但未消失；继续泰利必妥等抗生素治疗3周，症仍不减，且于排尿或大便时，偶有白色分泌物自尿道排出，时而遗精。遂前往深圳做中西医结合治疗月余，仍罔效。于是又返回日本诊治，经前列腺液检查，Ureaplasma Urealyticum（解脲原体）（+）。治疗1个月，仍（++）～（+++），病情时轻时重，体能亦随之下降。患者因曾为笔者做过日文翻译，故前来北京执意要求为之针刺治疗。诉：腰酸腿软，会阴及睾丸酸痛重坠，勃起不坚，精时自出，伴头晕、失眠、健忘、易惊恐，少自信。查：精神萎靡，面色萎黄。脉沉微滑，舌淡红，苔白微腻。

援物比类：《素问·六节藏象大论》"肾者主蛰，封藏之本，精之处也"；《素问·阴阳应象大论》曰"肾生骨髓……在志为恐，恐伤肾"；《灵枢·本神》"恐惧而不解则伤精，精伤则骨酸痿软，精时自下"；《灵枢·五癃津液别》"五谷之精液，和合而为膏者，内渗于骨空，补益脑髓，而下流于阴股。阴阳不和，则使液溢而下流于阴，髓液皆减而下；下过度则虚，虚故腰背痛而胫酸"。为之调肾以治，针双太溪，三十次诸症皆已，脲原体亦消失，并于翌年喜得一女。

按：根据有关文献，此病大多由支原体性尿道炎引起，也可与淋病混合感染，此例即属混合感染。抗生素治疗淋病已痊，因脲原体而致之前列腺炎虽应用了红霉素、罗红霉素、泰利必妥等药，但久治不愈，用针刺却能使其脲原体消失而痊愈。就此事实，用西医学机理分析论治，限于条件和水平笔者虽无能为力，然以心身相关的中医理论来认识，为之针刺治愈此已形成心身疾患之例，和用针刺治愈由疟原虫而致之疟疾与部分由幽门螺杆菌引起之消化性溃疡，机理本质一样——通过针刺，激发人体内源性抗病能力，也就不足为奇了。

（三）带状疱疹

傅某某，男，66岁。1997年8月末某日，觉发热、全身不适，右臂内侧疼痛，三日后，沿腋窝至腕内侧出现红色丘疹，翌日形成状如绿豆大小之成簇水疱，基底红晕，伴剧烈疼痛及烧灼感。此时，就诊医院方明确诊断为带状疱疹。三日后水疱内容开始混浊且含血液，继续中西医治疗一周后干燥结痂，但剧痛不已。辗转来京，经数家医院诊治罔效，遂往某疼痛专科门诊，用多种方法治疗一周，仍痛不堪忍，甚至整夜不能入睡。经健康医药分台介绍于 10 月 25 日来诊。查：右上肢自腋窝沿尺侧至腕部仍可见密集成簇之紫暗斑痕。脉浮弦沉弱，舌质紫暗，苔白厚。

援物比类：《素问·六节藏象论》"肺者气之本，魄之处也，其华在毛，其充在皮"；《灵枢·本脏》"卫气者，所以温分肉，充皮肤，肥腠理，司开阖者也……卫气和则分肉解利，皮肤调柔，腠理致密矣"；《灵枢·邪客》"卫气者，出其悍气之慓疾，而先行于四末分肉皮肤之间而不休者也。昼日行于阳，夜行于阴，常从足少阴之分间，行于五脏六腑"；《灵枢·本输》"肾合膀胱，膀胱者，津液之府也。少阳属肾，肾上连肺，故将两脏"。故为之调肾以治，用巨刺法，针左太溪，一次疼痛大减，三次痛已。

（四）白塞综合征

张某，女，30 岁。患白塞综合征十余年，虽未间断治疗但不已，怀孕 3 次，非宫外孕即流产。1986 年 7 月来诊。诉：十余年前时发口腔及阴部溃疡，双目亦时而发炎，伴心悸、失眠、腰酸膝痛、四肢乏力、月经不调、腹痛腹泻及食纳呆滞。查：左颊黏膜、舌缘、齿龈及唇之右内侧，可见不规则或圆形溃疡多处，深浅不一，边缘清楚，基底红晕，底面中央有黄色坏死，伴剧痛；阴道及阴唇亦有类似之溃疡数处。眼科表现为复发性虹膜睫状体炎伴前房积液。脉浮濡沉涩，舌淡有痕，苔白微腻。

西医认为此病病因不明，近来虽有人提出此病与免疫异常有关，但尚缺少充分依据，致使病名也难统一。因其累及多器官而出现多种症状，故尚有称之为贝赫切特综合征（Behcet Syndrome）者，也有称之为口—生殖器—眼三联征者。

中医典籍亦未见有关此病之详尽记载，只是《金匮要略·百合狐惑阴阳毒证治第三》有如下一段文字："狐惑之为病，状如伤寒。默默欲眠，目不得闭，卧起不安。蚀于喉为惑，蚀于阴为狐，不欲饮食，恶闻食臭……初得之三四日，目赤如鸠眼。"于是就有人将白塞综合征与之相类。权且不论"目赤如鸠眼"究属狐惑抑或阴阳毒，仅就狐惑之蚀喉而论就和白塞综合征有所差异。白塞综合征之口腔溃疡是见于颊黏膜、舌、齿龈及唇，而非蚀于喉。早在仲景以前之典籍中即有口腔器官之解剖概念，因之仲景绝不会以喉概括口腔中之诸多解剖部位；何况类似蚀于喉之疾病而今也见于临床及文献，如由肠道病毒所致的疱疹性咽峡炎，就只见于咽峡及软腭，也就是《金匮要略》所谓之喉，而不是颊黏膜、舌、齿龈及唇。若将狐惑之"其面目乍黑乍白，蚀于上部则声喝（一作嗄）……蚀于下部则咽干……蚀于肛者"等，以及与蚀喉或蚀阴同时发生的"状如伤寒，默默欲眠，目不得闭，卧起不安"等症与白塞综合征两相对照，其差异又何止毫厘！中医病证诊断疗效标准将白塞综合征分为湿热毒结、肝肾阴虚、脾肾阳虚三类，并因之而论治，这也就避免了因牵强附会而致误诊之流弊。此例根据《素问·示从容论》"循法守度，援物比类，化之冥冥，寻上及下，何必守经"之古法，按卫气失调为之诊治。盖"卫气者，出其悍气之慓疾，而先行于四末分肉皮肤之间而不休者也，昼日行于阳，夜行于阴，常从足少阴之分间，行于五脏六腑"（《灵枢·邪客》）是也。足少阴肾乃先天之本，受五脏六腑之精而藏之，滋肝木复贯中土而上济心肺，假卫气以温分肉，充皮肤，肥腠理而司开阖，故为之针刺肾原太溪。用因呼内针，轻而徐入，左旋行九阳数乃至老阳数，得气有如鱼吞钩饵之沉浮，亦即气调，乃因吸而发针，疾闭其孔之古法，间日一次。未及一载，诸症皆已，且于翌年，喜得一子；随访逾十载未复发。

按：现代医学文献，均认为此病当避免注射及针刺，而且将针刺反应阳性列为本病诊断标准之一。此例于针刺初期，也的确于所刺之处出现红色丘疹，甚至脓疱，二三日后方消退，乃至不得不时而用肾经之邻近穴位透刺太溪；但十数次后，即不再发生该阳性反应。

（五）病毒性脑炎后遗失语及肢体障碍

刘某，男，7岁。1997年10月13日，因病毒性脑炎住院，1997年10月27日出院，出院通知书载："因精神萎靡3周，头痛3天，吐2天住院。经CT及腰穿脑脊液检查，诊为病毒性脑炎，查疱疹病毒抗体IgG 1：20，IgM 1：50。予无环鸟苷抗炎以及甘露醇、地塞米松、清开灵等治疗。2周后患儿颈抵抗转阴性，头痛症状缓解，意识反应较入院时好转，同意出院恢复及康复治疗。出院情况：遗有语言功能障碍及肢体活动障碍，出院时查CT为脑萎缩，建议3个月后复查。"出院后立即就诊于某中医院，服中药及针刺治疗1个月，肢体障碍略有好转，但失语依旧，故于1997年11月20日前来要求为之诊治。

查：脉沉弱，舌淡且轻度萎缩，不能伸至唇外，苔白微腻。面色萎黄，神情呆滞，除哭叫外，不能发出其他声音。右上肢平举、抬高、外展、外旋、背屈皆障碍，肘、腕及五指关节屈曲，嘱其用右手试持物时，前臂及手五指强烈震颤，尤其于接近目标时震颤愈益粗大，静止时震颤消失。行走时摇动不稳，状似醉态，跨步较大，足着地轻重不等，有向患侧倾跌趋势，于转弯时尤为显著，两手摇摆不自然，右肘屈曲，快复动作笨拙而快慢不齐。指鼻试验右指于闭目时明显误差，翻手试验右手旋转过度，内收拇指朝向下方，右上肢反冲力消失，振子样运动，误指试验均呈阳性反应。右肱二头肌张力增高，反射活跃；股四头肌反射有小腿向前后振荡数次之振子样现象。跟膝胫试验由于辨距困难，双下肢动作性震颤强烈而不时滑向小腿外侧，尤以右下肢为剧；起身试验时臀部躯干联合屈曲从而两腿明显抬高。

援物比类：胃为水谷之海，乃生气之原，谷入于胃，以传于肺，五脏六腑，皆以受气。患儿素体脾胃虚弱，血气不充，致使肾无以受五脏六腑之精而藏之。肾者主蛰，乃封藏之本，肾失所藏则固密无权，是以感邪而发是病。《灵枢·忧恚无言》"咽喉者，水谷之道也；喉咙者，气之所以上下者也；会厌者，音声之户也；口唇者，音声之扇也；舌者，音声之机也；悬雍垂者，音声之关也；颃颡者，分气之所泄也；横骨者，神气所使主发舌者也……人卒然无音者，寒气客于厌，则厌不能发，发不能下，至其开阖不致，故无音……足之少阴，上系于舌，络于横骨，终于会厌，两泻其血脉，浊气乃辟。会厌之脉，上络任脉，取之天突，其厌乃发也"，故为之首选双侧肾原太溪，肾足少阴之结廉泉以代天突以治失语。少阴为枢，枢折则脉有所结而不通；少阳属肾，行身之侧，少阳枢折则骨摇而不安于地，故辅足临泣以治少阳枢折之骨摇而不安于地。阳气者，精则养神，柔则养筋。巨阳者诸阳之属也，其脉连于风府，故为诸阳之主气。《灵枢·经脉》"足太阳之脉……是主筋所生病"，《灵枢·终始》"手屈而不伸者，其病在筋……在筋守筋"，手、足太阳同气，故又为之刺手太阳之腕骨，以调肘腕及五指之屈曲。用上列穴位及同前之手法，除廉泉外，皆使之得气有如鱼吞钩。至第四次时，右手虽尚震颤，但已能伸展且能持物，双下肢步态亦好转，舌亦可伸出唇外且能发声叫"爸"。第六次后，已能发出部分双音节词，唯极费力且字音含混。第十二次后，语言暴发已明显缓解且能复诵多音节词汇，上下肢之症状和体征也大为改善。共针四十次，语言恢复如常，肢体之征亦尽皆消失，脑 CT 复查亦近正常。

（六）突发性耳聋

半田某，男，9 岁。1996 年 7 月 7 日，觉周身关节疼痛，7 月 8 日高热，继而结膜充血，口唇糜烂，并迅速扩展至全身，遂于 7 月 9 日入院诊为"多形浸生性红斑、流泪、感音性难听"，予对症治疗，10 天后热退。住院 20 天，因左耳失聪及流泪不止而转院，诊为多形糜烂性红斑（Stevens-Johnson Syndrome）后遗难听及流泪。住院 1 个月，其间于 8 月 22 日发现血尿，诊为长期高热及皮肤渗出等因，水分丧失过度而致之肾结石，遂予大量输液使结石排出。但耳聋、流泪及腰膝关节疼痛仍无改善，出院前往日本某著名耳科专家处治疗。时逾半载，非但左耳听力无改善，右耳听力亦下降，遂来中国于沈阳某学院用针刺及中药治疗。半月仍未收效，因而于 1997 年 7 月来京就医。

诉：1997 年 5 月 12 日在日本诊断为"左耳中程度难听，

右耳进行中"。现左耳鸣、耳聋，只能用右耳听人讲话，整天流泪不止，腰膝酸软疼痛，懒言嗜卧。查：面色晦暗，语声低微，精神萎靡。脉沉弱，舌淡，苔薄白。

援物比类：肾者主蛰，封藏之本，精之处也。肾者主为外，使之远听，视耳好恶，以知其性。《灵枢·口问》"目者，宗筋之所聚也，上液之道也……液者，所以灌精濡空窍者也，故上液之道开则泣"，《素问·解精微论》"泣下水所由生，水宗者积水也，积水者至阴也，至阴者肾之精也。宗精之水所以不出者，是精持之也，辅之裹之，故水不行也"，肾者主骨生髓，乃作强之官，故此例之诸般症状实为肾虚之所致也。为之调肾以治，针双太溪，用同前之手法，使之得气有如鱼吞钩；十次后，已能用左耳听电话；二十二次后，双耳听力均已恢复，经协和医科大学听力康复部纯音听力测定，双耳听力正常。

（七）小脑橄榄萎缩

小脑橄榄萎缩，又称原发性小脑实质变性，病变主要累及小脑蚓部，发病年龄较晚（33～57岁）。主要症状为进行性小脑性共济失调，表现为步态不稳、走路蹒跚、双上肢动作笨拙，字迹拙劣，指鼻、跟膝胫试验（+）及快复动作不准，吟诗样语言，眼球震颤，肌张力低，意向性震颤，膀胱括约肌功能障碍，少数病人智能减退，CT见小脑蚓状沟加宽，第四脑室正常。

金某，50岁，2005年于沈阳某院被诊为小脑橄榄萎缩，北京某医院诊为遗传性共济失调。拒治后，又经中药针灸治疗数月罔效。

《灵枢·九针十二原》云："夫善用针者取其疾也，犹拔刺也，犹雪污也，犹解结也，犹决闭也。疾虽久，犹可毕也。言不可治者，未得其术也。"

援物比类：《素问·阴阳应象大论》"肾生骨髓"；《素问·脉要精微论》"骨者髓之府。不能久立，行则振掉，骨将惫矣"；《素问·平人气象论》"藏真下于肾，肾藏骨髓之气也"。故，治疗首选肾原太溪。因"少阳枢折……则骨摇而不安于地"，次针足临泣，再针足三里以调"气无所止息"，继取上肢开阖枢之腕骨、中渚、曲池。最后，取风池及肾之结穴廉泉，以调音声之机。《素问·阳明脉解》"四肢者诸阳之本也，阳盛则四肢实，则能登高也"；《素问·生气通天论》"阳气者，精则养神，柔则养筋"。故用温补之法。《灵枢·邪气脏腑病形》"刺此者，必中气穴，无中肉节；中气穴则针游于巷，中肉节则皮肤痛。补泻反则病益笃，中筋则筋缓"。该病人治疗三次后，明显见效。经过二十次治疗，语言较前清晰，意向性震颤、共济失调步态、膀胱括约肌障碍等全面好转。此病人已经可以独立行走，搭乘公共交通工具，也不需要他人陪同。

（八）鱼鳞病

鱼鳞病为先天遗传角化障碍性皮肤病，以皮肤干燥、粗糙伴鱼鳞状鳞屑为特征。儿时发病，随年龄增长而加剧，四肢及躯干均可波及，并常伴掌跖角化或皮纹显著，头皮亦有糠秕状脱屑。此病至青春期最为显著，之后可停止发展，入夏轻，冬日重。中医称之为蛇皮癣，并将之分为血虚风燥、瘀血阻滞等型。药用十全大补、复方丹参内服，及大枫子油、蛋黄油、甘草油混匀外涂；针刺则用血海、风池、肾俞、曲池、阴陵等穴治疗。与用西药维生素 A、维生素 E 一样，皆收效甚微。

陈某，女，35 岁，本系面瘫痪者。为之治疗面瘫时，发现上述症状。

援物比类:《灵枢·本藏》"卫气者，所以温分肉，充皮肤，肥腠理，司开阖者也";《灵枢·邪客》"卫气者，出其悍气之慓疾，而先行于四末分肉皮肤之间而不休者也。昼日行于阳，夜行于阴，常从足少阴之分间，行于五脏六腑"。应用援物比类之法，开阖枢之理，针太溪、足临泣、足三里、曲池、中渚、腕骨治疗此病，无不短期内奏效。为之共治疗二十次，今冬无明显发作，皮肤光泽，鳞屑明显减少。

（九）多发性硬化症

多发性硬化症是以中枢神经系统白质脱髓鞘性病变为特点的自身免疫病，可能是遗传易感个体与环境因素作用而发生的自身免疫过程。此病在世界上分布广泛，各地的发病率不同。此病的脱髓鞘病变可累及大脑半球、视神经、脑干、小脑和脊髓，以白质受累为主。急性期脊髓病变可见节段性肿胀，长期病程的慢性期可见脊髓节段性萎缩变细。多为急性或亚急性起病，病程中的"缓解—复发"不断往复循环是本病的重要特点，且每次复发即逐渐加重。首发症状多为肢体力弱、单眼或双眼的视力减退或失明、感觉异常、肢体疼痛或麻木、复视、共济失调、智能或情绪改变等。体征有肢体瘫痪、视力障碍、眼球震颤、眼肌麻痹以及其他颅神经受损，还有感觉障碍等。此病灶散在多发，症状千变万化，常为大脑、脑干、小脑、脊髓和视神经病变的不同组合构成其临床症状谱。

贾某某，女，40 岁。病发之初，出现肢体瘫痪、视力障碍、眼球震颤、眼肌麻痹以及共济失调等症状。在某某医院诊断为多发性硬化。用激素等治疗症状缓解，唯束带感及下肢麻木、乏力未缓解。来我处求治。

援物比类：《素问·阴阳应象大论》"肾生骨髓"；《素问·脉要精微论》"骨者髓之府。不能久立，行则振掉，骨将惫矣"；《素问·平人气象论》"藏真下于肾，肾藏骨髓之气也"；《素问·阳明脉解》"四肢者，诸阳之本也。阳盛则四肢实，则能登高也"；《素问·生气通天论》"阳气者，精则养神，柔则养筋"；《素问·解精微论》"夫心者，五脏之专精也，目者其窍也……厥则无所见""心者，五脏六腑之主也；目者，宗脉之所聚也，上液之道也；口鼻者，气之门户也。故悲哀愁忧则心动，心动则五脏六腑皆摇，摇则宗脉感，宗脉感则液道开，液道开故泣涕出焉。液者，所以灌精濡空窍者也，故上液之道开则泣，泣不止则液竭，液竭则精不灌，精不灌则目无所见矣，故命曰夺精"。故治疗首选肾原太溪。肾为水脏，受五脏之精而藏，上济心肺，肾之精为瞳子，目之无所见者，实乃肾精不上注于目也。次针足临泣，再针足三里，继取上肢开阖枢之腕骨、中渚、曲池。针刺二十次后，诸症缓解，四肢开始有力。激素减至原来剂量之1/6。半年后，因工作过度劳累及感受风寒等因，病又复发，再次经过针刺，又明显缓解。此病诚属疑难，但针刺能够有效，也可说明中医阴阳离合、开阖枢、援物比类理论之精粹。

（十）婴儿型进行性脊肌萎缩

婴儿型进行性脊肌萎缩又名急性脊肌萎缩症、恶性脊肌萎缩症、脊肌萎缩症 I 型。目前认为，为常染色体隐性遗传，患儿的双亲常有近亲血缘关系。其中，婴儿期发病表现为，出生时多正常，但约有 1/3 出生时肌张力过低；出生后数月至 1 年内（平均 4 个月）发病，表现为肢体无力、肌萎缩、肌张力低下和腱反射消失，关节被动活动时呈过伸位。病变局限于前角细胞，很少累及延髓运动神经核。偶尔累及延髓者，可见舌肌萎缩和肌束颤。对环境反应良好，智能正常。最后，呼吸肌受累，多逝于病后 1～2 年。

患者马某，4 岁。九个月开始发病，经多方诊断，定为进行性脊肌萎缩。虽经多方治疗，罔效，到我处求治。来诊时，四肢肌力 0 级，因脂肪肥厚未见肌束震颤，深浅反射皆未引出。

援物比类：《素问·阴阳应象大论》"肾生骨髓"；《灵枢·本藏》"卫气者，所以温分肉，充皮肤，肥腠理，司开阖者也"；《素问·阳明脉解》"四肢者诸阳之本也，阳盛则四肢实"；《素问·生气通天论》"阳气者，精则养神，柔则养筋"。取穴为太溪、丘墟、足三里、腕骨、曲池，肝、脾、肾俞，命门、上仙。经过三个月治疗，患儿已可自行翻身。治疗一年，四肢、颈项肌力大增，已可随意运动，皮下脂肪有所消减，肌张力明显提高，但仍未能站立。

人部

略论腧穴及针刺论文

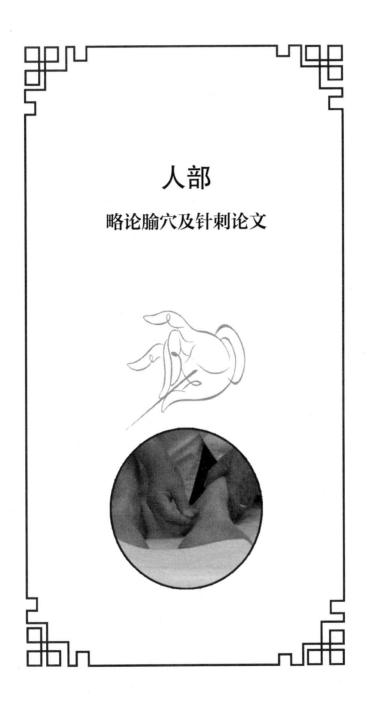

一、浅谈针刺补泻及手法

针刺补泻及手法，早在《黄帝内经》中已颇多论述。奈因该书殆非一时之言，而所撰述亦非出自一人之手，故难免其说不一之处。而后世之针家又因所宗之不同，且为了追求经文中某些针刺效应，如针下寒热等，致使有关补泻及手法之论述更加纷纭，乃至令人愈益莫衷一是。因之笔者不揣简陋，就个人之浅识，结合临证，对之试探讨如下，以就正于同道。

（一）针刺补泻及手法之沿革

《灵枢·九针十二原》云："凡用针者，虚则实之，满则泻之……邪胜则虚之。《大要》曰：徐而疾则实，疾而徐则虚。"对此段文字，《灵枢·小针解》与《素问·针解》之释义就不一致。《灵枢·小针解》释为："所谓虚则实之者，气口虚而当补之也；满则泻之者，气口盛而当泻之也……邪胜则虚之者，言诸经有盛者，皆泻其邪也。徐而疾则实者，言徐内而疾出也；疾而徐则虚者，言疾内而徐出也。"而《素问·针解》却释为："刺虚则实之者，针下热也，气实乃热也；满而泻之者，针下寒也，气虚乃寒也……邪胜则虚之者，出针勿按。徐而疾则实者，徐出针而疾按之；疾而徐则虚者，疾出针而徐按之……刺实须其虚者，留针阴气隆至，乃去针也。刺虚须其实者，阳气隆至针下热，乃去针也。"前者以气口之虚盛而论补泻，这是符合"凡将用针，必先诊脉，视气之剧易，乃可以治也"（《灵枢·九针十二原》）之经旨的。《大要》术式则以徐内疾出为补，疾内徐出为泻，并未要求针下寒热，而后者却以徐出疾按为补，疾出徐按为泻，并以针下之寒热为补泻标志，对邪胜则虚之者又主出针勿按，两者迥然有别。而《素问·刺志论》之"夫实者，气入也；虚者，气出也。气实者，热也；气虚者，寒也。入实者，左手开针空也；入虚者，左手闭针空也"，则与前二者又各有异同。《素问·宝命全形论》曰："刺虚者须其实，刺实者须其虚。"亦未提及寒热。于兹可见《素问·针解》用针疾徐及针下寒热之解释，并不能概括《黄帝内经》补泻及手法之全貌，因而在《八十一难》及《针灸甲乙经》等医籍中，亦未对之加以阐发。只是到了金元以降之宗于《素问·针解》者，为了追求针下寒热以分补泻之目的，遂组合了名色繁多的复式针刺手法，众说虽各有所本，但术式操作终属纷纭。

（二）《黄帝内经》针刺补泻及手法之归纳

《素问·八正神明论》曰："法往古者，先知《针经》也。"故当以《灵枢·小针解》为是。若考诸《黄帝内经》之补泻及手法，除疾徐外，归纳起来大致不外下列数项：

1. 逆顺迎随

《灵枢·逆顺》云："气之逆顺者，所以应天地阴阳四时五行也。脉之盛衰者，所以候血气之虚实有余不足也。"《灵枢·终始》曰："阳受气于四末，阴受气于五脏。故泻者迎之，补者随之，知迎知随，气可令和。"

2. 呼吸迎随，合以天光

《素问·调经论》云："泻实者，气盛乃内针，针与气俱内，以开其门，如利其户；针与气俱出，精气不伤，邪气乃下，外门不闭，以出其疾，摇大其道，如利其路，是谓大泻。

必切而出，大气乃屈……持针勿置，以定其意，候呼内针，气出针入，针空四塞，精无从去；方实而疾出针，气入针出，热不得还，闭塞其门，邪气布散，精气乃得存。动气候时，近气不失，远气乃来，是谓追之。"（动气者，气至为故也；候时者，如待所贵，不知日暮也。如是则已至之近气弗失，未至之远气可令其来。）《素问·离合真邪论》云："吸则内针，勿令气忤；静以久留，无令邪布；吸则转针，以得气为故。候呼引针，呼尽乃去，大气皆出，故命曰泻……必先扪而循之，切而散之，推而按之，弹而怒之，抓而下之，通而取之，外引其门，以闭其神。呼尽内针，静以久留，以气至为故，如待所贵，不知日暮，其气以至，适而自护。候吸引针，气不得出，各在其处，推阖其门，令神气存，大气留止，故命曰补。"《素问·八正神明论》曰："泻必用方，方者，以气方盛也，以月方满也，以日方温也，以身方定也，以息方吸而内针，乃复候其方吸而转针，乃复候其方呼而徐引针，故曰泻必用方，其气乃行焉（方吸内针，气之来也，迎而夺之，恶得无虚）。补必用员，员者行也，行者移也，刺必中其荣，复以吸排针也（员，员活也；行，行其气；移者，导其滞；荣者，血脉也，盖正气不足则营卫不行，血气留滞，故必用员以行之补之）。故员与方，非针也。"

3. 轻重疾徐开阖

《灵枢·九针十二原》云："泻曰必持内之，放而出之，排阳得针，邪气得泄……补曰随之，随之意，若妄之，若行若按，若蚊虻止，如留如还，去如弦绝；令左属右，其气故止，外门已闭，中气乃实。"前者重取、疾入、徐出，不闭其孔为泻；后者轻取、徐入、疾出，且疾闭其孔为补。

4. 浅深开阖

《灵枢·终始》云："补（刺）须一方实，深取之，稀按其痏，以极出其邪气；一方虚，浅刺之，以养其脉，疾按其痏，无使邪气得入……脉实者，深刺之，以泄其气；脉虚者，浅刺之，使精气无得出，以养其脉，独出其邪气。"

5. 旋转开阖

《灵枢·官能》云："泻必用员，切而转之，其气乃行，疾而徐出，邪气乃出，伸而迎之，摇大其穴，气出乃疾；补必用方，外引其皮，令当其门，左引其枢，右推其肤，微旋而徐推之，必端以正，安以静，坚心无解，欲微以留，气下而疾出之，推其皮，盖其外门，真气乃存。"此段文字中，泻必用员的"员"字和切而转之的"切"字同为疾和剧之意，切而转之是"员"的方法，即疾入而重转；补必用方的"方"字作渐解，有徐的含义，方而微旋，即徐入而轻旋。员切和方微，一为疾而重，一为徐而轻。若参合天地开阖之气则左旋而右转，左旋从子，九为子阳数，故左旋九阳数可外行诸阳；右转从午，六为午阴数，因而右转六阴数可内行诸阴。若论指法，则以拇指向前为上、为外、为左、为阳、为补；拇指向后为下、为内、为右、为阴、为泻。

（三）《黄帝内经》针刺补泻及手法之组合

若将上列疾徐、逆顺及呼吸迎随、浅深、轻重、开阖、旋转等刺法予以分别组合，则可构成下列之补泻术式。

补法：因呼内针，轻而徐入（按天人地三部进针）刺浅，左旋行九阳数乃至老阳数，因吸而疾出针，疾闭其孔。

泻法：因吸内针，重而疾入（直插至地部）刺深，右转六阴数乃至老阴数，因呼而徐出针（按地人天三部出针），不闭其孔。

此外，在应用上列补法术式时，结合左旋而略插之，应用泻法术式时，结合右转而稍伸之，则可既易于旋转又易使气至，从而达到"刺虚则实之者，针下热也，气实乃热也；满而泻之者，针下寒也，气虚乃寒也"之效应。但不必拘泥于寒热，因为针下之寒热不只因于手法，尚需结合其他条件，而且寒热也非气调与效之信的唯一标志。

（四）针刺补泻气调之标志

《灵枢·终始》云："凡刺之道，气调而止。补阴泻阳，音气益彰，耳目聪明。反此者，血气不行。所谓气至而有效者，泻则益虚，虚者，脉大如其故而不坚也；坚如其故者，适虽言故，病未去也。补则益实，实者，脉大如其故而益坚也；夫如其故而不坚者，适虽言快，病未去也。故补则实，泻则虚，痛虽不随针，病必衰去。"以及《灵枢·小针解》之"气至而去之者，言补泻气调而去之也……补者佖然若有所得，泻者怳然若有所失"等，均为补泻效应之标志，而必须予以考虑，故不能仅就寒热而论补泻，兹举例说明之。

病案 1 刘某，女，27 岁，农民。1982 年 7 月某日就诊。因悲愤而服未经稀释之敌敌畏 50 mL，经抢救复苏并住院治疗 2 周，继发末梢神经炎。查：四肢痿软，肌肉动，双下肢腓肠肌部疼痛。两脉浮濡沉弱，舌淡红，苔白微腻，舌体震颤。双侧肘腱反射减弱，膝及跟腱反射消失。双手小鱼际肌轻度萎缩，双足下垂，背屈不能。按脾肾受损，宗筋失养，为之用上列补法及《针灸大成》之烧山火等补法。针刺双侧太溪及手足三里，以温补脾肾，调理阳明。在二十次的治程中，除酸麻胀或鱼吞钩感之外，从未取得热感，但病亦痊愈。

病案 2 范某，女，28 岁，护士。时发荨麻疹三年。每逢发作时，需服中西药物 1～2 周方愈，1982 年夏某日又作，风团遍及全身，色赤，遇热加剧。脉浮数，舌质红，苔薄。诊为风热郁于皮腠之瘾疹。肺主皮毛而根于肾，肾者充肌肉，生毫毛，主固密，故为之针太溪，用前列之复式泻法及透天凉等，针下虽未获凉感，而施术完毕，瘾疹立即消退，周身亦无灼热之感。寒者热之，使之不寒；热者寒之，使之不热，即是矣，又何必非求针下之寒热？

病案 3 卢某，男，60 岁。患脑血栓形成及冠心病三年。因阵发性室上性心动过速发作，服药不已，而求针刺。两脉细数，舌质及两颧皆红，苔薄黄，心率 170 次 / 分。按阴虚火旺之怔忡，为之用巨刺法针右太溪，尚未及施行手法即已得气有如鱼吞钩，心率当即恢复 80 次 / 分。

于兹可见，针下寒热是有其特定条件的，如"刺热厥者，留针反为寒；刺寒厥者，留针反为热"（《灵枢·终始》），而不能将补泻之标志就认为是寒热，何况对于某些寒证或热证，即使取得针下寒热的反应，而病不衰去者亦有之。故而"凡刺之属……谷气至而止，所谓谷气至者，已补而实，已泻而虚，故已知谷气至也。邪气独去者，阴与阳未能调，而病知愈也。故曰：补则实，泻则虚，痛虽不随针，病必衰去矣"（《灵枢·终始》）等论述就较为中肯。

（五）针刺补泻气调之条件

针刺得气与否，除手法外，还必须结合时空观念，考虑年之所加、气之盛衰与虚实之所起，亦即"用针之服，必有法则，上视天光，下司八正"（《灵枢·官能》）之意。如《素问·八正神明论》"凡刺之法，必候日月星辰，四时八正之气，气定乃刺之。是故天温日明，则人血淖液而卫气浮，故血易泻、气易行；天寒日阴，则血凝泣而卫气沉。月始生，则血气始精，卫气始行；月郭满，则血气实，肌肉坚；月郭空，则肌肉减，经络虚，卫气去，形独居。是以因天时而调血气也"等精辟论述，不仅仅对针刺之气至与否至关紧要，而且对现代时间医学也颇具启示。"今末世之刺也，虚者实之，满者泻之，此皆众工所共知也。若夫法天则地，随应而动，和之者若响，随之者若影。道无鬼神，独来独往"（《素问·宝命全形论》），诚可谓尽至其义矣。

再者，气血状况亦为针刺气至与否之重要条件。如《灵枢·行针》谈到："百姓之气血各不同形，或神动而气先针行，或气与针相逢，或针已出气独行，或数刺乃知，或发针而气逆，或数刺病益剧，凡此六者各不同行。"可见针刺之效应与气至之迟速，亦必因重阳之人、阳中有阴之人、阴阳和平之人、多阴之人、阴中有阳之人而异。阴阳和平之人，其血气淖泽滑利，故针入而气出疾而相逢；多阴少阳之人，其气沉，故数刺乃知。这些论断亦皆为临床所一再证明，因之也不可忽视。

综上所述，可见对针刺补泻之要求，应以气至为度，气调而止。而气至与气调亦并非一定要通过针下寒热，像有些疾病如晕厥、癔症性强直、过敏性休克等病，往往是在患者尚未感觉之前，即已针到病除。因此，在临床治疗时就应注意避免为了刻意追求针下寒热，而无问其数的一味施行手法，以致造成

《灵枢·九针十二原》所云之"刺之害，中而不去则精泄……精泄则病益甚而恇"之弊。

此外，"用针之要，无忘其神"（《灵枢·官能》），亦为《黄帝内经》所一再强调。如《灵枢·本神》谈到："凡刺之法，先必本于神。"《素问·宝命全形论》云："故针有悬布天下者五……一曰治神……凡刺之真，必先治神……神无营于众物。"《素问·汤液醪醴论》云："形弊血尽，而功不立者何……神不使也……针石，道也。精神不进，志意不治，故病不可愈。"《素问·八正神明论》曰："……神乎神，耳不闻，目明心开而志先，慧然独悟，口弗能言，俱视独见，适若昏，昭然独明，若风吹云，故曰神。"《灵枢·九针十二原》曰："粗守形，上守神……神在秋毫，属意病者。"《灵枢·终始》云："……专意一神，精气之分……必一其神，令志在针。"

小结：本文结合临床实际，试归纳了《黄帝内经》之补泻及手法；探讨了补泻效应之标志，并非一定要求针下寒热；引述了法天则地、合以天光和机体条件与针刺气至与否之关系；判断针刺效应尤需结合三部九候及证候之变化；附录了《黄帝内经》中的心身医学的数项经文。

二、浅谈针刺手法"烧山火"与"透天凉"

针刺补泻与手法，早在《黄帝内经》中已有论述，如《素问·调经论》"有余者泻之，不足者补之"及《灵枢·九针十二原》"凡用针者，虚则实之，满则泻之……徐而疾则实，疾而徐则虚"等是。奈因《黄帝内经》一书，殆非一时之言，而所撰述亦非出自一人之手，故对上列补泻徐疾之释义亦不一致。《灵枢·小针解》云："所谓虚则实之者，气口虚而当补之也；满则泻之者，气口盛而当泻之也……徐而疾则实者，言徐内而疾出也；疾而徐则虚者，言疾内而徐出也。"而《素问·针解》却释为："刺虚则实之者，针下热也，气实乃热也；满而泻之者，针下寒也，气虚乃寒也……徐而疾则实者，徐出针而疾按之；疾而徐则虚者，疾出针而徐按之。"两者显然有别。而《灵枢·官能》"泻必用员……疾而徐出……补必用方……气下而疾出之"等论，则均与《灵枢·小针解》同而异于《素问·针解》，且均未强调针下寒热为补泻之标志。

只是到了金元以降之宗于《素问·针解》者，为了追求针下寒热以分补泻之目的，遂组合了名色繁多的复式手法，众说虽各有所本，但术式操作终属纷纭。如金元之际窦默所著《标幽赋》中之"动退空歇，迎夺右而泻凉；推内进搓，随济左而补暖"。到了明代，徐凤在其《针灸大全》中，才首先提到了泉石所著《金针赋》："考夫治病，其法有八：一曰烧山火，治顽麻冷痹，先浅后深，凡九阳而三进三退，慢提紧按，热至，紧闭插针，除寒之有准。二曰透天凉，治肌热骨蒸，先深后浅，用六阴而三出三入，紧提慢按，徐徐举针，退热之可凭，皆细细搓之，去病准绳。"此后明代李梴也于其《医学入门》中提出了："凡补先浅入而后深，泻针先深入而后浅。凡提插，急提慢按如冰冷，泻也；慢提急按火烧身，补也。如治久患瘫痪，顽麻冷痹，遍身走痛及癫风寒疟，一切冷症，先浅入针而后渐深入针。俱补老阳数，气行针下紧满，其身觉热带补，慢提紧按老阳数或三九二十七数，即用通法，扳倒针头，令患人吸气五口，使气上行，阳回阴退，名曰进气法，又曰烧山火。治风痰壅盛、中风、喉风、癫狂、疟疾瘴热、一切热疟，先深入针，而后渐浅退针，俱泻老阴数，得气觉凉带泻，急提慢按初六数或三六一十八数，再泻再提，即用通法，徐徐提之，病除乃止，名曰透天凉。"继而高武和杨继洲氏也分别提出了类似之手法，其术式与前者亦皆有所异同。其中，不论用何种术式，验之于临床，均可在部分患者中取得凉或热的反应，而不是皆有该等反应。

这就要结合时空和机体条件来看待。如天温日明和天寒日阴，以及月之始生、月之盈虚，皆会影响机体的气血状况，故凡刺之法必候日月星辰、四时八正之气，气定乃刺之。再如《灵枢·行针》云："百姓之血气各不同形，或神动而气先针行，或气与针相逢，或针已出气独行，或数刺乃知。"也指出刺之反应也因人而异，不能强求一致。寒热并非判断效应之唯一标志，因此，在临床中如不考虑上述诸项，单纯用手法追求针下寒热甚至无问其数，则易造成"刺之害，中而不去则精泄……精泄则病益甚而恇"(《灵枢·塞热病》)之弊。

三、浅谈"五门十变"针法

"五门十变"是子午流注针法中，一种运用脏腑经络的夫妻、子母关系来开穴的治疗方法。它不但较诸应用单纯子午流注取穴之范围广泛、及时，而且也更加符合辨证观和《黄帝内经》之刺法，因之广为流传并被古人编入部分著名歌诀中。

根据中医理论，世间之一切事物，无不被阴阳五行所包括，因而人体脏腑经穴之阴阳五行，亦必与天地之阴阳五行相应，人体的生理病理也必然要受到以天干地支所标志的四时气候及昼夜晨昏之影响，所以古人提出了"故治病者，必明天道地理，阴阳更胜，气之先后，人之寿夭，生化之期，乃可以知人之形气矣"（《素问·五常政大论》）之诊治要求，而此等要求也被现代生物钟学说所证实。

子午流注，是应用天人合一的观点来推算人体气血流注状况，再根据日时干支来开穴的一种方法。而"五门十变"则是按五行的生成数将十干中的阳干与阴干，逢五相合，刚柔相配，而演变成五种相合的方式。如甲是阳干，为天干的第一数，逢五相合，一加五为六；天干之第六数为己，己为阴干；将阳甲与阴己相合，阳干为夫，阴干为妻，如是，阳干与阴干所分别代表的穴位则可称为夫妻穴。其余，乙庚、丙辛、丁壬、戊癸，以此类推。兹再举数例歌诀中应用此种方法开穴者，以说明之。

甲己相合之例，如《玉龙赋》提到"阴陵、阳陵，除膝肿之难熬""商丘……丘墟，脚痛堪追"。其中阳陵、丘墟为甲木少阳胆经之穴位，少阳胆与厥阴肝相表里，《灵枢·经脉》谈到"胆足少阳之脉……是主骨所生病"，肝主风且主筋；阴陵与商丘皆为己土脾经之穴位，脾主湿主肉。因此，对膝部、踝部之风湿痹痛等症，这两组穴位就分别有良好的疗效，而且也符合《灵枢·官针》"关刺者，直刺左右尽筋上，以取筋痹，慎无出血"之论断。

乙庚相合之例，如《席弘赋》谈到"手连肩背痛难忍，合谷针时要太冲"。合谷为庚金，阳明大肠经之原穴，阳明主肌；太冲为乙木，厥阴肝经之俞穴，肝主筋，主疏泄。二穴相配既主筋肉又能疏风活血，所以对手连肩背痛就很有效；同时也符合《灵枢·官针》"病在上，取之下"的远道刺法。

丙辛相合之例，如《备急千金要方》提到"后溪并列缺，治胸项有痛"。后溪为丙火，太阳小肠经之俞穴；列缺为辛金，太阴肺经之络穴。二穴相配，对火灼金等因引起之胸项痛，无不奏效。因为此二穴一通督脉，一通任脉故耳；此法同时也符合《灵枢·官针》"输刺者，刺诸经荥输、脏俞也"的经旨。

丁壬相合之例，如《百症赋》提到"委阳、天池，腋肿针下而速散"。委阳为壬水，是手少阳三焦经的下合穴；天池为丁火，是手厥阴心包之穴。三焦可通调水道，天池能清火热，二穴相配，可清热祛湿，故对痰热凝结而致之马刀等症，皆可收效；而且符合《灵枢·官针》"远道刺者，病在上，取之下，刺腑俞也"古刺法。

戊癸相合之例，如《百症赋》谈到"中邪霍乱，寻阴谷、三里之程"。足三里为戊土，足阳明胃经之合穴，善治泻泄且能健脾；阴谷为癸水，少阴肾经之合穴，补足三里培脾土，泻阴谷以制水邪之泛滥。二穴相配，针霍乱吐泻，故可针到病除。此法既符合远道刺，又符合《灵枢·邪气脏腑病形》之"合治内府"之经训。

再如，若根据《素问·阴阳应象大论》"审其阴阳，以别柔刚；阳病治阴，阴病治阳；定其血气，各守其乡"之论断，则夫妻穴又可互用，即用甲经的穴可治己经的病患，用己经的穴可治甲经的病患。如甲木之阳陵可用来柔肝健脾，而己土的三阴交也可用来清泄肝胆之湿热，其余乙庚等皆可类推。

此外，"五门十变"也可用来说明井荥俞经合的相生关系。阴经的井荥俞经合，分别属于五行的木火土金水；阳经的井荥俞经合，分别属于五行的金水木火土。如将五门所分配的十干与十二经所属的天干相配，即可产生以五行相生关系表现出来的母子穴，然后根据病情虚实，而虚补其母，实泻其子。可于本经取穴，亦可异经取穴。

本经：即在本经之五俞穴中，根据五行相生的道理，选取母子穴，如是每经可有二穴。如心经属火，火生土，心经之神门为俞土，故神门为子穴；木能生火，心经的少冲属木，因此少冲即为母穴。于是，可根据本经病候的虚实，而选用母子穴来虚补其母，实泻其子。

异经：任何一经的疾病，根据其虚实，又可选取其子母经的穴位来进行补泻治疗。如肝木之实证，可选用心火之穴位，用泻法以实泻其子；肝木的虚证，则可选取肾经的穴位，用补法以虚补其母，余经类推。

综上所述，可见"五门十变"法既较为符合中医的整体辨证，也符合《黄帝内经》之刺法。不但被古代医家所重视，而且也为现代临床家所应用，同时也为一些歌诀中配方的释义提供了依据。因此提出此文，以就正于同道。

四、浅谈针刺得气

中国传统医学源远流长，其中之针刺疗法，自传说中之上古伏羲制九针至黄帝岐伯问难而成《黄帝内经》，迄今虽已历数千年，非但不衰而且几乎流行于全球。一言以蔽之，是因针灸疗法有其独特的理论、方法和疗效，其"效之信，若风之吹云，明乎若见苍天"（《灵枢·九针十二原》）。至于针刺有效之根本原因，显然是"刺之要，气至而有效"，因此必需"刺之而气至乃去之，勿复针"（《灵枢·九针十二原》）。针刺何以能使气至，而气至之状又若何，古人虽有见其乌乌（如乌之群集），见其稷稷（如谷之繁茂）等有关"机之动，不离其空"之论述，但又以"从见其飞，不知其谁"等"空中之机，清静而微"之论述，令人难以适从。

而今，虽有根据《针灸大成》"气到病所"之"显性感传"及"隐性感传"之见解，但皆不外守其形迹四肢，问其所病，索之于经，按之不得，不知其情之举而已。

唯金·窦默《标幽赋》对气至幽微之论述，举"气之至也，如鱼吞钩饵之沉浮"，这一"杂之毫毛，浑束为一"之说，不仅较易为人所明了，而且将之验之于临床又莫不得心应手。例：偏瘫之五指拘挛屈曲，刺腕骨得气有如鱼吞钩饵之沉浮，五指可立即伸展；疗硬瘫之下肢强直内收，足跗下垂内翻，刺太溪有如鱼吞钩，下肢可立即外展，足跗之下垂、内翻，亦可获暂时之矫正；因水合氯醛中毒而致之昏迷，刺太溪有如鱼吞钩，能即刻使之暂时苏醒，并使缩小之瞳孔复原。此等反应和效果，就绝非调整精专之营、一息脉行几寸者所能比拟。

针刺反应有如鱼吞钩饵之沉浮，实乃已补而实、已泻而虚、谷气已至之兆。

鱼吞钩饵之沉浮，就其状而言，乃如鱼吞钩时鱼漂或鱼竿之沉浮也，或使术者有如垂钓时鱼欲挣脱之感者是，倘能切身垂钓则易知沉浮之谓。

得气有如鱼吞钩饵之沉浮，诚可谓针刺得气之重要标志，已如前述；但因"百姓气血各不同形"，故针刺时又必因人而异。如阴阳和平之人，其气血淳泽滑利，故针入而气出疾而相逢；多阴少阳之人，其气沉而气往难，故数刺乃知。

此外，日月星辰，四时八正之气，亦必影响气至之迟速甚或有无，故刺必法天则地。

五、气穴浅识

基于"用针之类，在于调气""凡刺之道，气调而止"，知气之所在而守其门户，即"知诊三部九候之病脉处而治之"的气穴中，气至与否就尤为至关重要。若能使之气至，则治疗与之相应之疾病即可奏效，效之信若风之吹云。如用"气至病所"形容三部九候病脉处的针下气至，符合后世问其所病，索之于经，通过精专之营使针感传导至某疼痛局部；而对诸如焦虑、抑郁等诸多恍惚来去、错综复杂之病候，往往"慧然在前，按之不得，不知其情"（《素问·八正神明论》），这类病候其取效"气至病所"之机转与前者截然不同。

此外，笔者也探讨了时空、机体条件等与气至与否之关系，并据经文提示，不能将针下气至与否作为判断疾病转机的唯一标志。兹论述如下。

（一）论气穴

《灵枢·官能》曰："是故工之用针也，知气之所在，而守其门户，明于调气，补泻所在，徐疾之意，所取之处。"《素问·八正神明论》云："知其所在者，知诊三部九候之病脉处而治之，故曰守其门户焉。"《灵枢·九针十二原》曰："节之交，三百六十五会。知其要者，一言而终；不知其要，流散无穷。所言节者，神气之所游行出入也，非皮肉筋骨也。"《类经·卷八》注云："神气之所游行出入者，以穴俞为言也。"《素问·气穴论》曰："凡三百六十五穴，针之所由行也……气穴之处，游针之居。"

上列文字说明气穴乃神气所游行出入之门户，三部九候之病脉处，正邪共会之所，是游针之居。因之，将气穴中的针下气纳入腧穴研究之中也诚属必要，如是则不仅对诊治，而且对腧穴之定位、定性，亦将大有裨益。

（二）论调气

《灵枢·九针十二原》云："粗守形，上守神，神乎，神客在门，未睹其疾，恶知其原……粗守关，上守机，机之动，不离其空，空中之机，清静而微。"此段经文在《灵枢·小针解》中有较为详尽的解释，如："粗守形者，守刺法也。上守神者，守人之血气有余不足，可补泻也。神客者，正邪共会也。神者，正气也。客者，邪气也。在门者，邪循正气之所出入也……粗守关者，守四肢而不知血气正邪之往来也。上守机者，知守气也。机之动不离其空中者，知气之虚实，用针之徐疾也。空中之机清静以微者，针以得气，密意守气勿失也。"

唯其中"粗守关者，守四肢……"则令人难以理解，后世医家如马莳、张志聪等，均将之释为四肢关节。考《素问·骨空论》"坐而膝痛，治其机……侠髋为机"，又"坐而膝痛，如物隐者，治其关……腘上为关"，可见"四肢关节"之说欠妥。

"粗守关"之"关"亦非"十二原出于四关"之"关"。十二原所出之四关，非但手不过腕，足不过踝，而且还包括位于腹部的膏之原鸠尾和肓之原脖胦。如若将"粗守关者，守四肢而不知血气正邪之往来也"，诠释为徒守形身四肢门户之关，即气穴之门户，而不知关中"血气正邪之往来"，亦即不知守"空中之机"，似更妥帖。

（三）论气至

《灵枢·九针十二原》云："刺之要，气至而有效。"然而气至之状却也易陈难入。除针下寒热外，如《素问·宝命全形论》之"见其乌乌，见其稷稷，从见其飞，不知其谁"即可证。张景岳将之注为："此形容用针之象，有如此者。乌乌言气至如乌之集也，稷稷言气盛如稷之繁也。从见其飞，言气之或往或来，如乌之飞也。然此皆无中之有，莫测其孰为之主，故曰不知其谁。"

直到金·窦默之《标幽赋》"气之至也，如鱼吞钩饵之沉浮"面世，才使人们对气至有了一个形象生动的概念，将之付诸临床也确实得心应手。然而将鱼吞钩释为针下紧涩则谬矣。紧而疾者邪气未去也，或"不中气穴，则气内闭；针不陷肓，则气不行"（《灵枢·胀论》）也。鱼吞钩饵之沉浮，就其状而言，乃如鱼吞钩时鱼竿或鱼漂之沉浮也，或使术者有鱼欲挣脱之感为是，如：刺太溪治疗偏瘫或截瘫之足下垂时，伴随电击感，可使患者之足跖反复伸屈，腓肠肌及股四头肌等开、阖、枢相关之组织亦可呈现强烈伸缩；刺腕骨时，伴随电击样反应，开、阖、枢相关掣不可伸屈之五指可立即抖动并伸展，诚如鱼欲挣脱之状。倘能切身垂钓，则易知沉浮之谓。

（四）论气调

此外，时空及机体条件也与气至与否相关，如：天温日明，则人血淖液而卫气浮，故血易泻，气易行；天寒日阴，则血凝泣而卫气沉，气至亦难。

《灵枢·行针》云："百姓之血气各不同形，或神动而气先针行，或气与针相逢，或针已出气独行，或数刺乃知……"如刺阴阳和平之人，其血气淖泽滑利，故针入而气出疾而相逢；多阴少阳之人，其气沉而气往难，故数刺乃知。针下紧而疾者，用动退空歇迎夺、右而泻之之法调之，针下徐而和则去之；如闲处幽堂之深邃者，用推内进搓随济、左而补之之法调之，针游于巷徐而和乃去之。迎之随之，术者亦尽可应用各自习惯之补泻术式调之，使之气调而止。唯不可仅拘泥于针下气，尤其对其阴气多而阳气少、阴气沉而阳气浮之针已出气独行者而言。故尚需参照其他有关气至之标志，如《灵枢·终始》谈到"凡刺之道，气调而止。补阴泻阳，音气益彰，耳目聪明，反此者气血不行。所谓气至而有效者，泻则益虚，虚者脉大如其故而不坚也，坚者如其故者，适虽言故，病未去也。补则益实，实者脉大如其故而益坚也，夫如其故而不坚者，适虽言快，病未去也。故补则实，泻则虚，痛虽不随针，病必衰去……所谓谷气至者，已补而实，已泻而虚，故以知谷气至也。邪气独去者，阴与阳未能调，而病知愈也。故曰补则实，泻则虚，痛虽不随针，病必衰去矣"者是。

六、略论阿是穴

安徽中医学院、上海中医学院编著，上海科学技术出版社1987年出版的《针灸学辞典》谈到：

阿是穴指按压痛点取穴，《备急千金要方·灸例》曰："吴蜀多行灸法，有阿是之法。言人有病痛，即令捏其上，若里当其处，不问孔穴，即得便快，（《普济方》作'或'）痛处即云'阿——是'，灸刺皆验。故曰阿是穴也。"意指按捏其病痛部位，病人感到舒适（快，或疼痛处）就可以作为针灸的穴位。"阿"，原指对痛感的惊叫声。此法与《灵枢·经筋》"以痛为输"及后人所称的"天应穴"同义。

天应穴同阿是穴。《玉龙经》注："不定穴，又名天应穴，但疼痛便针。参见不定穴条。"

不定穴与《灵枢》所说的"以痛为输"和《备急千金要方》所称的"阿是穴"同义。

兹就上列文字讨论如下："阿"，原指对痛感的惊叫声，此说不妥。《备急千金要方·灸例》中已明示即得便快或痛处二者皆云"阿是"，故不宜再单独将"阿"释为"原指对痛感的惊叫声"。

"不定穴，又名天应穴，但疼痛便针"和"即令捏其上，若里当其处，不问孔穴，即得便快"不同义，和《灵枢》治经筋病的"以痛为输"更不同义。

《灵枢·四时气》云："灸刺之道，得气穴为定。"《灵枢·刺节真邪》云："用针者，必先察其经络之实虚，切而循之，按而弹之，视其应动者，乃后取之而下之。"

唐·孙思邈为此不仅提出了指寸取穴法，绘制了《明堂经图》，考据了经外奇穴，而且发掘了当属"刺家不诊，听病者言"（《素问·长刺节论》）范畴的"阿是"取穴法。故其所取之"阿是穴"亦必为气穴之处，游针之居，或以溢奇邪、以通荣卫的三百六十五穴会，或以行荣卫、以会大气的肉分之间、溪谷之会；而绝非"但疼痛便针"之处。

《灵枢·背腧》云："则欲得而验之，按其处，应在中而痛解，乃其腧也。"故可"无问孔穴"。

《素问·调经论》曰："血气与邪并客于分腠之间，其脉坚大，故曰实；实者外坚充满，不可按之，按之则痛……寒湿之中人也，皮肤不收，肌肉坚紧，荣血泣，卫气去，故曰虚；虚者聂辟，气不足，按之则气足以温之，故快然而不痛。"此等"视其应动者，乃后取之而下之"及"按其处，应在中而痛解，乃其腧也"，皆先于"阿是"之"睹其应"法。

"天应""不定"者，乃"荣卫稽留，卫散营溢，气竭血着，外为发热，内为少气，疾泻无怠，以通荣卫，见而泻之，无问所会"（《素问·气穴论》）之事也。

《灵枢·经筋》云："其病……治在燔针劫刺，以知为数，以痛为输……经筋之病，寒则反折筋急；热则筋弛纵不收，阴痿不用。阳急则反折，阴急则俯不伸。焠刺者，刺寒急也，热则筋纵不收，无用燔针。"

可见，燔针劫刺是治经筋寒急者之法，"以知为数，以痛为输"是其取穴方法，而后世之注释却颇含混。如马莳说："知则准其刺之之数，其所取之俞穴，即痛处是也。"张介宾谈到："以知为数，知其气至为度也；以痛为输，即痛处是穴也。"张隐庵认为："知者，血气和而知其伸舒也；以痛为输者，随其痛处而即为所取之输穴也。"在丹波元简《灵枢识》（人民卫生出版社 1984 年出版）中谈到："《方言》云：南楚病愈谓之差，或谓之间，或谓之知。知，通语也。"在河北医学院校释的《灵枢经校释》（人民卫生出版社 1982 年出版）中提到："知，治病获效或病愈的意思；数，指针刺次数的限度。"

诸说令人莫衷一是。

考《灵枢·禁服》："凡刺之理，经脉为始，营其所行，知其度量，内次五脏，外别六腑，审察卫气，为百病母。"《灵枢·卫气》云："能别十二经者，知病之所生……知六腑之气街者，能知解结契绍于门户，能知虚实之坚软者，知补泻之所在。能知六经标本者，可以无惑于天下。"《灵枢·官能》曰："用针之理，必知形气之所在，左右上下，阴阳表里，血气多少，行之逆顺，出入之合，谋伐有过，知解结，知补虚泻实……是故工之用针也，知气之所在，而守其门户。"《素问·宝命全形论》曰："知腑脏血气之诊。"《素问·疏五过论》云："治病之道，气内为宝，循求其理，求之不得，过在表里，守数据治，无失俞理，能行此术，终身不殆。"《素问·缪刺论》曰："凡刺之数，先视其经脉，切而从之，审其虚实而调之；不调者，经刺之。有痛而经不病者，缪刺之；因视其皮部有血络者，尽取之，此缪刺之数也。"通过上列经文可见，"以知为数"之"知"，是"知其度量"之"知"；是"能知虚实之坚软者，知补泻之所在"之"知"；是"用针之理，必知形气之所在……知解结，知补虚泻实……知气之所在而守其门户"之"知"；是"知腑脏血气之诊"之"知"；是医患皆知之"知"；是"数刺乃知"之"知"。"以知为数"之"数"，是"守数据治，无失俞理"之"数"；是"凡刺之数"之"数"，是"数刺乃知"之"数"。

"以痛为输"是根据痛处，再通过"审于调气，明于经隧，左右肢络，尽知其会……知其所在而守其门户"（《灵枢·官能》），也就是通过"以知为数"，来确定与痛相关的气穴或孙络、溪谷之会。《素问·调经论》云："病在筋调之筋……燔针劫刺其下与急者。"《灵枢·官针》云:"焠刺者,刺燔针则取痹也……恢刺者,直刺傍之,举之前后恢筋急,以治筋痹也……关刺者,直刺左右尽筋上,以取筋痹。"《素问·长刺节论》云:"病在筋,筋挛节痛,不可以行,名曰筋痹。刺筋上为故,刺分肉间,不可中骨也,病起筋炅病已止。"考《素问·五脏生成》曰:"诸筋者,皆属于节。"《素问·调经论》云:"病在筋,调之筋……燔针劫刺其下。"《灵枢·官针》云:"直刺傍之,举之前后恢筋急……直刺左右尽筋上。"《素问·长刺节论》云:"刺筋上为故,刺分肉间。"可知所刺者皆为游针之居,并非痛处。

《灵枢·邪气脏腑病形》云:"刺此者,必中气穴,无中肉节。中气穴则针游于巷,中肉节则皮肤痛……中筋则筋缓。"《灵枢·胀论》云:"不中气穴,则气内闭;针不陷肓,则气不行;上越中肉,则卫气相乱,阴阳相逐。"此二则也当为"但疼痛便针"者戒,以免"受师不卒,妄作杂术,谬言为道,更名自功,妄用砭石,后遗身咎"(《素问·征四失论》)。

"阿是"乃取穴之法,故称"阿是之法",用"阿是之法"所取之穴,称"阿是穴",是神气游行出入之所,也是正邪相会之处。其实在《备急千金要方·灸例》"吴蜀多行灸法,有阿是之法"以前的《黄帝内经》中,对此类取穴方法即有详尽的论述。

后世的"不定穴,又名天应穴,但疼痛便针"和"阿是穴"不同义,与《灵枢·经筋》的"以痛为输"更不同义,"以痛为输"是随痛处,通过"以知为数"而取得的焠刺的腧穴,不是"但疼痛便针"。

"阿是之法"之言人有病痛,即令捏其上,即得便快或痛处，说明已"里当其处"，其处即气穴及孙络溪谷之会，故无须再问孔穴。但"阿是穴"中也不能排除同为孙思邈所重视的某些源出"阿是之法"的经外奇穴。如《备急千金要方》谈到"目卒生翳，灸大指节横纹三壮""卒淋，灸外踝尖七壮"等是，但多用灸法。"阿是"虽云"灸刺皆验"，却列于《备急千金要方·灸例》，可见某些非"里当其处"之"奇穴"或痛处，是只宜灸而不宜针的。若皆"但疼痛便针"，还能称为针灸学吗？

《素问·气穴论》谈到"凡三百六十五穴，针之所由行也……孙络三百六十五穴会……见而泻之，无问所会……溪谷三百六十五穴会……其小痹淫溢，循脉往来，微针所及，与法相同"等，乃针刺取穴之要。此外，尚需考虑到病有浮沉，刺有浅深，各至其理，无过其道，如"刺骨者无伤筋，刺筋者无伤肉，刺肉者无伤脉，刺脉者无伤皮，刺皮者无伤肉，刺肉者无伤筋，刺筋者无伤骨"（《素问·刺齐论》），以及"刺跗上，中大脉，血出不止，死。刺面中溜脉，不幸为盲。刺头，中脑户入脑，立死……刺缺盆中，内陷气泄，令人喘，咳逆……刺膝膑，出液为跛"（《素问·刺禁论》），皆"受术不通，人事不明"所致之"过其道"的流弊。

管窥之见，敬请同道及先辈批评指正。

七、体表经穴定位浅识

通过理论研讨，使十四经之体表定位标准化、规范化，以便于教学口径上之统一，固属必要；而对所有穴位，皆能圆满其说，且能使之经受临床之检验，则非易事。兹援部分古今医籍有关穴位之论述，结合临床，以探讨之。

《黄帝内经》中固属有《灵枢·禁服》谈到"凡刺之理，经脉为始，营其所行，知其度量，内刺五脏，外刺六腑"，以及《灵枢·脉度》《灵枢·骨度》等亦有关于取穴之论述，然而由于"经脉十二者，伏行分肉之间，深而不见……诸脉之浮而常见者，皆络脉也"（《灵枢·经脉》），加之"人经不同，络脉异所别也"（《灵枢·经脉》）等因素，致使难以仅通过度量使腧穴标准化。

穴者，乃神客之门，故称气穴，杨上善《太素》气穴注："三百六十五穴，十二经脉之气发会之处，故曰气穴也。"张志聪《黄帝内经灵枢集注》曰："按《素问》有气府论、气穴论，总属手足三阴三阳之经脉。而分府与穴者，谓腑者藏也，压遏血气之藏于内也；穴者窟也，气从此而出入者也。窟，亦即空也。"《素问·气穴论》谓："气穴之处，游针之居。（能于游针者，其处必空也）……气穴三百六十五，以应一岁……孙络三百六十五穴会，亦以应一岁，以溢奇邪，以通荣卫……肉分之间，溪谷之会，以行荣卫，以会大气……"张介宾《类经》提到："孙络之云穴会，以络与穴为会也。穴深在内，络浅在外，内外为会，故曰穴会……肉之会依乎骨，骨之会在乎节，故大节小节之间，即大会小会之所，而溪谷出乎其中。凡分肉之间、溪谷之会，皆所以行荣卫之大气者也……有骨节而后有溪谷，有溪谷而后有穴俞，人身骨节三百六十五，而溪谷穴俞应之，故曰穴会，亦应一岁之数。"这就更加说明腧穴之所在必为孙络穴会，骨之大节小节、分肉之间、溪谷之会等空处，亦即古人所谓之"陷者中"是也。因此，为腧穴定位切不可拘泥于分寸及某些解剖标志，而忽略"陷者中"，否则反易失真，兹举例说明之。

（一）太溪

《灵枢·本输》云："太溪，内踝之后，跟骨之上，陷者中也。"此等定位虽貌似模糊，而实际要求则为以陷者中为是，故其实质较诸《针灸大成》之"足内踝后五分"以及教材《针灸学》之"内踝高点与跟腱之间凹陷中"更为精确。因为太溪穴并不见得皆在内踝后五分或内踝高点与跟腱之间，而就是在内踝之后、跟骨之上，陷者中也，凹陷居于何处，何处即是次穴，而此凹陷却又常常高于内踝高点之上，从而刺之，则可获得有如鱼吞钩饵之得气反应。

（二）昆仑

《灵枢·本输》云："昆仑在外踝之后，跟骨之上。"此穴《资生经》引《明堂》有上昆仑、下昆仑之说，今虽已不详，但也可说明此穴可上可下，而实际临床时通过循扪切按，恰于外踝高点之上与跟腱之间，才易找到凹陷，刺此凹陷处，才能得气有如鱼吞钩饵之沉浮。至于《针灸甲乙经》描述此穴之"细动脉应手"及《针灸大成》之"足外踝后五分"，诚属多余。

此外，取穴方法对于腧穴定位亦至关重要，如：

小海穴，《灵枢·本输》曰："小海在肘内大骨之外，去端半寸，陷者中也，伸臂而得之。"其部位描述虽似模糊，但以之为参考，伸臂在尺骨鹰嘴与肱骨内髁之间，即可轻易触到"陷者中"，而且其麻应指，较《针灸甲乙经》《针灸大成》等之屈肘易取。

养老穴，《针灸甲乙经》谓："养老，手太阳郄，在手踝骨上一空，腕后一寸陷者中。"《针灸腧穴图考》谈到："以指按踝骨令表腕内转，一空见矣。"又法，屈肘，手掌向上，以指尖摸尺骨茎突有一骨缝即是，如转动手掌，其缝即闭（见《针灸甲乙经校释》）。此穴分明在手踝骨上，转手骨开一空中，亦即尺骨茎突尺侧，转手骨开之隙中是也。而于尺骨茎突上方桡侧缘之凹陷中取穴，则不仅失手踝骨上一空之义，而且亦非手太阳之所过矣。

八、针灸取穴贵在精少

远在二千多年前成书的中国最早医学专著《黄帝内经》中，即有九针及灸焫之法的记载，史书《左传》则有秦医缓为晋侯诊疾，因病入膏肓而攻（灸）不可达、针之不及的描述，由此可见中国针灸历史之悠久。而据报道，目前世界卫生组织仅将43种疾病列为针灸之适应证，看来有一些人士对针灸这一独特疗法，尚缺乏深刻认识。事实上，针灸疗法可治疾病的范围十分广泛。治疗如若取穴精少，不必一病动辄十数针，甚至数十针之繁多，枉使病人因"苦以针"而视针灸为畏途，则针灸将更加普及。

《黄帝内经》所列针灸治疗之疾病，大多只取一两个穴位，极少过多者。其他许多古典医学著作所载，莫不如是。

如《史记·扁鹊仓公列传》记述："扁鹊曰：若太子病，所谓'尸厥'者也……以取外三阳五会，有间，太子苏。"可谓一针见效。

《三国志·魏书·方技传》云："华佗……其疗疾……若当灸，不过一两处，每次不过七八壮，病亦当除；若当针，亦不过一两处，下针言'当引某许，若至，语人'，病者言'已到'，应便拔针，病亦行差。"由此可见认证之精，取穴之少，技术之高超。用针伊始，就能预示病人该有什么感觉。

古之用针精少，而今尤应如此，这就须"先得其道，稀而疏之"（《灵枢·官能》），即在取穴用针之前先充分运用多种诊断知识，"以起百病之本"（《汉书·艺文志·方技略》），使"治之极于一"（《素问·移精变气论》）。澄其源而流自清，灌其根而枝乃茂，如是，自可用针稀疏。

也诚如《黄帝内经》所述，"夫圣人治病，循法守度，援物比类，化之冥冥，循上及下，何必守经"（《素问·示从容论》），否则，"不知比类，足以自乱"（《素问·征四失论》）。此说十分重要，今人亦需借重援物比类法，以达用针稀疏之诊治水准。

针灸学乃多学科之交叉而应用整体动态平衡观，进行分析，而后综合以诊治疾病的一门科学。随着中医针灸辨证分型越来越细，高度的综合也就更加必须。如若不然，面对浩如烟海之证型而不比类，又如何能做到用针取穴精少稀疏呢？

九、中国针灸新世纪发展之管见

发展针灸学术，临床研究思路至关重要。通过研究评价为传统经验和理论提供新的科学依据固属必要，但当务之急应是评价针灸临床疗效之研究，而且不能仅用现代医学的方法来评价，因为有些传统中医的症状用现有的检测手段尚不能检测或难以检测。如《中医病证诊断疗效标准》中所列的非器质性因素导致的不寐、郁病、癫病、狂病、阳痿、遗精、心悸、自汗、盗汗、便秘、中暑、月经先后无定期、月经过少、闭经、经行身痛、经行泄泻、经行口糜、妊娠恶阻、产后大便难、产后缺乳、阴挺、狐惑等疾病，用针灸治疗有良好的疗效，但这些疾病的疗效往往难以单纯用现代医学手段定量定性位测评价。

早在公元前，中医就制定了诊治疾病的方法和准则，如《周礼·天官·冢宰》谈到："岁终则稽其医事，以制其食：十全为上，十失一次之，十失二次之，十失三次之，十失四为下。"

《史记·扁鹊仓公列传》载："病名多相类，不可知，故圣人为之脉法，以起度量，立规矩，县权衡，案绳墨，调阴阳，别人之脉各名之，与天地相应，参合于人。故乃别百病以异之，有数者能异之，无数者同。然脉法不可胜验，诊疾人以度异之，乃可别同名，命病主在所居。今臣意所诊者，皆有诊籍。所以别之者，臣意所受师方适成，师死，以故表籍所诊，期决死生，观所失所得者合脉法，以故至今知之。"

至东汉末，仲景进一步提出了"平脉辨证"，以证断病，辨证施治，而令辨证审因更加完善——既然能用辨证的方法诊断，就该用辨证的方法评价。

《针灸临床研究方法指南》谈到："针灸是在东方哲学的基础上发展成为中医的一个分支，这种哲学主张用整体方法来调整身体的平衡……研究人员应充分地表达出针灸的传统知识与经验……一个好的针灸临床项目，应当在理解并结合传统与现代医学知识的过程中实施完成，传统与现代医学的诊断标准都可以使用。"此外，在其附件中也提到了"临床研究上的提高并不意味着针灸的疗效只能按照现代医学的方法来评价"。这些观点都是难能可贵的。然而，应该明了此分支乃"三世医学"之一，故称针道。"道之为物，惟恍惟惚，惚兮恍兮，其中有象；恍兮惚兮，其中有物。窈兮冥兮，其中有精，其精甚真，其中有信。自古及今，其名不去，以阅众甫。"（《老子·第二十一章》）"大成若缺，其用不弊；大盈若冲，其用不穷。"（《老子·第四十五章》）在对"暗物质""反物质"等研究，先进科学尚未完全明了之前，《黄帝内经》"针道"尚属于形而上之道，仅用现有的检测手段妄下结论是不科学的。

"知不知，上；不知，知，病。夫惟病病，是以不病。"（《老子·第七十一章》）"道可道，非常道；名可名，非常名。无，名天地之始；有，名万物之母。故常无欲以观其妙；常有欲以观其徼。此两者，同出而异名，同谓之玄，玄之又玄，众妙之门。"（《老子·第一章》）这就启示人们对传统中医不要强不知以为知，更不可仅用现代医学手段检测中医的疗效。应该专门设立应用传统中医诊断、并用传统医学理论检验疗效的机构和项目。

"上士闻道，勤而行之。中士闻道，若存若亡。下士闻道，大笑之；不笑，不足以为道。"（《老子·第四十一章》）否则，不了解中医理论体系者反会讥笑中医"不科学"。

1. 关于辨病、辨证及中西病名对应

始见于《周礼》的疾和病，到《黄帝内经》时代已有十二经是动则病、是主……所生病、热病、杂病等记载。至汉末仲景为《伤寒杂病论》以平脉辨证而格物致知，设六经及脏腑等病脉证并治，以论疾病，始见"辨证"一词。仲景为该书虽撰用了《素问》《九卷》及《八十一难》等方技，并运用了经络腑腧，但总属侧重方脉之著述。而针灸又毕竟有其"凡刺之理，经脉为始"(《灵枢·禁服》)，"凡刺之道，毕于终始……必先通十二经脉之所生病，而后可得传于终始，故阴阳不相移，虚实不相倾，取之其经"(《灵枢·终始》)等法则。不然，像十二经是动病，及六阳之手阳明是主津、足阳明是主血、手太阳是主液、足太阳是主筋、手少阳是主气、足少阳是主骨及其所生病，以及开、阖、枢失司等寓援物比类于其中之生理功能和病理变化，则难以仅用方脉之辨证概括或取代。

通过症状辨别疾病的发生、发展、转归和预后等不同阶段的差异是辨证，辨证就是辨病，是辨病的证。

中医病名已如前述，西医病名也不尽然，故此不宜轻易对应中西病名。如《中医病证诊断疗效标准》就将狐惑病类为白塞综合征（Behcet Syndrome）。此病西医认为病因不明，近来虽然有人将之与免疫机制相联系，但尚无充分论据。此病病名亦不统一，还有称其为白塞氏病者，也有称其为口—生殖器—眼三联征者。中医文献亦未见此病的详尽记载，只是《金匮要略·百合狐惑阴阳毒证治第三》有如下一段文字："狐惑之为病，状如伤寒，默默欲眠，目不得闭，卧起不安，蚀于喉为惑，蚀于阴为狐，不欲饮食，恶闻食臭……初得之三四

日，目赤如鸠眼。"如是，即将之类为白塞综合征。权且不论
"目赤如鸠眼"究属狐惑抑或阴阳毒，尚难定论，仅就狐惑之
蚀喉而论，就和白塞氏综合征有异。后者的溃疡是见于颊黏
膜、舌、牙龈及唇，而非蚀于喉。早在《黄帝内经》等典籍中
对口腔咽喉就有详尽的解剖记载，因之，仲景也绝不会以喉概
括口腔中的诸多部位和器官。此外，若将狐惑之"其面目乍
赤、乍黑、乍白，蚀于上部则声喝（一作嗄）……蚀于下部则
咽干……蚀于肛者"等与白塞综合征两相对照，就更加有别。

2. 经穴定位

《灵枢·经脉》曰："经脉十二者，伏行分肉之间，深而不
见……诸脉之浮而常见者，皆络脉也。""人经不同，络脉异所
别也。"《素问·气穴论》曰："气穴之处，游针之居。"穴者，
神客之门，故称气穴；穴者窟也，窟即空也。故而有些经穴是
不能拘泥于尺寸而规范化的，如太溪、昆仑等，详见前文之
《体表经穴定位浅识》。

综上所述，归纳如下：

（1）通过临床试验研究检验针刺疗效为之提供新的科学依
据，同时也应该设置一个用传统医学概念检验疗效的机构，用
以引导和主持临床研究并制定传统医学的疗效标准。如是则可
实事求是地扩大有效病种，留待尚需继续发展的现代实验研究
去认同。

（2）中西病名对照，切勿牵强附会。

（3）研究中也要注意到"人经不同，络脉异所别也"及
"气穴"的定义。

《古法针刺举隅》原版后记

笔者之于中国传统医学，自闻而学，学而知，知而好，乃至力求能从容于其道，因之而乐。虽历五十余载，奈因经典古籍，其文义高古，寓意渊微，上极天文，下穷地纪，中悉人事，意欲融会贯通，实非易事。《灵枢·经别》曰："夫十二经脉者，人之所以生，病之所以成；人之所以治，病之所以起；学之所始，工之所止；粗之所易，上之所难。"以及《素问·移精变气论》谓："暮世之治病也则不然，治不本四时，不知日月，不审逆从；病形已成，乃欲微针治其外，汤液治其内。粗工凶凶，以为可攻，故病未已，新病复起。"莫不道其难也。故书中所列验案，在诊疗时，虽曾援引并效法诸如"览观杂学，及于比类……循法守度，援物比类，化之冥冥，循上及下，何必守经"（《素问·示从容论》）及"理色脉而通神明，合之金木水火土，四时八风六合，不离其常，变化相移，以观其妙，以知其要……治之极于一"（《素问·移精变气论》）等理论，但限于水平，对其中"若视深渊、若迎浮云"（《素问·疏五过论》）之疑难杂症之论断，仍难免错讹不当之处，尚希读者见谅，并惠予批评指正。

乙亥张士杰于京华

附录

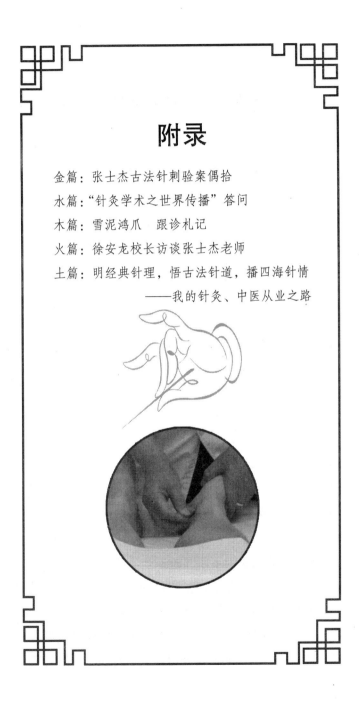

金篇：张士杰古法针刺验案偶拾

业师张士杰系北京鼓楼中医院主任医师，中国针灸学会常务理事，卫生部中医国促会会诊中心顾问。业医40余年，擅长应用"援物比类"及"得气有如鱼吞钩饵之沉浮"等古法诊治疾病，取穴少，针感强，疗效好，曾发表多篇论文并著有《古法针刺举隅》一书。兹将验案举3例供同道参考。

一、白塞氏病

张×，女，30岁。患白塞氏病十余年，虽未间断治疗但不已。怀孕3次非宫外孕即流产。1986年7月来诊。诉：十余年来时发口腔及阴部溃疡，双目亦时而发炎，伴心悸、失眠、腰酸膝痛、四肢乏力、月经不调、腹痛腹泻及食纳呆滞等症。查：脉浮濡，舌淡有痕，苔白微腻。左颊黏膜、舌缘、齿龈及唇之右内侧，可见不规则或圆形溃疡多处，深浅不一，边缘清楚，基底红晕，底面中央有黄色坏死，伴剧痛。阴道及阴唇亦有类似之溃疡数处。眼科表现为复发性虹膜睫状体炎伴前房积液。

西医认为此病病因不明，近来虽有人提出此病与免疫异常有关，但尚缺少充分依据，致使病名也难统一，因其累及多器官而出现多种症状，故尚有称之为白塞综合征（Behcet Syndrom）者。中医典籍亦未见有关此病之详尽记载，只是《金匮要略·百合狐惑阴阳毒证治第三》有如下一段文字："狐惑之为病，状如伤寒，热默欲眠，目不得闭，卧起不安。蚀于喉为惑，蚀于阴为狐，不欲饮食，恶闻食臭……初得之三四日，目赤如鸠眼。"于是就有人将白塞氏病与之相类。权且不论"目赤如鸠眼"究属狐惑抑或阴阳毒，仅就狐惑之蚀喉而论就和白塞氏病有所差异。白塞氏病之口腔溃疡是见于颊黏膜、舌、齿龈及唇，而非蚀于喉。早在仲景以前之典籍中即有口腔器官之解剖概念，因之仲景绝不会以喉概括口腔中之诸多解剖部位，何况类似蚀于喉之疾病而今也见于临床及文献，如由肠道病毒所致的疱疹性咽峡炎，就只见于咽峡及软腭，也就是《金匮要略》所谓之喉，而不是颊黏膜、舌、齿龈及唇。若将狐惑之"其面目乍赤乍黑乍白，蚀于上部则声喝（一作嗄）……蚀于下部则咽干……蚀于肛者"等，以及与蚀喉或蚀阴同时发生的"状如伤寒，默默欲眠，目不得闭，卧起不安"等症与白塞氏病两相对照，其差异又何止毫厘。即使如此，中医病症诊断疗效标准还是根据辨证将白塞氏病分为湿热毒结、肝肾阴虚、脾肾阳虚三类，并因之而论治，这也就避免了牵强附会而致之流弊。

治疗取太溪。用因呼纳针（患者呼气时进针），轻而徐入，左旋行九阳数（拇指向前推动九次）乃至老阳数（即未得气可继续行九阳数之意），直至得气有如鱼吞钩饵之沉浮（有电击感及其反应），亦即气调。乃因吸而发针（即于患者吸气时出针），疾闭其孔。隔日一次。未及二十次症征皆已。为巩固疗效，防止复发，每周一次，又为之针刺二十次，迄今已逾十载，仍未复发。

按：足少阴肾乃先天之本，受五脏六腑之精而藏之，滋肝木复贯中土而上济心肺，假卫气以温分肉，充皮肤，肥腠理而司开阖。肾者主蛰，乃封藏之本，肾失所藏则固密无权，是以感邪而发是病，故为之针刺肾原太溪以调治。现代医学文献，均认为此病当避免注射或针刺，而且将针刺反应阳性列为本病诊断标准之一。此例于针刺初期也的确于所刺之处出现红色丘疹，甚至脓疱，二三日后方消退，以至不得不时而用肾经之邻近穴位透刺太溪，但针数次后，即不再发生该阳性反应。

二、病毒性脑炎后遗失语及肢体障碍

刘×，男，7岁。1997年11月20日就诊。患儿于1997年10月13日，因病毒性脑炎住院，经对症治疗好转。于1997年10月27日出院。遗有语言功能障碍及肢体活动功能障碍，经CT检查为脑萎缩。出院后立即就诊于某中医院，服中药及针刺治疗一个月，肢体障碍有好转，但失语依旧，故前来要求为之诊治。查：脉沉弱，舌淡且轻度萎缩，不能伸至唇外，苔白微腻，面色萎黄，神情呆滞，除哭叫外，不能发出其他声音。右上肢平举、抬高、外展、外旋、背屈皆障碍。肘、腕及五指关节屈曲，嘱其用右手试持物时，前臂及手五指强烈震颤，尤其于接近目标时震颤愈益剧烈，静止时震颤消失。行走时摇动不稳，状似醉态，跨步较大，足着地轻重不等，有向患侧倾跌趋势，两手摇摆不自然，右肘屈曲，动作笨拙而快慢不齐。指鼻试验，右指于闭目时明显误差；翻手试验右手旋转过度，内收拇指朝向下方，右上肢反冲力消失；振子样运动，误指试验呈阳性反应；右肱二头肌张力增高，反射活跃；股四头肌反射有小腿向前后振荡数次之振子样现象；跟膝胫试验由于辨距困难，双下肢动作性震颤强烈，而不时滑向小腿外侧，尤以右下肢为剧；起身试验时臀部躯干联合屈曲，从而两腿明显抬高。

治疗：取太溪、足临泣、右腕骨及廉泉穴，用例1之刺法。除廉泉外，皆使之得气有如鱼吞钩，至第四次时，右手虽尚震颤，但已能伸展且能持物，双下肢步态亦好转，舌也可伸出唇外且能发声叫"爸"。第六次后，已能发出部分双音节词，唯极费力且字音含混。第十二次后，语言爆发已明显缓解且能复诵多音节词汇，上下肢症状和体征也大为改善。共针四十次，语言恢复正常，肢体之症征亦尽皆消失，脑CT复查亦近正常。

按：《灵枢·忧恚无言》"咽喉者，水谷之道也；喉咙者，气之所以上下者也；会厌者，音声之户也；口唇者，音声之扇也；舌者，音声之机也；悬雍垂者，音声之关也；颃颡者，分气之所泄也；横骨者，神气所使主发舌者也……人卒然无音者，寒气客于厌，则厌不能发，发不能下，至其开阖不致，故无音……足之少阴，上系于舌，络于横骨，终于会厌。两泻其血脉，浊气乃辟。会厌之脉，上络任脉，取之天突，其厌乃发也"。故为之首选双侧肾原太溪及肾之结穴廉泉代天突以治失语。少阴为枢，枢折则脉有所结而不通，少阳属胆，行身之侧，少阳枢折则骨摇而不安于地，故辅足临泣以治少阳枢折之骨摇而不安于地。阳气者，精则养神，柔则养筋。巨阳者诸阳之属也。其脉连于风府，故为诸阳之主气。《灵枢·经脉》"膀胱足太阳之脉……是主筋所生病"；《灵枢·终始》"手屈而不伸者，其病在筋……在筋守筋"。手足太阳同气，故又刺手太阳之腕骨，以调肘腕及五指之屈曲。诸穴合用，共奏良效。

三、突发性耳聋

半田×，男，9岁，日本人。1996年7月7日，自觉周身关节疼痛，7月8日高热，继而结膜充血，口唇糜烂，并迅速扩展至全身，遂于7月9日入院，诊为"多形浸生性红斑，流泪，感音性难听"，予对症治疗，10天后热退。住院20天，因左耳失聪及流泪不止而转院，诊为多形糜烂性红斑（Stevens-Johnson Syndrome）后遗难听及流泪。住院1个月，其间于8月22日发现血尿，考虑为长期高热及皮肤渗出等因素导致水分丧失过度而致肾结石引发，遂予大量输液使结石排出。但耳聋、流泪及腰膝关节疼痛仍无改善，遂出院前往日本某著名耳科专家处治疗，时逾半载，非但左耳听力无改善，右耳听力亦下降，遂来中国沈阳，用针刺及中药治疗半月仍未收效，因而于1997年7月来京就医。

诉：1997年5月12日在日本诊断为"左耳中程度难听，右耳进行中。"现左耳鸣、耳聋，只能用右耳听人讲话，整天流泪不止，腰膝酸软疼痛，懒言嗜卧。

查：脉沉弱，舌淡，苔薄白，面色晦暗，语声低微，精神萎靡。

治疗穴取太溪。仍用例1之刺法，使之得气有如鱼吞钩，即发针。每日一次，十次后已能用左耳听电话，二十二次后，双耳听力均已恢复，经纯音听力测定，双耳听力正常。

按：肾者主蛰乃封藏之本，精之处也。《素问·六节藏象论》"肾者主为外，使之远听，视耳好恶，以知其性"；《灵枢·口问》"目者，宗脉之所聚也，上液之道也……液者，所以灌精濡空窍者也，故上液之道开则泣"；《素问·解精微论》

"泣下水所由生，水宗者积水也，积水者至阴也，至阴者肾之精也。宗精之水所以不出者，是精持之也，辅之裹之，故水不行也。"肾者主骨生髓，乃作强之官。此例之诸般症征，实为肾虚之所致也，故取肾原太溪以治之。针刺数次，诸症遂愈。

四、小结

上列三例，当属较为疑难之病证，而张士杰老师仅用少量穴位且于较短时间内将之治愈，是因为他在临床时不仅严谨地别异（辨证分析），而且还进行了比类（归纳综合），以践行"治病必求于本"（《素问·阴阳应象大论》）之经训。"辨证"一词始见于《伤寒杂病论》，仲景先师述该书以平脉辨证而格物致知，设六经及脏腑等病脉证并治以论疾病，故属撰用了《素问》《九卷》《八十一难》等方技，并运用了经络府俞，但毕竟是侧重方脉之著述，而其辨证论治乃是因证而施药，药又各有其性味及处方中君臣佐使之别。而针刺乃通过经穴调整脏腑经络之气，以治疗疾病，亦即"用针之类，在于调气"（《灵枢·刺节真邪》），"凡刺之道，气调而止"（《灵枢·终始》）。故而不能仅靠辨证，还要援物比类，方可"治之极于一"（《素问·移精变气论》）。受师不卒，难免谬言为道之处，尚望同道及先辈批评指正。

（张少杰主执笔，发表于《中国针灸》1999 年第 3 期）

水篇:"针灸学术之世界传播"答问

尊敬的张老台鉴:

依据先生所传,余总结针灸学习纲要:当奉《针经》(您老认为《灵枢》为古《针经》之传本)为圭臬,参同《素问》(您老认为《素问》部分篇章,为解《针经》之作),略取《八十一难》《甲乙》(您老认为《内》《难》二经非同一学术体系;《甲乙》针灸之学,源于《针经》),辅以古代明医《黄帝内经》注释,证以当代针灸家临床心悟,端本以正末,溯流而讨源。如此,中华针道光大于全球,方不失华夏本色。

谨遵"以经解经"教诲,援引《灵枢》《素问》原文,回答先生转述某媒体有关"针灸学术之世界传播"十个提问如下:

一、针灸疗法的原理

《灵枢·刺节真邪》曰:"用针之类,在于调气。"

《灵枢·终始》曰:"凡刺之道,气调而止。"

《灵枢·逆顺》曰:"气之逆顺者,所以应天地、阴阳、四时、五行也。"

《素问·阴阳应象大论》曰:"阴阳者,天地之道也,万物之纲纪,变化之父母,生杀之本始,神明之府也。"

《素问·宝命全形论》曰:"若夫法天则地,随应而动,和之者若响,随之者若影,道无鬼神,独来独往。"

《素问·示从容论》曰："夫圣人之治病，循法守度，援物比类，化之冥冥，循上及下，何必守经。"

二、针灸疗法的科学依据

《灵枢·玉版》曰："余以小针为细物也，夫子乃言上合之于天，下合之于地，中合之于人……夫子之言针甚骏，以配天地，上数天文，下度地纪，内别五脏，外次六腑，经脉二十八会，尽有周纪。"

《灵枢·玉版》曰："人与天地相参也，与日月相应也。"

《素问·阴阳应象大论》曰："天有四时五行，以生长收藏，以生寒暑燥湿风。人有五脏化五气，以生喜怒悲忧恐……故天有精，地有形，天有八纪，地有五里，故能为万物之父母。清阳上天，浊阴归地，是故天地之动静，神明为之纲纪，故能以生长收藏，终而复始。惟贤人上配天以养头，下象地以养足，中傍人事以养五脏。天气通于肺，地气通于嗌，风气通于肝，雷气通于心，谷气通于脾，雨气通于肾。六经为川，肠胃为海，九窍为水注之气。以天地为之阴阳，阳之汗，以天地之雨名之；阳之气，以天地之疾风名之。暴气象雷，逆气象阳。故治不法天之纪，不用地之理，则灾害至矣。"

人与天地相参，是以善针者，当上极天文，下穷地纪，中悉人事，融会贯通，取效乎临证。

三、针灸疗法的特点

《灵枢·九针十二原》曰："刺之而气不至，无问其数；刺之而气至，乃去之，勿复针……刺之要，气至而有效。"

《灵枢·九针十二原》曰："微针通其经脉，调其血气，营其逆顺出入之会。"

《灵枢·本输》曰:"凡刺之道,必通十二经络之所终始,络脉之所别处,五输之所留,六腑之所与合,四时之所出入,五脏之所溜处,阔数之度,浅深之状,高下所至。"

《灵枢·经别》曰:"夫十二经脉者,人之所以生,病之所以成;人之所以治,病之所以起。学之所始,工之所止也;粗之所易,上之所难也。"

《灵枢·九针十二原》曰:"节之交,三百六十五会。知其要者,一言而终,不知其要,流散无穷。所言节者,神气之所游行出入也。非皮肉筋骨也。"

《灵枢·邪气脏腑病形》曰:"刺此者,必中气穴,无中肉节。中气穴,则针游于巷。"

四、针灸疗法的性质

《灵枢·九针十二原》曰:"针道毕矣。"

《灵枢·九针十二原》曰:"刺之道毕矣。"

《灵枢·终始》曰:"凡刺之道,毕于终始。"

《灵枢·本输》曰:"凡刺之道,必通十二经络之所终始。"

《灵枢·邪气脏腑病形》曰:"刺之有道乎?"

《灵枢·九针十二原》曰:"持针之道,坚者为宝。正指直刺,无针左右。神在秋毫,属意病者。"

《灵枢·邪客》曰:"持针之道,欲端以正,安以静,先知虚实,而行疾徐。"

《灵枢·五乱》曰:"有道以来,有道以去,审知其道,是谓身宝。"

《素问·汤液醪醴论》曰:"针石,道也。"

古法针刺，必通于"道"，乃可为刺术。

五、针灸主要针刺法

《灵枢·九针十二原》曰："请言其道，小针之要，易陈而难入。"

（一）一神

《灵枢·终始》曰："深居静处，占神往来，闭户塞牖，魂魄不散，专意一神。精气之分，毋闻人声，以收其精，必一其神，令志在针，浅而留之，微而浮之，以移其神，气至乃休。"

《灵枢·本神》曰："凡刺之法，先必本于神。"

《灵枢·官能》曰："用针之要，无忘其神。"

《素问·宝命全形论》曰："一曰治神……凡刺之真，必先治神……经气已至，慎守勿失，深浅在志，远近若一，如临深渊，手如握虎，神无营于众物。"

《素问·八正神明论》："凡刺之法，必候日月星辰，四时八正之气，气定乃刺之。"

（二）知机

《灵枢·九针十二原》曰："粗守关，上守机，机之动，不离其空。空中之机，清静而微，其来不可逢，其往不可追。知机之道者，不可挂以发，不知机道，叩之不发。知其往来，要与之期，粗之暗乎，妙哉！工独有之。"

《灵枢·官能》曰："是故工之用针也，知气之所在，而守其门户。明于调气，补泻所在，徐疾之意，所取之处。"

《素问·八正神明论》曰："知其所在者，知诊三部九候之病脉处而治之，故曰守其门户焉。"

（三）调阴与阳

《灵枢·根结》曰："故曰：用针之要，在于知调阴与阳。调阴与阳，精气乃光；合形与气，使神内藏。"

《灵枢·根结》曰："阴道偶，阳道奇。发于春夏，阴气少，阳气多，阴阳不调，何补何泻？发于秋冬，阳气少，阴气多；阴气盛而阳气衰，故茎叶枯槁，湿雨下归；阴阳相移，何泻何补？"

《灵枢·邪气脏腑病形》曰："阴之与阳也，异名同类，上下相会，经络之相贯，如环无端。邪之中人，或中于阴，或中于阳，上下左右，无有恒常……故中阳则溜于经，中阴则溜于府。"

《灵枢·终始》曰："凡刺之道，毕于终始，明知终始，五脏为纪，阴阳定矣。阴者主脏，阳者主腑，阳受气于四末，阴受气于五脏。故泻者迎之，补者随之，知迎知随，气可令和，和气之方，必通阴阳。五脏为阴，六腑为阳。"

《灵枢·寿夭刚柔》曰："阴中有阴，阳中有阳；审知阴阳，刺之有方。得病所始，刺之有理；谨度病端，与时相应。内合于五脏六腑，外合于筋骨皮肤。是故内有阴阳，外亦有阴阳。在内者，五脏为阴，六腑为阳；在外者，筋骨为阴，皮肤为阳。故曰：病在阴之阴者，刺阴之荥俞；病在阳之阳者，刺阳之合；病在阳之阴者，刺阴之经；病在阴之阳者，刺络脉。"

《灵枢·终始》曰："谨奉天道，请言终始。终始者，经脉为纪。持其脉口人迎，以知阴阳有余不足，平与不平，天道毕矣。所谓平人者不病，不病者，脉口人迎应四时也，上下相应而俱往来也，六经之脉不结动也，本末之寒温之相守司也，形肉血气必相称也，是谓平人。"

《素问·阴阳应象大论》曰："阴平阳秘，精神乃治。阴阳离决，精气乃绝。"

（四）补虚泻实

《灵枢·九针十二原》曰："凡用针者，虚则实之，满则泄之，宛陈则除之，邪胜则虚之。《大要》曰：徐而疾则实，疾而徐则虚。言实与虚，若有若无。察后与先，若存若亡。为虚与实，若得若失。虚实之要，九针最妙，补泻之时，以针为之。"

《灵枢·经脉》曰："为此诸病，盛则泻之，虚则补之，热则疾之，寒则留之，陷下则灸之，不盛不虚，以经取之。"

《素问·宝命全形论》曰："刺虚者须其实，刺实者须其虚。"

（五）员方非针

《灵枢·官能》曰："泻必用员，切而转之，其气乃行，疾而徐出，邪气乃出，伸而迎之，摇大其穴，气出乃疾；补必用方，外引其皮，令当其门，左引其枢，右推其肤，微旋而徐推之，必端以正，安以静，坚心无解，欲微以留，气下而疾出之，推其皮，盖其外门，真气乃存。"

《素问·八正神明论》曰："泻必用方，方者，以气方盛也，以月方满也，以日方温也，以身方定也。以息方吸而内针，乃复候其方吸而转针，乃复候其方呼而徐引针，故曰泻必用方，其气而行焉。补必用员，员者行也，行者移也。刺必中其荣，复以吸排针也。故员与方，非针也。"

此外，取刺"太溪""昆仑""腕骨"等穴，施以"徐疾""逆顺""吸呼"等手法，调节人体三阴三阳"开、阖、枢"气机，可参见张士杰老师《古法针刺举隅》《古法针刺灵方治验》二书。

六、针灸疗法适宜人群

老、少、男、女，中国、外国，不分种族、肤色、民族、信仰，各行各业人士均可以之施治。

七、针灸疗法适应病证

《灵枢·九针十二原》曰："今夫五脏之有疾也，譬犹刺也，犹污也，犹结也，犹闭也；刺虽久犹可拔也，污虽久犹可雪也，结虽久犹可解也，闭虽久犹可决也。或言久疾之不可取者，非其说也。夫善用针者，取其疾也，犹拔刺也，犹雪污也，犹解结也，犹决闭也。疾虽久，犹可毕也。言不可治者，未得其术也。"

凡内外妇儿、金创骨伤、眼耳鼻喉各科病证，均可援物比类，施以针灸治疗。

八、具体一个病例

本条与第六、第七条答问，均可参见张士杰老师《古法针刺举隅》《古法针刺灵方治验》二书。

九、针灸疗法有无禁忌

《灵枢·逆顺》曰："刺之大约者，必明病之可刺，与其未可刺，与其已不可刺也……《兵法》曰：无迎逢逢之气，无击堂堂之阵。《刺法》曰：无刺熇熇之热，无刺漉漉之汗，无刺浑浑之脉，无刺病与脉相逆者……故曰：方其盛也，勿敢毁伤，刺其已衰，事必大昌。故曰：上工治未病，不治已病，此之谓也。"

《灵枢·终始》曰："凡刺之禁：新内勿刺，新刺勿内；已醉勿刺，已刺勿醉；新怒勿刺，已刺勿怒；新劳勿刺，已刺勿劳；已饱勿刺，已刺勿饱；已饥勿刺，已刺勿饥；已渴勿刺，已刺勿渴；大惊大恐，必定其气乃刺之。乘车来者，卧而休之，如食顷乃刺之。出行来者，坐而休之，如行千里顷乃刺之。凡此十二禁者，其脉乱气散，逆其营卫，经气不次，因而刺之，则阳病入于阴，阴病出为阳，则邪气复生。"

《素问·刺齐论》曰："刺骨者无伤筋，刺筋者无伤肉，刺肉者无伤脉，刺脉者无伤皮，刺皮者无伤肉，刺肉者无伤筋，刺筋者无伤骨。"

《素问·刺禁论》曰："刺跗上，中大脉，血出不止死。刺面中溜脉，不幸为盲。刺头，中脑户，入脑，立死……刺缺盆中内陷，气泄，令人喘，咳逆……无刺大醉，令人气乱。无刺大怒，令人气逆。无刺大劳人，无刺新饱人，无刺大饥人，无刺大渴人，无刺大惊人……刺膝髌，出液为跛。刺臂太阴脉，出血多，立死。"

十、针灸现代疗法与传统疗法有何不同

《灵枢·外揣》曰:"夫九针者,小之则无内,大之则无外,深不可为下,高不可为盖,恍惚无穷,流溢无极,余知其合于天道人事四时之变也。然余愿杂之毫毛,浑束为一。"

《灵枢·九针》曰:"九针者,天地之大数也,始于一而终于九。故曰:一以法天,二以法地,三以法人,四以法时,五以法音,六以法律,七以法星,八以法风,九以法野。"

《素问·宝命全形论》曰:"天覆地载,万物悉备,莫贵于人。人以天地之气生,四时之法成……夫人生于地,悬命于天;天地合气,命之曰人。人能应四时者,天地为之父母,知万物者,谓之天子。天有阴阳,人有十二节;天有寒暑,人有虚实。能经天地阴阳之化者,不失四时;知十二节之理者,圣智不能欺也。能存八动之变,五胜更立。能达虚实之数者,独出独入。呿吟至微,秋毫在目。"

《素问·玉版论要》曰:"道之至数,五色脉变,揆度奇恒,道在于一;神转不回,回则不转,乃失其机。至数之要,迫近以微。"

针灸传统疗法,根于针道,针道源于天地四时、日月往替,应乎人身气血经脉脏腑骨肉,载于《黄帝内经》。欲通《黄帝内经》,当深明《周易》《老子》,体悟太极元气、河图洛书、天干地支、阴阳五行、三才四象、五运六气、九宫八卦。

以上答问,遵循先生传授,依据《黄帝内经》原文作答,体现中华针灸学道体术用之古朴原貌。当否,敬请先生斧正!

（张士杰老师授意,邱浩选录《黄帝内经》原文答问）

木篇：雪泥鸿爪　跟诊札记

2005 年之前某月某日

一、"法往古者，必知《针经》"

欲通针灸之道，必熟读《灵枢》《素问》，参看《八十一难》《甲乙》。

主要篇章背诵：

《灵枢》：《九针十二原》《小针解》《经脉》《终始》《逆顺》《官能》等篇。

《素问》：《针解》《八正神明论》《离合真邪论》等篇。

《灵枢·九针十二原》必熟背，《灵枢·小针解》《素问·针解》，释经有差异，当验之临证，择善而从。

注：释《九针十二原》，张士杰老师多从《灵枢·小针解》。

二、"凡刺之真，必先治神"

医者调神：属意病者，必一其神，令志在针。

患者调神：心安神静，肢体舒适，垂帘塞兑。

三、法天则地，因人施术

参应天地日月：天温日明，惠风和畅，月望前后，易得气；

天寒日阴，风雨雾霾，晦朔之日，不易得气。

看患者的机体条件：五行人，因重阳之人、阳中有阴之人、阴阳和平之人、多阴之人、阴中有阳之人而异。

如：重阳之人，下针得气快。

阴阳和平之人，下针得气明显。

阳中有阴之人、阴中有阳之人，下针得气较慢。

重阴之人，下针得气不显。

四、"援物比类"

《素问·示从容论》曰："夫圣人之治病，循法守度，援物比类，化之冥冥，循上及下，何必守经。"

循法：遵循自然法则，天地日月、人体气血运行规律。

守度：知其法度，恪守量限，"凡刺之道，气调而止"（《灵枢·终始》），"以平为期"（《素问·至真要大论》），"过犹不及"（《论语·先进》），"不知常，妄作凶"（《老子·第十六章》）。

援物：通过望、闻、问、切四诊找证据。

比类：将四诊所得取象综合归类。由此找到根本病机所在，以期"治之极于一"（《素问·移精变气论》）。

化之冥冥：针灸讲究治神调气，"粗守形，上守神"，神与气，"视之不见""听之不闻""搏之不得"（《老子·第十四章》），故曰"冥冥"，提示不要被形体所局限。

循上及下：上病治下，下病治上，不要头疼医头，脚痛医脚。

何必守经：三经的病，取一经即可；特别疑难的，双管齐下，或者三经同调。

五、刺"太溪"

（一）摸脉：太溪脉，跗阳脉——别人摸手脖子，我号脚脖子。

（二）取穴：依《灵枢》所载……穴者，窟也；窟者，穴也。

（三）进针：如鱼吞钩，针游于巷……刺入后痛，拔不动者，钩在水草上了，没扎对。

六、手法

根本要求，掌握补泻。补：若有所得；泻：若有所失。

后世补、泻大法烧山火、透天凉，本质是《黄帝内经》针刺基本手法的综合运用。可作了解，根本还是掌握《黄帝内经》古法针刺。

（一）烧山火——九阳术

患者呼气内针，先浅后深，轻而徐入，天→人→地，施左旋法，动作轻缓灵巧，以九为数，三进一退，徐入疾出，反复施术；患者吸气出针，疾出，按压针孔。

原则：本于经旨。"徐而疾则实"（《灵枢·九针十二原》）。"刺虚则实之者，针下热也。气实乃热也"（《素问·针解》）。

要领：左旋，拇指捻向前方，法天为阳。徐入疾出，急闭气穴。

体会：补法温舒感易显，热感相对易得。

（二）透天凉——六阴术

患者吸气内针，先深后浅，重而疾入，地→人→天，施右旋法，动作重疾有力，以六为数，一进三退，疾入徐出，反复施术；病人呼气出针，徐出，摇大针孔。

原则：本于经旨。"疾而徐则虚"（《灵枢·九针十二原》）。"满而泄之者，针下寒也。气虚乃寒也"（《素问·针解》）。

要领：右旋，拇指捻向后方，法地为阴。疾入徐出，开大孔穴。

体会：泻法凉感不易显，冷者微乎其微。

基本功要扎实：呼吸，迎随，浅深，疾徐，提插，捻转，开阖。烧山火、透天凉为以上基础针法之综合运用。熟能生巧。

七、病证治疗举例

（一）咳嗽、咽干

取太溪。肾（八卦坎位），阴中之少阴；肺（八卦乾位），阳中之太阴。金水相生，肺根于肾。施予九阳术，温肾阳补脾土，土能生金，水能润金，水流湿，火就燥。

（二）后项枢转不利

取腕骨，手太阳小肠经原穴；后项，为足太阳膀胱经循行部位。手太阳与足太阳同气，故既可取手太阳之原穴腕骨，亦可取足太阳之经穴昆仑。

（三）腰痛绵绵

先取足少阳胆经输穴足临泣，足少阳为一阳（阳明为二阳，太阳为三阳），应一阳生发之机，一阳气动，周身阳气生发周流。

再取太溪，施以九阳术，补足少阴经之原穴，培补一身原气。腰为肾之府，足太阳膀胱经循行过腰，足少阴肾经贯脊属肾，络膀胱，补其原穴太溪，可壮肾气，通活腰部气血。

又，腰为人身形体之枢轴，三阳少阳为枢，三阴少阴为枢，取穴足少阳胆经输穴足临泣、足少阴经原穴太溪，可调整人体三阴三阳气机之枢转。

2005 年 2 月 16 日上午，京城易安中医门诊部

一、《灵枢》启微，《素问》发秘

以下为本次跟诊，张士杰老师口述照录：

以为我有什么"绝招"，哪有"绝招"？都是读经典有所体悟，结合临床摸索出来的最效、最捷、最佳治疗方法。"绝招"的版权是古人的。

《黄帝内经》讲水俞五十七穴都是肾俞，《素问·水热穴论》："帝曰：水俞五十七处者，是何主也？岐伯曰：肾俞五十七穴，积阴之所聚也，水所从出入也。"肾俞部位，不要局限。《黄帝内经》要反复读，前后参照，能悟出很多临床"绝招"。

我提出扎单针，古人早就在用，《黄帝内经》理论很完备了。

古人号脉讲究三部九候，通体遍诊法，所以我不但把寸口脉，更注重把太溪脉、跌阳脉。

《灵枢·九针十二原》："粗守关。"关解释为关节是错误的。《灵枢·小针解》解的就很好："粗守关者，守四肢而不知血气正邪之往来也。"《素问·针解》解释《灵枢·九针十二原》，条文似乎有点离题。

中医就是要强调中和、中庸，达到中和、中庸的境界。烧山火、透天凉等手法，都是金元以降的产物，不要运用了手法，治疗上矫枉过正。《黄帝内经》只讲"寒者热之，热者寒之"（《素问·至真要大论》）。"矫枉不过正"，难，你读了《论语》，"过犹不及"（《论语·先进》），无过无不及，孔夫子追求了一生。

临证示例，针药并用。

针：水针、电针……均不及医者自行调针、运针。

药：病案一例。

张×× 　男　 32 岁　 腰疝（强脊）　2005 年 2 月 7 日

生黄芪 30g　　当归 10g　　　川芎 15g　　赤芍 15g

独活 10g　　　牛膝 30g　　　杜仲 10g　　狗脊 10g

透骨草 15g　　制首乌 10g　　鸡血藤 30g

10 剂。

2005 年底某月某日上午，京城易安中医门诊部

当日跟诊典型案例：

案例一　金某，男，50 岁。

（1）天坛医院检查：小脑橄榄桥萎缩，小脑隐部病变。发病年龄较晚，西医无法治。

（2）症状：言语不利。迈步不稳，行走蹒跚，动作笨拙。

小脑步态，进行性共济失调。

（3）立法：补肾益髓，枢转气机。

不按西医治，按中医立论治疗。肾主骨髓。脑为髓之海。五脏脏真藏于肾，肾主骨，骨者，髓之府。刺肾经原穴太溪补肾之为主。

（4）取穴：

①下肢取穴

少阳：足临泣。《灵枢·根节》云"少阳为枢……枢折，即骨繇而不安于地。故骨繇者，取之少阳，视有余不足。骨繇者，节缓而不收也"，舒活经气。

肾经原穴：太溪。《素问·脉要精微论》云"不能久立，行则振掉，骨将惫矣"，培补肾气。

阳明：足三里。《灵枢·根节》云"合折，则气无所止息而痿疾起矣。故痿疾者，取之阳明，视有余不足。无所止息者，真气稽留，邪气居之也"，补益气血。

次序：先足临泣，再太溪，最后足三里。

②上肢取穴

太阳（开）：腕骨——手太阳小肠经。

少阳（枢）：中渚——手少阳三焦经。

阳明（阖）：曲池——手阳明大肠经。

③头项取穴

风池：散风醒脑，枢转气机——足少阳胆经。

翳风：散风邪，通气机。手、足少阳之会穴——手少阳三焦经。

廉泉：调舌络，利言语。足少阴肾经根于涌泉，结于廉泉。肾经结穴——任脉。

（5）手法：单针（一寸针）刺入。捻转提插，虚则补之，实则泻之。不留针。嘱间日刺。

案例二　某女，四十许，面肌痉挛。

（1）病机：抽搐，引颊移口。面瘫、面肌痉挛……均属经筋病。"足阳明之筋……其病……引缺盆及颊，卒口僻。急者，目不合；热则筋纵，目不开。颊筋有寒则急，引颊移口；有热则筋弛纵，缓不胜收，故僻"（《灵枢·经筋》）。

经筋与经脉不一样。经脉内连脏腑、外络肢节。"经筋联缀百骸，故维络周身，各有定位"（《类经·经络类·十二经筋结支别》张介宾注）。

（2）立法：此类病治疗越及时，后遗症越少。足、手阳明同气，经筋、经脉联通。《灵枢·经脉》"大肠手阳明之脉……还出挟口，交人中，左之右，右之左"；《素问·阴阳应象大论》"善为针者，从阴引阳，从阳引阴；以右治左，以左治右"；《素问·五常政大论》"气反者，病在上，取之下；病在下，取之上；病在中，傍取之"。

（3）取穴：用开、阖、枢法取穴。局部取穴避开发病部位，不能刺病人患侧。

①远端取穴

足少阳：足临泣。

足太阳：昆仑。

足少阴：太溪（肾经原穴）。

②近处取穴：印堂（奇穴）。

近处健侧取穴：开、阖、枢三部，手足经脉可以换穴，不一定都刺。

足阳明：下关、颊车、大迎、地仓（阳跷、手足阳明之会）。

手阳明：迎香、合谷（手阳明）。

足太阳：睛明（目内眦）、攒竹。

手太阳：腕骨。

足少阳：瞳子髎（目外眦）、风池。

手少阳：丝竹空，翳风。

（4）手法：单针，补虚泻实，不留针。嘱间日刺。

案例三 某男，五十许，中风。

2005年11月3日，头颅CT示右额顶叶脑梗，右基底结区腔隙性脑梗死。

（1）症状：偏瘫，下肢轻，上肢重。左手半握拳，不能攥紧。下肢无多异常，腱反射异常。

（2）中医认识：参见本书第117—127页。

辨清：真中？类中？

人禀天地之气生，受风雨晦明影响致病；疗病、愈疾、康复，亦靠天地之气赞助、滋养。

中风：血黏，中风→发病

　　　血黏，未经风→不发病

薄厥、仆击、偏枯……血黏，未经风→发病。《黄帝内经》里不称中风，注意区分。

（3）治疗：《灵枢·根结》"太阳为开，阳明为阖，少阳为枢。故开折，则肉节渎而暴病起矣；故暴病者，取之太阳，视有余不足……阖折，则气无所止息而痿疾起矣；故痿疾者，取之阳明，视有余不足……枢折，即骨繇而不安于地，故骨繇者，取之少阳，视有余不足"。

开：太阳（诸阳之主气，三阳之冠），腕骨（手太阳小肠经原穴。欲其能握，先使其伸，取《老子》"欲以翕之，必固张之"之义）。

枢：少阳（阳气之初萌，气机枢转之轴），中渚（手少阳三焦经输穴）。

阖：阳明（两阳之翕合，两阳相合），曲池（手阳明大肠经合穴）、合谷（手阳明大肠经原穴，解决拇指不能回握老大难问题）。

（4）引发思考：

①中风大多为素体亏虚，心肝肾三经失衡之患者，张景岳认为：阳乏于上，阴虚于下；

②病自上而下者，先治其中，后治其上；

③可不必按《金匮要略》毫毛、腠理、肌肉、经络、脏腑次第治疗，从《黄帝内经》开、枢、阖立法取穴，疗效就很好；

④针刺之子午流柱、灵龟八法亦可结合实际，灵活运用；

⑤任何医道的事，不可绝对，不可定量。"道可道，非常道"（《老子·第一章》）。人得天地之气生，阴阳二十五人有差异，都定量，标准划一，能达到同等的治疗效果吗？

案例四 某女，三十许，鱼鳞病。

秋冬发鱼鳞病，肌肤甲错。先天遗传。现上肢治愈，下肢仍在治疗中。

（1）西医治疗：补充维生素 C，维生素 E。

（2）中医治疗：

1）方脉：辨证论治，血虚风燥。养血剔络，宣肺疏风。

2）针刺：援物比类，调节开（太阳主肤表）、枢（少阳气血之枢，输转营卫）、阖（阳明主里，多气多血），刺太溪。

①取穴：

少阳：足临泣、中渚。

阳明：足三里、曲池。

太阳：昆仑、腕骨。

少阴：太溪（充肤、润肉、泽毫毛）。

太阴：血海（配穴，可刺，也可不刺）。

厥阴：内关（配穴，可刺，也可不刺）。

开、阖、枢三部，手足三阴三阳经穴，选一则可，不必都刺。

②手法：不留针。"用针之类，在于调气"（《灵枢·刺节真邪》），"凡刺之道，气调而止"（《灵枢·终始》），气调，得气则出针。

案例五 某女，四十许。

后仰，胸锁乳突肌不自由震颤。

（1）西医治疗：打肉毒素，经治疗无效。

（2）中医治疗：

1）祝由：对癔症效佳，但现少有高人。

2）针刺：足少阴之筋病，以及惊、痫、瘛疭，刺太溪效佳。刺太溪，补肾阳，调坎中真阳。得气，补阳气，"阳气者，精则养神，柔则养筋"（《素问·生气通天论》）。

①取穴：

少阳：足临泣、中渚、风池。

少阴：太溪。

阳明：曲池。

②手法：单针刺入，补虚泻实，气调出针。嘱间日刺。

2005 年 12 月 6 日下午 2：00，北京中医药大学针灸推拿学院

中医是多学科的综合，中医需要杂学的基础。"上知天文，下知地理，中知人事"（《素问·著至教论》），"览观杂学，及于比类，通合道理"（《素问·示从容论》）。

中医治病，"穷则变，变则通，通则久"（《周易·系辞》）。中医才是真正的"循证医学"。六经辨证，源于十二经辨证。临床所有证候群，都可囊括于十二经范围内，十二经辨证包罗万象。六经辨证、脏腑辨证……对针灸不（如十二经辨证更）适用。

西医与中医立论不同，是两种不同体系的医学。

西医：博士、硕士、学士；

中医：上士、中士、下士。

中医不讲博士——茶博士，中国古代茶馆里端茶倒水跑堂的。

西医治不了的病，中医往往能治好。

方脉治不了的病，针灸往往能治好。

↓　　　　　↓

源于"经方"　源于"医经"

古人说：针之不用，灸之所宜；针灸不用，药之所宜。

能用针的病，不要加药。针刺与药物走的气路不一样。

针刺治疗离不开分析、比类、综合、归纳，"治之极于一"（《素问·移精变气论》），大道至简，援物比类。取穴扎针，最终根本之一条，"调气治神"统贯一切。

《灵枢·九针十二原》："所谓不可治者，不得其术也。"有不能彻底痊愈的病，没有不能治的病。中医本着"别异比类"的原则，什么病都能治。

针灸理论很深奥——扎头皮针，不是传统中医理论，找西医也能扎——但临证治疗很明快。选穴扎针，操作简单，疗效显著，立竿见影。很多病不需要辨证分型，"凡刺之道，气调而止"（《灵枢·终始》），比方脉来得直接。

得气即为"气调"。

医者要领：专意一神，令志在针。

患者反应：如鱼吞钩。如扎太溪时，腿脚振挛，扑棱开。

张士杰老师论文著作（2005 年当时记录）：

其一，杂志：《中国针灸》三篇。

甲：《略论阿是穴》。

乙：《气穴浅识》。

丙：《中国针灸新世纪发展之管见》。

其二，书籍：《古法针刺举隅》。

张士杰老师常说：我没有绝招，绝招来自《黄帝内经》。向病人学习，向病人致谢。

孔老夫子的教导，告诉我们怎样学好中医：

"三人行，其中必有我师焉。择其善者而从之，其不善者而改之。"（《论语·述而》）

"人而无恒，不可以作巫医。"（《论语·子路》）

2006 年某月某日

一、中医治学尚"道"

中医经典，天天学，日日新。熟读默记，运筹应用。

中医是杂学，天文、地理、人情世故，儒家、道家、诸子百家……都要涉猎，但万变不离其宗，好好读《黄帝内经》。

"形而上者谓之道，形而下者谓之器。"（《周易·系辞》）道："道之为物，惟恍惟惚。惚兮恍兮，其中有象。恍兮惚兮，其中有物。窈兮冥兮，其中有精。其精甚者，其中有信。"（《老子·二十一章》）中医研究"道"者，为"上工"。器：器皿、器官……是具体物质，不是模糊体系。西方擅长研究"器"，建立了科学体系，西医属于研究"器"的科学体系。目前，现代科学、西医知识，不能破解中医。但科学是在不断发展的，最近发现有"正电子"，科学界有人研究"暗物质""反物质"……"道"可以统贯"器"之理，按说"道"离不开"器"之承载，但中医治病，关注的是"器"之"象"，"道之为物……其中有象……其中有信"，调节的是"气"，不是"器"本身，故此，中、西医同类不同道。

不怕西医反对我们，就怕中医自己没有信心。

二、古法针刺要领

学针灸，宗古法，从三个方面努力：第一，学问，读《黄帝内经》《周易》《老子》；第二，功力，不用刻意练气功，"无为无不为"（《老子·第三十七章》），"必一其神、令志在针"（《灵枢·终始》），扎针就在练功；第三，体悟，反复临证，不断体会、感悟。

临床扎针，功德并进：想着患者病苦，处处为方便患者着想，即是积德；专意一神，用志不分，乃凝于针，就是练功。

用《黄帝内经》指导临床针刺，古法就是绝活。目前对古法继承不够，研究不够。

古法要领：

1. 选穴：取穴少而精。陷者中为穴。经与脉不一样，脉有斜飞；经络循行大体不变，穴位定位基本不变。援物比类，选一穴多效者针刺。例如：

①刺太溪

取此一个肾经穴，调阳可温脾土，调阴可养肝木。

太溪止汗：肾主固密，"阴者，藏精而起亟也；阳者，卫外而为固也"（《素问·生气通天论》）。肾生卫气，卫出下焦，卫气升发，卫阳固表。

②刺内关（或外关）

既可调手厥阴心包经，又可调手少阳三焦经，厥阴与少阳相表里。

③刺腕骨

既可调手太阳小肠经，又可调足太阳膀胱经。手、足太阳同气，"同声相应，同气相求"（《周易·乾卦·文言传》）。

2.用针：多用一寸针，或用一寸半的针；针入几分几分。

3.手法：单针刺入，据证虚实，施以捻转提插补泻手法，得气为度，气调即出针。很少留针，留针几呼几呼，气调而止。间日一刺为宜。

4.得气：古人描述"如鱼吞钩"，援物→鱼吞钩而知沉浮，比类→鱼吞钩后挣脱状。气至：气至病所，气至而有效。古人描述"见其乌乌，见其稷稷，从见其飞，不知其谁"（《素问·宝命全形论》），针下乌乌，针下稷稷：可意会不可言传。长期跟师，口授心要，信息贯通，心领神会。

心得：综上，根在《黄帝内经》。"君子务本，本立而道生"（《论语·学而》），古法针刺首重源头，必须熟读、玩味《黄帝内经》。针刺与方脉不同，古法针刺尤其注重援物比类。援物比类包含极广——六经、卫气营血、三焦、脏腑……诸多辨证，均在其中，故学针灸当通方脉。《礼记·曲礼》："医不三世，不服其药。"唐·孔颖达疏解："三世者，一曰《黄帝针灸》、二曰《神农本草》、三曰《素女脉诀》。若不习此三世之书，不得服食其药。"古人强调开方用药要学《黄帝内经》，掌握古法针刺更要学《黄帝内经》。

2006年6月24日上午，京城易安中医门诊部

案例一　治疗短气不足以息。取肾经原穴太溪，可配伍外关或下巨虚。

原理：肺根于肾，《灵枢·本输》"少阳属肾，肾上连

肺，故将两脏"。肺←→三焦←→肾。《灵枢·本输》"肾合膀胱……三焦者，中渎之府也，水道出焉，属膀胱"。少阳统帅肺与肾，下巨虚为手少阳三焦经下合穴。肾主纳气，《难经·四难》"呼出心与肺，吸入肾与肝"。

案例二　面瘫，口眼㖞斜（经筋病），首选"开阖枢针法"。

昆仑——太阳（开）——太阳主目上纲

内庭——阳明（阖）——阳明主目下纲

临泣——少阳（枢）——少阳主司开合

远道取穴，上病下治。针灸不是辨寒热证论治，而是调整气之枢机。

心法总结：

1.取穴：穴者，窟也；窟者，空也；空者，孔也；孔者，陷者中也。针下痛，中肉节；如扎在豆腐上，也不对。

2.得气：《灵枢·邪气脏腑病形》云"刺此者，必中气穴，无中肉节。中气穴则针游于巷"。巷，地上，阳，如北京胡同。窦默《标幽赋》载"气之至也，如鱼吞钩饵之浮沉；气未至也，如闲处幽堂之深邃"。幽堂，地下，阴，如明十三陵。

3.功力提升："神在秋毫，属意病者"（《灵枢·九针十二原》）。"持针之道，欲端以正，安以静"（《灵枢·邪客》）。针刺本身，就在练功。书画家写字作画，写字作画即在练功。针灸功力，在临床实践中提升。

4.指导思想：《周易》，阴阳五行。《老子》，道。《黄帝内经》，针道。道无术不行，《黄帝内经》论述针道条文，对应指导临床针刺治疗。针刺调整开、阖、枢，补泻十二经脉……已出现的证，正在出现的证，将要出现的证，是动病、所生病，调整气之枢机均可治。"刺之要，气至而有效"（《灵枢·九针十二原》），"气调而止"（《灵枢·终始》），古法针刺旨在援物比类，不同于方脉辨证论治。

5. 释疑解难：《黄帝内经》的疑难问题，答案全在《黄帝内经》里。反复玩味经文，前后参照解读；结合历代注家，验之以临床体悟，《黄帝内经》疑难问题，答案自晓。

6. 医者意也：针灸扎针，"师父领进门修行在个人"，同样扎太溪，一人一个扎法。手法要领，只可意会，不可言传。不是不传，关键靠个人的悟性。不下功夫，进不了门；没有悟性，不能登堂入室。庄子这段话你回去好好读一读，"斫轮，徐则甘而不固，疾则苦而不入，不徐不疾，得之于手而应于心，口不能言，有数存焉于其间"（《庄子·天道》），与掌握针灸一个道理。

7. 学以致用：学习《黄帝内经》，根本目的在于指导临床实践，提高临床疗效。《孟子·尽心下》云"尽信《书》，则不如无《书》"。是不是呀？读了《黄帝内经》，不会用，不能算真正懂了医道。《庄子·天道》载"世之所贵道者，书也。书不过语，语有贵也。语之所贵者，意也，意有所随。意之所随者，不可以言传也，而世因贵言传书"。古人临床实践的很多体会，文字无法描述，只能打比方，《素问·宝命全形论》"手动若务，针耀而匀，静意视义，观适之变，是谓冥冥，莫知其形。见其乌乌，见其稷稷，从见其飞，不知其谁。伏如横弩，起如发机"，什么是"乌乌"？什么是"稷稷"？这就需要临床实践中体会感悟，反复揣摩经文。不会扎针，临床做不到对《黄帝内经》经文举一反三，还是纸上谈兵。

2007 年 6 月 26 日

小儿消化不良，捏脊。从尾闾捏到大椎，肝俞、脾俞要重点提捏。

左旋（左旋法天，天道圆），右转（右转法地，地道方）。旋转补泻。

"正指直刺，无针左右"（《灵枢·九针十二原》），进针时不能捻针，旋转进针，讲不通。

2009 年 3 月 1 日

病案记录：

腘窝囊肿患者，刺昆仑、委中、阳陵泉。患者经针刺二次，囊肿明显变小变软。

援物比类：昆仑，太阳为开，使邪有出路；委中，直针病所。一上一下，均为足太阳经穴位。阳陵泉，筋会阳陵——腘窝囊肿，中医认为是筋结。

心法记录：

中医、西医，同类不同道。同是医学，但二者学术体系截然不同。

方脉、针灸，同属中医，但具体理论有别，方脉主从脏腑立论，针灸主从经脉立论。临床治疗也存在差异，方脉注重辨证论治，一证一方；针灸注重援物比类，百病一针。

以下为个人感悟：

附录　木篇·雪泥鸿爪　跟诊札记

观其异：方脉主用汤液治疗，源于神农、伊尹，至东汉·张仲景《伤寒杂病论》集大成，《千金》《外台》，宋代《局方》，金元四家，明温补，清温病，为其衍化、发展。针灸主用针刺治疗，源于岐伯、黄帝，实际成书于秦汉《黄帝内经》集大成，《八十一难》《针灸甲乙经》《铜人腧穴针灸图经》《针灸资生经》《针经指南》《针灸大成》《针灸逢源》为其衍化、发展。

查其同：同出上古"医道"。孔安国序《尚书》曰"伏羲、神农、黄帝之书，谓之三坟，言大道也"，伏羲、神农、黄帝，三皇之古道，大道同源，后世一本万殊。神农用本草，单味药能治很多病；黄帝传针灸，刺单穴可治很多病。伊尹汤液，方剂有"大小缓急奇偶复"，七方配伍；后世针刺，组穴也有类似规律，手法轻重缓急、开合迎随，亦有组合运用。方脉讲究"医不三世，不服其药"（《礼记·曲礼》），针灸亦然。扎针之"术"，好学；"针道"，难矣。

2010 年 2 月 7 日

古法针刺，取法《黄帝内经》。谨熟经文，施用临床。

一、浑束为一，治之极于一

1. 原则：少取穴，不留针。
2. 取穴举隅：如，刺太溪，调节阴阳水火，虚实寒热；刺绝骨治目疾；刺中脘补中气；刺气海补元气；刺公孙、内关、太溪治失眠等等。

3. 手法大要："盛则泻之，虚则补之……不盛不虚，以经取之"（《灵枢·经脉》），"气调而止"（《灵枢·终始》），不要过度使用手法。

4. 理论依据：

（1）《周易》

《周易·系辞》："乾以易知，坤以简能；易则易知，简则易从。易知则有亲，易从则有功。"——大道至简至易，中医提倡简便、有效。

（2）《老子》

《老子·第三十七章》："道常无为而无不为。"——古人说："有病不治，常得中医。"（《汉书·艺文志》）

（3）《黄帝内经》

《灵枢·九针十二原》："阴中之太阴，肾也，其原出于太溪。"《素问·上古天真论》："肾者，主水，受五脏六腑之精而藏之。"《灵枢·根结》："上工平气，中工乱脉，下工绝气危生，不可不慎也。"《素问·示从容论》："夫圣人之治病，循法守度。"《素问·移精变气论》："治不本四时，不知日月，不审逆从，病形已成，乃欲微针治其外，汤液治其内。粗工凶凶，以为可攻，故病未已，新病复起。"《素问·五常政大论》："大毒治病，十去其六；常毒治病，十去其七；小毒治病，十去其八；无毒治病，十去其九。谷肉果菜，食养尽之。无使过之，伤其正也。不尽，行复如法。"——"不可不慎"，针灸必须要谨慎！禁止没给病人扎好，扎针反而更坏了！"无使过之，伤其正也"，过犹不及，中医提倡"中庸"，无论方脉，还是针灸，临床治疗都提倡恰到好处，"循法守度"，无过无不及。

二、援物比类，开阖枢针法

开阖枢法，针刺取穴，如一正圆，弧上几点，无分主次，不似方脉，开方必明，君臣佐使。开阖枢部，鼎足呼应，三阴三阳，手足同气，同经腧穴，选一可用，三部调节，缺穴不可。

例：治面瘫、眼睑闭合障碍（经筋之病），取穴依据为《灵枢·大惑论》"肌肉之精为约束。"张志聪集注："约束者，目之上下纲"；《灵枢·筋经》"足太阳之筋……其支者，为目上纲"；"足阳明之筋……上合于太阳。太阳为目上纲，阳明为目下纲……急者，目不合；热则筋纵，目不开"（参见《太素·卷第十三·身度·经筋》"热则筋施纵"）；《灵枢·癫狂》张志聪集注"太阳为目上纲，阳明为目下纲……太阳为开，阳明为阖。天地之气，昼明夜晦，人之两目，昼开夜阖，此人应天地之昼夜开阖者也。一息之中，有开有阖，以应呼吸漏下者也"。

三阳经同气：手、足太阳（开），

手、足少阳（枢），

手、足阳明（阖）。

三阴经同气：手、足太阴（开），

手、足少阴（枢），

手、足厥阴（阖）。

阴阳经同功：太阳—太阴（开），

少阳—少阴（枢），

阳明—厥阴（阖）。

表里经气贯通：太阳（表）—少阴（里），

阳明（表）——太阴（里），

少阳（表）——厥阴（里）。

手、足经脉相联，同气、同功之经，可据证情所需，手、足经脉交互取穴。

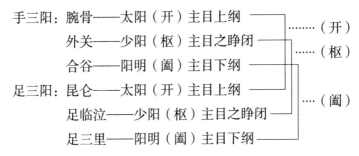

手三阳：腕骨——太阳（开）主目上纲 ········（开）

外关——少阳（枢）主目之睁闭 ······（枢）

合谷——阳明（阖）主目下纲

足三阳：昆仑——太阳（开）主目上纲 ····（阖）

足临泣——少阳（枢）主目之睁闭

足三里——阳明（阖）主目下纲

三、补虚泻实，守气之门户

（一）一气周流

《灵枢·五乱》："黄帝曰：补泻奈何？岐伯曰：徐入徐出，谓之导气；补泻无形，谓之同精。是非有余不足也，乱气之相逆也。"

《黄帝内经》强调"凡刺之真，必先治神"（《素问·宝命全形论》），"用针之类，在于调气"（《灵枢·刺节真邪》），人身一气周流，补阴就泻阳了，祛邪就扶正了。病机属气机逆乱的患者，无论其虚实寒热、燥湿风暑、营卫表里、脏腑病处，施以微针导气，"有道以来，有道以去"（《灵枢·五乱》），气机通顺，经脉条畅，即可治愈患者。

（二）阴阳相引

《素问·阴阳应象大论》："故善用针者，从阴引阳，从阳引阴。"《难经·六十七难》："阴病行阳，阳病行阴。"

针灸擅长阴病治阳，阳病治阴；从阳引阴，从阴引阳。

如：腹部病从背俞治（《灵枢·背腧》），五脏病多取背俞穴，六腑病多取腹募穴，等等。

（三）员方调针

1. 泻员补方

《黄帝内经太素·卷第十九·设方·知官能》："泻必用员，切而传之，其气乃行，疾入徐出，邪气乃出，伸而迎之，摇大其穴，气出乃疾。补必用方，外引其皮，令当其门，左引其枢，右推其肤，微旋而徐推之，必端以正，安以静，坚心无解，欲微以留，气下而疾出之，推其皮，盖其外门，真气乃存。"

杨上善注曰："员，谓之规，法天而动，泻气者也。方，谓之矩，法地而静，补气者也。枢，谓针动也。泻必用方，补必用员，彼出《素问》，此是《九卷》方员之法，神明之中，调气变不同故尔。"

2. 泻方补员

《黄帝内经太素·卷第二十四·补泻·本神论》："泻必用方。方者，以气方盛也，以月方满也，以日方温也，以身方定也，以息方吸也，而内针；乃复候其方吸而转针之；乃复候其方呼也而徐引针。故曰泻必用方，其气乃行焉。补者必用其员者，行也，行者移也，刺必中其营，复以吸也。故员与方也，排针也。"

杨上善注曰："方，正也。气正盛时，月正满时，日正温时，身正安时，息正吸时，此之五正，是内针时也；此之一正，是乃转针时也；此之一正，是出针时也。泻用七法，即邪气行出也。员之与方，行针齐实也。行补之法，刺中营气，留针补也；因吸出针，移气使气实也。员之与方，行针之法，皆推排针为补泻之。"

2012 年 9 月 16 日上午，京城易安中医门诊部

接上次所授，张士杰老师续传古法针刺手法。

（四）左右用针

《灵枢·九针十二原》："右主推之，左持而御之。"左手更重要，驾驭"针"。

《难经·七十八难》："知为针者，信其左；不知为针者，信其右。当刺之时，先以左手厌按所针荥、俞之处，弹而努之，爪而下之，其气之来，如动脉之状，顺针而刺之。"

《素问·阴阳应象大论》："故善用针者……以右治左，以左治右。"

左右用针要领，根本一条"用针之类，在于调气"（《灵枢·刺节真邪》），强调"持针之道，坚者为宝，正指直刺，无针左右"（《灵枢·九针十二原》）。

（五）补虚泻实

《灵枢·九针十二原》："《大要》曰：徐而疾则实，疾而徐则虚。"

《灵枢·小针解》："徐而疾则实者，言徐内而疾出也；疾而徐则虚者，言疾内而徐出也。"

《素问·针解》："徐而疾则实者，徐出针而疾按之；疾而徐则虚者，疾出针而徐按之。"

《难经·七十八难》："得气，因推而内之，是谓补；动而伸之，是谓泻。"

当从《灵枢·小针解》所释经文，施术以"徐入疾出为

补，疾入徐出为泻"为准。

（六）间日一刺

《灵枢·终始》："久病者，邪气入深，刺此病者，深内而久留之，间日而复刺之，必先调其左右，去其血脉。刺道毕矣。"

《灵枢·四时气》："徒㽱，先取环谷下三寸，以铍针针之，已刺而筩之，而内之，入而复之，以尽其㽱。必坚束之，束缓则烦悗，束急则安静。间日一刺之，㽱尽乃止。"

《素问·刺疟》："风疟……身体小痛，刺至阴，诸阴之井无出血，间日一刺。"

《素问·缪刺论》："邪客于五脏之间，其病也，脉引而痛，时来时止，视其病，缪刺之于手足爪甲上，视其脉，出其血，间日一刺；一刺不已，五刺已。"

间日一刺，以避正邪交争，可待正气来复，收"守一勿失，万物毕者也"（《灵枢·病传》）之效。

2012 年 9 月 18 日傍晚 6 点，张士杰老师电话授业

《灵枢》当早于《素问》，《素问》中有解释《灵枢》的篇章，《灵枢》中没有解释《素问》的卷帙。

《灵枢》《素问》就是《灵枢》《素问》，是为《黄帝内经》。《八十一难》就是《八十一难》，《针灸甲乙经》就是《针灸甲乙经》，深入研读，可知各有各的学术体系。

明·马莳（大约嘉靖、隆庆、万历间人）从事针灸，撰《黄帝内经灵枢注证发微》，注解《灵枢》比较早；张介宾（大约隆庆至崇祯间人），编纂《类经》，注解《黄帝内经》经

文，水平较高。明末清初张志聪（大约明泰昌至清康熙间人）就到清朝了，所撰《黄帝内经灵枢集注》也可参看。晚清从日本传回杨上善（隋唐之际）编撰《太素》，杨上善注是今天能见到《黄帝内经》最早的全本注释，对临床也很有价值。其实解读《黄帝内经》，答案就在《黄帝内经》本身，可以参考前贤注释，比照研究，但前提不应违背《黄帝内经》经文本义。后世医家对《黄帝内经》理解可以不同，但不能将其"发挥"之义，等同《黄帝内经》本义。古法针刺，首要遵从《黄帝内经》原文。

此外，元·窦汉卿（名默，金末元初人）著《标幽赋》，惜墨如金，字字珠玑，是从临床实战总结而来。明·杨继洲（嘉靖至泰昌间人）继承家学，针灸看病，他的《针灸大成》汇辑前代高水平针灸精要，是集前人针灸学大成之作，值得读。

2015 年 10 月 25 日上午，京城易安中医门诊部

《灵枢·刺节真邪》："用针之类，在于调气。"

《灵枢·终始》："凡刺之道，气调而止。"

案例 面瘫

（1）取穴：主要配穴，灵活选取。

下肢：足临泣、太冲、太溪、足三里。

上肢：合谷、腕谷、曲池等。

头部：天牖、翳风、风池。

面部健侧：地仓、迎香、四白、攒竹、下关、颊车。

（2）手法：进针，调气。得气。气调，出针。间日刺。

2016 年 2 月 5 日上午，京城易安中医门诊部

一、传承创新

"学而时习之"（《论语·学而》），要经常练习、勤于临证，才能真正掌握针灸；

"温故而知新"（《论语·为政》），继承好，自然知道如何沿着针灸自身规律创新。

二、以经解经

《灵枢·本输》曰："少阳属肾，肾上连肺，故将两脏。"

（一）经文内证

《灵枢·本脏》曰："肾合三焦膀胱。"《灵枢·本输》载三焦"中渎之腑也，水道出焉，属膀胱"，"三焦者，足少阳、太阴之所将，太阳之别也"且"并太阳之正，入络膀胱"。三焦为手少阳，为足少阳之所将，故"少阳属肾"无误，而非"少阴"属肾。

《灵枢·经脉》："肾足少阴之脉……属肾，络膀胱。其直者，从肾上贯肝、膈，入肺中。"可知"肾上连肺"，二脏机能相关。

（二）古人注解

《黄帝内经灵枢注证发微·本输》马莳注："手少阳三焦者，属于右肾。而肾又上连于肺，本经《经脉》篇谓'肾脉从肾上贯肝、膈，入肺中'，正肾之上连于肺也。故左肾合膀

胱，右肾合三焦，而将此两脏，必皆以肾为主耳。"左肾将膀胱，右肾将三焦，肾将膀胱、三焦二脏。

《类经·卷三脏象类·脏腑有相合三焦曰孤府》张介宾注："少阳，三焦也。三焦之正脉指天，散于胸中，而肾脉亦上连于肺；三焦之下，属于膀胱，而膀胱为肾之合，故三焦亦属乎肾也。然三焦为中渎之腑，膀胱为津液之腑，肾以水脏而领水腑，理之当然，故肾得兼将两脏。将，领也。两脏，腑亦可以言脏也。"肾为水脏，三焦为中渎之腑，膀胱为津液之腑，肾水脏将膀胱、三焦二水腑。

《黄帝内经灵枢集注·本输》张志聪："少阳，三焦也……一肾配少阳而主火，一肾上连肺而主水，故肾将两脏也……夫两肾者，主天一之水，地二之火，分而论之，犹两仪也，故少阳属肾，肾上连肺，而为两脏；合而论之，阴阳相贯，水火互交，并主藏精而为生气之源，故皆以膀胱为腑。三焦上合包络，故乃为孤之腑也。"一肾配少阳，三焦上合心包络为相火之源，主地二之火；一肾上连肺，肺通调水道下输膀胱，主天一之水。肾将三焦、肺二脏。

"故将两脏"，究竟是何者"将"哪"两脏"？古人之说不一，当反复玩味经文，密切印证临床，提出合理新解。

（张士杰老师带教，邱浩笔录、总结）

补记：

2016年2月5日跟诊，发现张士杰老师较以往明显消瘦许多，半年后（8月3日）先生辞世。数年来反复玩味思考

《灵枢·本输》"少阳属肾，肾上连肺，故将两脏"经文，今整理跟诊札记，根据先生传授"以经解经"研读《黄帝内经》方法及当年提示思路，辨析此句经文经义，仿先生作《读〈灵枢·九针十二原〉札记》之例撰文（因本书为整理先生著作，笔者临证应用印证释文案例，此处不赘），以为出师之心得汇报，并以此文纪念张士杰老师。

释《灵枢·本输》："少阳属肾，肾上连肺，故将两脏。"

考此句经文上下文，《灵枢·本输》曰："肺合大肠，大肠者，传道之腑。心合小肠，小肠者，受盛之腑。肝合胆，胆者，中精之腑。脾合胃，胃者，五谷之腑。肾合膀胱，膀胱者，津液之腑也。少阳属肾，肾上连肺，故将两脏。三焦者，中渎之腑也，水道出焉，属膀胱，是孤之腑也。是六腑之所与合者。"《针灸甲乙经》《黄帝内经太素》节选此段文字，上下文内容均同，为完整一段，仅个别文字略有差别。盖此段经文经旨，在论述"六腑之所与合"。"少阳属肾，肾上连肺，故将两脏"，为此段经文中，展开论述少阳三焦作为孤之腑，特殊生理功能的一句。

（一）"少阳属肾"

根据《灵枢·终始》《素问·阴阳离合论》等篇，可知"太阳为开，阳明为阖，少阳为枢""太阴为开，厥阴为阖，少阴为枢"（《太素》"开"均写作"关"，作名词解。此处从传世本《灵枢》《素问》，均认作"开"，从动词解）。一气枢转，分阴分阳；肾乃少阴，少阴为枢；三焦乃少阳，少阳亦为枢。少阳少阴，枢轴同气。《灵枢·本输》载三焦"中渎之腑也，水道出焉，属膀胱"，且手少阳三焦经"入络膀胱"，为"太阳之别"，《灵枢·邪气脏腑病形》："三焦合入于委阳。"委阳，足太阳膀胱经穴位。又《灵枢·本脏》曰："肾合三焦膀胱。"可知少阳三焦与太阳膀胱贯连相通，决渎水道功能，属肾一系。由此可知，少"阳"属肾，医理无误。"少阳属肾"呼应下文"三焦……是孤之腑也"，少"阳"属肾，文气贯通。

又，经文曰"少阳"属肾，不言"三焦"属肾者，盖强调少阳为"枢"之枢轴转输功能与"少阴肾"之"枢"气通功近，故称"少阳属肾"。《说文解字·木部》："枢，户枢也。"段玉裁注："户所以转动开闭之枢机也。"《周易·系辞》："言行，君子之枢机。"韩康伯注："枢机，制动之主。"此手少阳三焦之"枢"——具备枢轴、输转、枢要之功，因三焦之决渎水道，乃能下帅水之所主肾，上将水之所源肺，唯此少阳"中枢之轴""制动之主"，乃能将帅肾与肺二脏，故称"少阳属肾"，接下文"故将两脏"，而不可称"三焦"孤之腑"将"肾与肺"两脏"。少阳根于肾中元阳之火，此处少阳，特指"手少阳三焦"，"少阳，三焦也。三焦之正脉指天，散于胸中，而肾脉亦上连于肺；三焦之下腧，属于膀胱，而膀胱为肾之合，故三焦亦属乎肾也。"（《类经·卷三脏象类·脏腑有相合三焦曰孤府》张介宾注）。手少阳"三焦"，功能属肾；足少阳"胆"，与足厥阴肝相表里，若言功能属肾，离经文原意则远矣。

辨析：不当作"少阴属肾"。

《素问·水热穴论》曰：少阴者，冬脉也，故其本在肾，其末在肺。"《针灸甲乙经·卷一·五脏六腑阴阳表里第三》云："少阴属肾，上连肺，故将两脏。"《黄帝内经太素·卷第十一·输穴·本输》云："少阴属肾，肾上连肺，故将两脏矣。"杨上善注："足少阴脉贯肝入肺中，故曰上连也。肾受肺气，肾便有二，将为两脏。《八十一难》曰：五脏亦有六者，谓肾有两脏也。"

考"少阳属肾，肾上连肺，故将两脏"一句，《灵枢》《针灸甲乙经》《黄帝内经太素》上下文完整一段内容均同，仅个别文字略有差别，此段旨在论述"六腑之所与合"，与《素问·水热穴论》论述少阴主肾、肾者主水，主旨大有别。下文论述"三焦者，中渎之腑也……是孤之腑也"，三焦为少阳，故前文作"少阳属肾"，上下经文文气方一贯；否则，"少阴属肾"，行文突兀，下无照应。

若此句经文《针灸甲乙经》《黄帝内经太素》"少阴属肾"为正，则下文"将两脏"之主语，即当为"肾"；照此，肾"将两脏"，此"两脏"必与"三焦"无任何关联。"将"，本义为"帅"，引申为"扶持"。"两脏"，或可理解为杨上善所云"肾便有二，将为两脏"，但肾有"两脏"，《黄帝内经》未见经文，引证《八十一难》，未必符合《黄帝内经》本义；况杨注之"将为"，训应作"且为"，且为两脏——非经文"故将两脏"之原意，杨注不可从。或可理解为肾统率肾与膀胱，但膀胱为腑不为脏。或可理解为肾统帅肾与肺二脏，然肝肾同源，心肾同为少阴，《黄帝内经》为何未见肾统帅"肾与肝"？未见肾统帅"肾与心"？由此，肾"将两脏"，以上三说，医理均牵强。

故"少阴属肾"，单句理解，似无大碍；然结合上下文，文理、医理均不通。综上，此句经文，当从《灵枢》，作"少阳属肾"。

（二）"肾上连肺"

《灵枢·经脉》："肾足少阴之脉，起于小趾之下，邪走足心，出于然谷之下，循内踝之后，别入跟中，以上踹（腨）内，出腘内廉，上股内后廉，贯脊，属肾，络膀胱。其直者，从肾上贯肝、膈，入肺中，循喉咙，挟舌本；其支者，从肺出络心，注胸中。"

经文明训，肾上连于肺，不赘述。

（三）"故将两脏"——当为少阳统帅肾与肺

肾藏精，主纳气，司水液代谢。《素问·上古天真论》："肾者，主水。"《素问·逆调论》："肾者，水脏，主津液。"

肺主气，司呼吸，为水上之源。《素问·经脉别论》曰："饮入于胃，游溢精气，上输于脾，脾气散精，上归于肺，通调水道，下输膀胱，水精四布，五经并行。"

肾属水，肺属金；金能生水，水上润金；肺布气水乃行，故肾上连于肺。

三焦为孤之腑，通贯腠理，调适水道，为决渎之官，《灵枢·本输》曰："三焦者，中渎之腑也，水道出焉；属膀胱，是孤之腑也。"《素问·灵兰秘典论》曰："三焦者，决渎之官，水道出焉。"

由上可知：肺朝百脉，输布水液；三焦通调水道，行使水液，下输膀胱；膀胱气化，肾司便溺；金水相生，肾上连肺。三焦因决渎水道功能，合于膀胱，膀胱与肾相表里，肾主水，上联肺，三焦贯通肾与肺二脏。

《说文解字·支部》："故，使为之也。"段玉裁注："今俗云原故是也。"故，本义原故，引申作连词故此、因此。《说文解字·寸部》："将，帅也。"将，统帅之义。三焦为腑，不可称其"将"肾、肺二脏。三焦者，乃少阳相火，少阳主一身之枢机。手少阳三焦孤之腑，为一身水道通调之枢轴，下与肾通职，上与肺通功；手少阳三焦之相火，发源于肾；手少阳三焦之经气，游行上下，通会腠理，枢机周身。故《黄帝内经》经文称"少阳"统帅肾与肺二脏。

此处少阳，特指手少阳三焦，少阳三焦相火，与厥阴心包相表里，此相火下根于肾；少阳三焦经决渎功能，调水道上通于肺。此处少阳，区别于足少阳胆，胆为甲木，与厥阴肝相表里，肝为乙木，胆主一身少阳生发之气，经典论述、历代注家、临床证治，未见足少阳胆统领肾与肺二脏论述。

"故将两脏"，应理解为：因此，少阳三焦统领肾脏与肺脏。

辨析：前贤均误以"肾"为"将领"之主语。

《灵枢·本输》此段经文，历代医家注"故将两脏"，主语大都定位作"肾"，误。辨析如下：

（1）肾将左右二肾

隋末唐初杨上善持此见解："足少阴脉，贯肝入肺中，故曰上连也。肾受肺气，肾便有二，将为两脏。《八十一难》曰：五脏亦有六者，谓肾有两脏也。"（《黄帝内经太素·卷第十一·输穴·本输》）

前文已析其谬，此不赘述。

（2）肾将三焦与膀胱

《黄帝内经灵枢注证发微·本输》马莳注："手少阳三焦者，属于右肾。而肾又上连于肺，本经《经脉》篇谓'肾脉从肾上贯肝、膈，入肺中'，正肾之上连于肺也。故左肾合膀胱，右肾合三焦，而将此两脏，必皆以肾为主耳。"

马氏以肾一脏，形有两枚，左肾、膀胱合之，右肾、三焦合之，肾"主"左右二肾，即"主"膀胱、三焦。马氏所言

"二脏"，注文具体所指，可得出二解，但二解均不通。

解一：若言肾"主"膀胱、三焦，是为"将两脏"，于文理不通，考其实当作"将两腑"，而非"将两脏"。解二：若言肾"主"左右二肾，是为"将两脏"，则"故"字当训为"固"，此句可释为"肾脏本来就统帅左右肾二脏"。然此解释，单句勉强成文，于医理实则不通，考《黄帝内经》本文，称"心肝脾肺肾"只言"五脏"，未见因肾有两枚而称"六脏"之经文。《素问·灵兰秘典论》云："愿闻十二脏之相使，贵贱何如？"此处"十二脏"下文称"十二官"，指心、肺、肝、胆、膻中、脾、胃、大肠、小肠、肾、三焦、膀胱；膻中，"臣使之官，喜乐出焉"，于《灵枢·经脉》，对应为"心主手厥阴心包络"之脏。《黄帝内经》称"十二脏"中，不因肾有两枚而经文称肾有"两脏"。

《类经·卷三脏象类·脏腑有相合三焦曰孤府》张介宾注："少阳，三焦也。三焦之正脉指天，散于胸中，而肾脉亦上连于肺；三焦之下，属于膀胱，而膀胱为肾之合，故三焦亦属乎肾也。然三焦为中渎之腑，膀胱为津液之腑，肾以水脏而领水腑，理之当然，故肾得兼将两脏。将，领也。两脏，腑亦可以言脏也。"

张介宾以肾为水脏，而将领二水腑：中渎之腑三焦，津液之腑膀胱。既然明为"二水腑"，试问《黄帝内经》何以不直言"故将两腑"，而言"故将两脏"？又，张介宾云："腑，亦可以言脏也。"然考此段经文，称大肠、小肠、胆、胃、膀胱、三焦，前后均作"腑"，下文总括曰"是六腑之所与合者"，何以单单此句称膀胱、三焦二腑为"两脏"？若云肾"将"膀胱、三焦"两脏"，"少阳属肾"下接"故将两脏"，意已明了；而"肾上连肺"一句，文义悬隔，则属多余。故此说文理不通，医理牵强。

（3）肾将三焦与肺

《黄帝内经灵枢集注·本输》张志聪云："少阳，三焦也……一肾配少阳而主火，一肾上连肺而主水，故肾将两脏也……夫两肾者，主天一之水，地二之火，分而论之，犹两仪也，故少阳属肾，肾上连肺，而为两脏；合而论之，阴阳相贯，水火互交，并主藏精而为生气之源，故皆以膀胱为腑。三焦上合包络，故乃为孤之腑也。"

肾有二：其一与少阳三焦相配→通于厥阴心包络，同属相火，地二之火；其一与太阴肺相连→肺为水之上源，金化生水，天一之水。

《侣山堂类辩·辩两肾》张志聪云："盖少阳乃三焦之生气，发于右肾，上合包络，为相火之原；左肾属水，上连于肺，故为两脏也。"

张志聪以肾为水火之脏，形有两枚，阐释"肾将"三焦（地二相火）与肺（天一水源）"两脏"。然《黄帝内经》明文"三焦者……是孤之腑也"（《灵枢·本输》），张志聪所云肾所"将"之对象，当作一腑一脏，云"将两脏"，文理牵强。

综上，此句经文理解当作：少阳三焦因决渎之功，故而属肾；肾主水，经脉上连于肺；少阳三焦因主枢机水液，故此将领肾与肺二脏。

（2021年邱浩学作）

火篇：徐安龙校长访谈张士杰老师

访谈要点：古法针刺，援物比类，根于《灵枢》，参照《素问》，以经解经，验之临床。

时间：2013 年 7 月 17 日 8 点 30 分至 9 点 45 分
地点：北京市东城区京城易安中医门诊部张士杰大夫诊治室
人物：张士杰老师（简称"张老"）

北京中医药大学校长徐安龙教授（简称"徐"）

北京中医药大学图书馆古籍室邱浩（简称"邱"）

徐：张老，您好！我今天过来想向您请教关于中医药教育的问题。1956 年，从北京、上海、广州、成都开始，开启了中医学的大学教育制度。当时从全国各地调了很多名医到北京中医药大学来，至今也快一甲子了。我想现在该是到了一个时候，对这五十几个春秋的中医教育，做一个比较好的评估，或者是探讨一些新的做法，好的我们继续保留。如果确实需要，我认为，在我们民间传承的一些好的东西，也应该把它加进院校教育去，不一定只是以高等院校的学院式教育才能培养中医人才。您想，50 年代办学的时候，总体思想受苏联的影响很大，所以中医有些方面的教育制度、院系设立模仿西医，搞教研室啊，集体上课啊，但是这是否最适合中医人才培养？特别是在师承这一方面，究竟有没有值得反思的地方？还有就是学生的基础课设置方面，我一直在困惑，学中医需要什么样的知识基础？国学是否是学好中医必须要奠定的基础？比如《易经》、道家思想、书法、太极拳等等。因为在咱们学院教育中有太多的课时安排了一些不太相关的课程，但是比这些重要的与中华民族文化相关的课程，并没有作为必修课安排在正规教学里面。所以我觉得应该通过遍访像您这样的名医来了解，在成为名医的道路上，这些知识是不是必需的？以上这些都是我来了北京中医药大学以后苦苦求索的问题，苦于我自己不是这个行业的人，毕竟我连西医都不是，我学的是西方的生命科学，在美国待了10年，学的是免疫学。所以，我站在这个角度看待这个问题，可能尺度不一样，视角不一样——虽然也有我的局限性——我对这个领域了解不够，但还是会比较客观。

张老：这个中医啊，就针灸而言……你看我刚才看的这个病人，现在和以前已经判若两人了。他是放疗以后，感觉不行了，没有办法了，我给扎针扎到这程度，现在能走能跳，能鞠躬鞠到起码45°，原来这都不行。所以这个针刺啊，能解决药力达不到的问题，放疗以后很少有药物能够解决不良反应。

徐：所以中医如何取得好的疗效，也是我另外想问您的一个问题。

张老：但是针刺，50年代开始的时候是借鉴日本的教学方法，而且教材大同小异，刺激神经疗法，根本的谬误！这个经络，络，另当别论；经，摸不着看不见。

徐：是啊，它不是神经，两回事。

张老：所以，给学生怎么解释，解释不清怎么办？就把西医的神经联系起来了，是吧。

徐：嗯。

张老：谁联系起来的？日本人。我们这个针刺、中医，汉以后，尤其是唐代，早就传过去了。他们的针灸界高人很多，很厉害的，但破解不了经络这个问题。明治维新以后，就西学东渐了，日本就把针灸作为刺激神经疗法。中华人民共和国成立之初，针灸家朱琏把日本的《针灸学》译成中文，叫作《新针灸学》，加上一点苏联巴甫洛夫高级神经活动学说，用这个来解释。大体上就是能够编教材，比单纯用神经解释要好，因为它有一些高级神经活动，不是神经走向……

徐：不是那个神经元、神经节……

张老：这样能解释一点，比较好一些。但是，中医毕竟是中医。

徐：对，对！这就是我刚刚所讲的，中医有自身独立的学术体系。

张老：像刚才你讲的"道""易"，这都很要紧。

徐：是，这是我们中华民族最经典的哲学范畴。

张老：我们讲阴阳五行，阴阳从哪儿来？五行从哪儿来？你必须得读《易经》《尚书·洪范》。另外，必须读中医经典。不读《黄帝内经》，你就只能按神经疗法解释了。

徐：是啊。

张老：你读过《黄帝内经》以后，联想到按现代科学，神经、淋巴、血管等等，都是在经络的统辖之下，是经络的载体。经络是更广义的。

徐：经络本身还是动态的，是吗？为什么在解剖学上很难观察到，是不是这个原因？

张老：这个叫"形而上者谓之道"，看得见的东西那是形而下的，"形而下者谓之器"。中医要达到高级的意境，"粗守形，上守神"。

徐：一定要有形而上的东西。

张老：我是搞援物比类的，就是在辨证论治的基础上，还得要比类。辨完证了，几个证型，每个证型取几针，那就不对了。对症下药，一个症开几个药，一个症加几针，不行。援物比类，这个在《黄帝内经》里面，很少有人读到。邱浩，你知道《示从容论》么？

徐：他基础不错，应该知道。

邱："夫圣人治病，循法守度，援物比类，化之冥冥，循上及下，何必守经。"

张老：他古文太好了！其实针灸的古籍他们读过，光读《灵枢》不行，要读《素问》。《示从容论》就是《素问》里面论述的。有时候比如三经的病，通过援物比类，取一经的穴就够了，不用每一经都扎，扎那么多穴干嘛？

徐：中医经典太重要了！

张老：咱们现在也开始重视经典了，不管从事方脉，还是从事针灸，不学经典哪成啊！你没有理论根基，就是瞎扎啊！是不是？但是有的时候大部分是这样的，背些歌诀。以前当个乡村大夫，针灸背《百症赋》《玉龙歌》，背几个穴主治什么病，就能看病。过去条件有限，针灸界这样的大夫很多。现在开始对经典课比那些年好像重视点了，是吧？

徐：现在我们越来越重视经典。我昨天跟我们基础医学院院长商量是否建立一个经典的考试体系，让我们的学生，除了拿到教育部规定的文凭之外，还要考考他的经典能力，作为日后毕业的一个辅助证明。就是说某个医院要雇我们的学生，还有一个证明，这个人经典多少级，假如说分 10 级，要读到多少级才能达到真正的中医应达到的水平。民间中医也可以考，我都认可你。您觉得有这个必要么？

张老：太必要了！问题是现在讲经典的人能有多少？

徐：是啊，能把《周易》讲清楚的人能有多少？这是个大问题，所以人才奇缺。

张老：忽视了这么多年了，去学还不一定能完全体会。

（来病人了，针刺中……）

徐：您扎针动作快，我看一针在患者体内旋一下，只那么会儿就出针。

张老：这就是古法。《灵枢·刺节真邪》"用针之类，在于调气"。《灵枢·终始》"凡刺之道，气调而止"。你调了，马上就好了，没有必要扎那么多针，留针那么长时间。读懂《黄帝内经》就知道了，你有空儿应该看看。

徐：我在看，但我读得没有那么深。现在就是说不能光靠我这个校长，一门课一门课督促他们，不要背离了中医经典。最重要的是我要建立一个教育体系，让年轻中医能够真正学到他们最需要的。作为一个好中医，我认为应该有一个很好的中国传统文化的基础，这是基本的。

张老：必须的！中国文化不通你怎么学好古文。

徐：第二个要临床实践，是吧？

张老：对！

徐：临床的实践要跟好医生，否则的话就是误导。因为是临床实践，它是理论和实践相结合，否则学针灸会误入歧途。

张老：好医生啊！呵呵，什么叫好医生？这个标准不好说，一般的理解就是态度好就是好医生，光态度好不行啊！

徐：对！所以就是要有临床效果才行。要确实是在临证方面有所建树的，理论功底扎实，同时能理论结合实际，能指导临床的。古法针刺是怎么样的？《黄帝内经》里面有没有留针？

张老：古法针刺是《黄帝内经》里面的刺法。留针都是后世的问题。《黄帝内经》里有一吸入针，一呼入针。补是怎么入针，泻是怎么入针。这个主要指的是什么呢？虚实，补虚泻实。入针与出针不一样，正相反。

徐：咱们这个古法针刺传承有多少年了？是不是在伏羲氏之前就有了？

张老：没有。

徐：那是从什么时候开始的？

张老：伏羲制九针，神农尝百草，黄帝是在他们以后，与岐伯问对，才有了《黄帝内经》。实际上《黄帝内经》成书是在秦汉时代，但是以前也有，单篇别行，没有成册……这个邱浩最清楚，哈哈哈！

徐：那您这个古法针刺是什么时候开始学的？

张老：我一开始就是跟着《黄帝内经》学。我父亲兼通文史和方技，民国时期在沈阳设同春堂国药店，延揽诸多名医应诊，并与之切磋医道。我从小也受很多感染，对中国的文、史、哲、医也由知而好。后来攻读了《易经》《老子》《黄帝内经》《伤寒论》《金匮要略》等经典。50年代初就用《黄帝内经》的针法指导临床。

徐：您自己摸索出来的吗？

张老：也不是，我也没拜师，反正黄帝、岐伯就是我的老师。"书中自有黄金屋"，不是么，认真地读《黄帝内经》。

徐：这得很深的文化功底啊！

张老：因为我们那时候都是学古文的。家里我父亲宗儒，尊崇孔子孟子，指导我读儒家经典，上学课堂也学一些。

徐：所以您这是自学，很多人没这个能力。

张老：我们上学的时候学的不完全是古文，但起码跟现在不一样。

徐：嗯，要国学功底很深的才能自学，像古代的经典医书。

张老：读书是个很难的事儿，得熟读。中医书有的必须熟读，有的必须默记。默记以后也不能照着书本、背着书给人看病，你还得灵活运用。不同的人同一个病，针扎下去手法不一定一样，尤其是轻重、缓急也不一样的。有的人，比如阴阳和平型的人，这样的人非常容易得气，针扎下去没使手法他就已经得气了。如果是纯阴的人，针扎下去再用手法，一次又一次，没有反应。这种情况就不要强求扎出反应，你扎不出来。没有反应，有效没效？有效，这是中医奥妙之处，是不是？他不是没传导，而是他这个人是属于这个类型的，他没有反应在体表，里面实际气血都在变化了，经络脏腑自然有感应的。

徐：经络运气，就是这个经络都在活跃着，是吧？

张老：那个就得看他是否针下得气，我的体会。比如患者是特别虚弱的人，针扎下去跟扎豆腐似的；调理以后，针扎下去沉紧了，像扎熟鸡蛋了，好点了；你再扎一次，气补上来了，就跟扎肉一样了。

徐：哦！

张老：但是不是强求，中医讲"盛则泻之，虚则补之；不盛不虚，以经取之"（《灵枢·通天》）。

徐：张老，现在学中医应当具备文化功底，跟您聊天，很有体会。您对中医自学、读诵经典，理解非常到位。现在培养学生，在国学的功底里面，您认为哪些课，哪些知识是必须要掌握的？这样能够去自学中医。

张老：起码现在大学里面有《医古文》讲义，医古文先搞好，这个是前提。

徐：医古文是个前提，对！然后再去学《周易》。《周易》也是个基本的前提，是不是？

张老：学《周易》，你说得对！但是古文要是不太懂，《周易》不是很好学的。它这里面蕴含着很多哲理，实际上就是中国古代最高的哲学，《周易》是研读天地人三才规律的大哲学。

徐：对，是个变化的哲学，大自然变化、社会变化、人体变化的哲学。看来首先是缺乏很好的老师来讲述《周易》。

张老：因为目前你不能单独开设《周易》课啊，是不是？中医药大学能开设吗？如果不好开课，穿插讲就行，有选择性地选几篇文章讲透，把学生引进门就可以了。过去我们上学的时候学古文，也不是大套成本的都学，那时候讲《古文观止》，都是精选的古文。上中学就学《古文观止》，把基础打下了，然后自己读，古文就得靠自己反复读，背熟了反复体会。另外，你读了呢，还得体验，尤其是搞中医针灸，你必须临床运用古典的理论，然后才能真正学会，关键看有什么体验，体验很要紧。孔子讲，"学而时习之，不亦说乎？"（《论语·学而》）所以，光学了一般理论，但没动手，不行！必须得动手，你才能完备，你能不能鉴别学到的东西对不对，别人说的还要自己验证、自己体会。

徐：这就是我们北中医要提倡的早临床，多临床，反复临床。

张老：对！必须得临床，"学而时习之"么，习就是演练。

徐：您对"师带徒"传承人的教育怎么看？您觉得国家中医药管理局推出的这个做法是否现实可行？

张老：可行。

徐：我也听说很多师承，有些人就是师承拜了个师，形式上的，很多人并没有学到师傅真正精髓的东西。

张老：按照道理说真正有学识的老师，不应该保守，也不可能保守。教学相长嘛，《礼记·学记》上说"教，然后知困"。他还要验证自己。"学，然后知不足"，学无止境。你比如说，都是硕导、博导了，需要学的东西，需要体会的、玩味的东西还多得是！所以不可能保守。他如果拿不出东西来教学生，就徒有虚名。

徐：嗯，这是我听到的一个很重要的见解，您讲出了一个非常重要的东西。

张老：另外，学员也很要紧。他的志向如何，他的基础如何。你配一个基础很差的，又不努力，费了九牛二虎之力也没有用，培养不出来，白费力。

徐：师傅怎么带也带不出来。所以能不能把中医培养作为一个精英教育来看待？有足够的智慧和悟性的人学中医更合适。可不可以？

张老：应该是。但是不能这么提。

徐：现在就是考分够就学中医，但毕业后到民间去给人治病，治不好，从某种意义上来说他不是一个治病的人，不具备一个中医大夫的基本功、思维方式、灵感。一个人有没有足够的经典功底，这决定着他在医疗的水平上能够走得多高。经典功底是很重要的基础，可不可以这么说？

张老：这个啊，应该说与不同层次有关系。人的资质也不一样，都做到《黄帝内经》脱口而出这种程度，不可能！像现在初中、高中毕业，然后直接上大学，初、高中学的古文远远不够。到了大学之后，除非像过去那样，一年级学基础课，别的什么都不学，打一年扎实的基础，第二年，你古文好了——现在这是不可能的事儿——其实这东西也很难说，你花一年时间就真能把古文弄明白了？看病背点歌诀，也能是很有名的大夫。像在农村里头，背点《百症赋》《玉龙歌》《标幽赋》，照着这个歌诀就可以看病，对症治疗也有效。

徐：但真正成为一代名医要怎样做呢？能够治好疑难病症。

张老：那就要读经典了。

徐：这就是我想要跟您探讨的一个问题。

张老：名医也分三六九等。有的是临床有名，治点杂病都有效。但是我们这儿常常有非常难治的病，比如那个放疗的同志，无可救药了，各个大医院都没办法。中药也试过了。但我们用针他就能好成这样，这东西你不可思议。"正气存内，邪不可干"，就是用正气把邪气给排了。

邱：张老临证操作的"古法针刺"根本在于调气机，例如运用《黄帝内经》里的"开、阖、枢"理论，"太阳为开，阳明为阖，少阳为枢"，针刺相应腧穴，调节人体气机的开、阖与枢转，达到愈疾目的。"上工平气，中工乱脉，下工厥气危生"，他所宗《黄帝内经》的古法主要是提倡"览观杂学，及于比类"，归结到"援物比类"的治疗，以简驭繁，"治之极于一"。"刺太溪穴"治诸多疑难杂症，就是"治之极于一""先得其道，稀而疏之"而应指取效成功应用于临床实践的代表。

徐：嗯。把自身的正气、正能量调动出来。您现在带了多少弟子？

张老：跟我学的人很多了……现在不是流行《养生堂》吗，电视讲养生的。

徐：您怎么看待《养生堂》的讲座？

张老：《养生堂》去讲的人都是医务人员，而且都有准备，但就讲的是一般常识吧，主要还是饮食，吃这个、不吃那个。这不全面，真正的摄生啊，首先应该考虑天地之气，"人以天地之气生，四时之法成"。四季养生，比如现在是夏天，若刮着北风你要少出去，这风要命，是邪风，"虚邪贼风，避之有时"。你光说吃了什么了，喝了什么营养品了，你出去，照样受风，是不是？养生之道，必须得"法于阴阳"。

徐："合于术数"，这个"术数"怎么解释？

张老："术数"就是养生之道。术，方式；数，包括时间、数量、尺度、频率等问题。术是"方式"，数是指"数量"，是这个意思。

徐：今天我又学到了中医一点"真传"。张老，我再请教一个问题，要学好针灸，除了经典，还有些什么书要读？是不是应该有一定的功力才能学好针灸？扎针的指力、指法。

张老：功力就得靠临床了。

徐：是不是要练内功？

张老：不用额外练，我没看到经典上有必须练功这个要求。"必一其神，令志在针。""神无营于众物。"《黄帝内经》

所说扎针本身就是高级的练功态。我扎针就是在练功，全神贯注，没有杂念，这不就是练气功所要求必须具备的状态嘛！后世的练功心法很多是从《黄帝内经》这来的。

徐：没有专门练功这个要求是吧？您觉得系统地学针灸，还有哪些古书要读？系统地学习经典，除了《黄帝内经》《八十一难》《针灸甲乙经》，系统地学下来还需要看些什么书？

张老：关键是学《黄帝内经》啊，先把《灵枢》学通。到现在为止有人还把《素问》列在首位。《四库全书总目提要》认为《灵枢》是伪书，乃好事者"缀合古经"所作，这是根本错误啊！

徐：嗯，应该先学《灵枢》，再学《素问》。

张老：为什么都是先学《素问》，把它列在首位？因为唐代王冰只注了《素问》，历史上有一段《灵枢经》在中国消失了。残唐五代战争频繁，这本书因战乱残缺不全了。北宋仁宗年间校正医书局就说："据今《素问》注中引《针经》多称《灵枢》之文，《灵枢》今不全，故未得尽知。"由此知道《灵枢》就是《黄帝针经》，那时候《针经》在中国已经不完整了。后来宋哲宗时期从高丽换回一部九卷的《黄帝针经》，这样《灵枢》才又在中国流传。宋代以后，目前知道的，第一个开始比较系统注释《灵枢》的是明代的马莳。

邱：北宋·江少虞《宋朝事实类苑·卷三十一·藏书之府》记载"窃见高丽献到书，内有《黄帝针经》九卷"。南宋初李焘撰《资治通鉴长编·卷四百八十》"宋哲宗元祐八年正月……庚子……工部侍郎兼权祕书监王钦臣言：'高丽献到书内有《黄帝针经》，篇帙具存，不可不宣布海内，使学者诵习，乞依摹印。'诏令校对讫，依所请"。元朝丞相脱脱和阿鲁图先后主持修撰的《宋史·卷十七·哲宗本纪》上说"元祐八年正月庚子，诏颁高丽所献《黄帝针经》于天下"。明万历十六年（1588）宝命堂始刊马莳撰《黄帝内经灵枢注证发微》——早此两年，明万历十四年（1586）宝命堂始刊过马莳撰《黄帝内经素问注证发微》。

张老：对。再以后像明代的张介宾，张介宾很有学问，作了《类经》，到清代的张志聪，作了《黄帝内经素问集注》《黄帝内经灵枢集注》，就这么传下来了。所以《灵枢》就是《针经》一种传本，我叫他们现在要反复读，结合临床反复体会。尤其《灵枢》开篇《九针十二原》，我让他们主要看《小针解》，《小针解》也是《灵枢》的文章，解释《九针十二原》的。《素问》的《针解》解释《九针十二原》就有误差，大概是对《针经》所述的针刺不通。所以这些事很难说了。你看在唐之前，扁鹊对《黄帝内经》的解释也有歧义，《八十一难》与《黄帝内经》的学术体系就不一样。

徐：也有误。

张老：西晋皇甫谧《针灸甲乙经》是撰集《针经》《素问》《明堂孔穴针灸治要》三部书，使"事类相从"而成。所以学针灸，根本上还是应该读《灵枢》、读《素问》，原文读通。然后如有不解之处，再参考扁鹊、皇甫谧、杨上善、王冰、马莳、张介宾、张志聪他们的注文，结合临床看看谁说的比较贴近。一下子完全通达，不太容易。因为《黄帝内经》并非一个时代、某个人的著作。你像我们读经典、读经文，必须要参考那个年代的文化背景、治疗案例，看看人家是怎么讲的、怎么用的。

邱：张老注《黄帝内经》，以经解经。因为《黄帝内经》非一人一时之作，有的篇章成篇较早，有的篇章成篇较晚。比如《灵枢》里面《九针十二原》比较早，《小针解》比较晚，《小针解》就是解释《九针十二原》的;《素问》有些篇章也是解释《灵枢》的，比如《针解》。张老所撰《读〈灵枢·九针十二原〉》，首先采用《小针解》、其次参考《针解》解读《灵枢·九针十二原》，主张从事针灸，《灵枢》为主，《素问》为辅，《灵枢》《素问》互参，以《黄帝内经》解《黄帝内经》，自己解释自己。如果《灵枢》《素问》经文互参，还是有些疑难问题读不懂，可对照或参考《八十一难》《针灸甲乙经》，或者唐代杨上善注《黄帝内经太素》、王冰注《素问》，或者明代马莳、张介宾以及清代张志聪他们的注解。总之，前人注解到位的，尽量看前人的；前人解不透的，再看后世的。去古越远，往往失真，后人容易以当时的思维揣度前人。

徐：尽量用前人的解释，这是对的。

邱：张老主张，如果发现古人注解经文有疏漏的地方，今人要从临床实践对经文及传注加以验证，补充、订正、丰富、完善注解，师法古人，但不牵强附会、拘泥陋说。读经典，张老有自己的临床体会，一再强调不要为了写书而写书，为了发文章而发文章。读经典的目的，一切为了临床，为了获得更好的疗效，为了患者不受或少受病苦。

徐：张老刚才讲了，即使大师也不能保守，也要必须不断地学习，包括向自己的病人学习，临证中不断摸索提高。

邱："知之为知之，不知为不知"，医学上如果不知道，为了面子装知道，张老认为这是不可取的，是对病人不负责。

徐：好！张老，我再问您一个小问题，我们就准备告辞了，不耽误您太多时间，下次有空我再来请教您。您接触咱们北中医的学生多吗？我想您给一个总体评价，您觉得我们学校学生的基本功怎么样？您觉得一届一届地带下来，现在北中医教育质量是在提高还是下降？

张老：现在接触太少了，不了解。

徐：好，那不耽误您的时间了，我们告辞了。医生以病人为第一，谢谢。

张老：好，希望你做好中医教育工作。

（邱浩据徐安龙校长访谈张老录音整理）

土篇：明经典针理，悟古法针道，播四海针情

——我的针灸、中医从业之路

张士杰

【作者简介】张士杰，1931生，北京人。首都医科大学附属鼓楼医院京城名医馆主任医师，国家级名老中医，全国老中医药学术经验继承工作第二、三、四批指导老师。任中国针灸学会荣誉理事，北京针灸学会顾问，北京传统医药研究促进会理事，中国中医科学院针灸研究所国际针灸培训中心客座教授，中日友好中国研修之旅客座教授、日本大阪传统医学中心客座教授等职。从事中医临床工作近60年。擅长以《黄帝内经》"援物比类"之古法，应用太溪等少量气穴治疗百余种疑难杂病，如顽固性失眠、发作性睡病、神经性厌食、三叉神经痛、抽动秽语综合征、面肌痉挛、面瘫、膈肌痉挛、假性延髓麻痹、偏头痛、多发性大动脉炎、多发性硬化、神经性耳聋、支气管哮喘、泌尿系结石、颈椎病、骨关节病、类风湿关节炎、强直性脊柱炎、痛风、硬皮病、重症肌无力、进行性肌营养不良、脑瘫、甲状腺功能亢进或减退、寻常性痤疮、脂溢性皮炎、湿疹、白塞综合征、黄褐斑、习惯性便秘等，人誉雅号"张太溪"。著有《古法针刺举隅》《古法针刺灵方治验》等书，发表学术论文20余篇，其中《援物比类应用太溪》《中风浅淡》《浅谈腕骨和昆仑》被选为世界针联学术大会论文。先后赴印度尼西亚、日本、韩国、澳大利亚等多个国家进行访问、医疗和讲学，曾获韩国针灸学会主席颁发的特别奖章。

学术成就被《人民日报（海外版）》《中国人才报》《中国科技报》《健康报》《中国医药报》《中国中医药报》《家庭医药报》《北京晚报》《北京日报》《中华名医》《中华魂》以及日本、韩国、美国、意大利等国的刊物报道。

一、医途小述

1931 年 5 月我出生于一个较为殷实的工商业者之家。祖籍北京，家父兼通文史和方技，曾于吉林省吉林市开设同春堂国药店，延揽当时诸多名医坐诊，并与之切磋医道。我自幼耳濡目染，对中国的文、史、哲、医，也由知而好。1948 年完成国民高等学校学业后，在家父及诸医指引之下，开始攻读《老子》《易经》《黄帝内经》《伤寒论》《金匮要略》等典籍。为了检验个人之学识，于 1956 年将个人编写的《针灸学讲义》送北京市卫生局备案，申请开设针灸传习班，获得当时之主管方和谦先生口头准许，开办两期后，全市之私立传习班皆停办了。1957 年经国家鉴定考核取得医师资格，并由北京市卫生局发给开业执照。1960 年任职于北京市第二中医门诊部针灸科，1976 年任职于北京建国门门诊部针灸科，1986 年调至首都医科大学附属鼓楼中医医院针灸科，1994 年退休，后返聘于鼓楼医院京城名医馆。迄今为止，我之医疗行为已近 60 年矣。回想起我的学医、行医、业医之途，漫漫而修远，实愿为诸位所分享的，正是那一段特定时期下自我经历中循古悟道的心路历程。

（一）读经

"将登泰岱，舍径奚从；欲诣扶桑，非舟莫适"（《脉诀汇辨·多读书论》）。我之今日针灸略有小心得、小成绩，几乎全赖于少年、青年时期诵读的经典医著。适我读书时期，虽兵荒马乱，未逢如今日这般太平和谐盛世，然彼时在家父严教之下，却分神甚少，无今之物欲之扰、浮华之困、香奢之恋、杂事之忧，一心只读圣贤之书。当时我虽不甚明其理，然诸典籍，尤其是《黄帝内经》《伤寒论》全文，以及《易经》、诸子书等关键章节，却也张口就背，每每闻之、见之，如逢老友。家父喜见我有此一乐，便鼓励我继续前行，适时邀请诸位名医好友对我指点一二，我竟也略有所悟。就今天我临证小有出彩之处所引、所用经典依据，与当时家父、诸医指引务必"勤求古训"以及所下的"童子功夫"不无关系。正若清代李延昰所云"上古神农、黄帝、岐伯、鬼臾区等，神明天纵，何可几及。降至叔世，即有人焉才高识妙，可以仰窥圣域，亦须精求典籍，上发金匮玉函之藏，下集专家授受之旨；学以博而渐通，心以疑而启悟。如此则借证有资，力省功倍"（《脉诀汇辨·多读书论》）。我诵经典乃通篇而读，用古人之思维去读。《黄帝内经》《老子》《周易》，蕴含古人认识天地自然、人事万物至真至要、颠扑不破的真理，每读诵一次，都有不同的理解与体会。通篇来读，沿着古人思维去读，背诵重点篇章，烂熟于胸，此是大要。

（二）开智

经典古籍，文义高古，寓意渊微，上极天文，下穷地纪，中悉人事，意欲融会贯通，则实非易事，但我却迎难而学，学而知，知而好，乃至力求能从容于其道，因之而乐，终可"力学穷理，则识益明"。苦研《易经》，终于明悉"变易，不易，简易"宇宙之法；细读《老子》，从而了悟"人法地，地法天，天法道，道法自然"（《老子·第二十五章》）顺应之理；反复玩味《黄帝内经》，豁然明彻"览观杂学，及于比类……循法守度，援物比类，化之冥冥，循上及下，何必守经"（《素问·示从容论》）以及"治病必求于本"（《素问·阴阳应象大论》）、"治之极于一"（《素问·移精变气论》）的针灸之道。当年幸得家父及诸医时时点拨，启我之思；后于临证中大胆酌用古法，每获良效时，顿叹古人之智。初期临证若遇不效患者，我则深信《黄帝内经》"言不可治者，未得其术也"（《灵枢·九针十二原》）之训，以《易经》"磐桓，利居贞，利建侯"（《周易·屯卦》）诫己，而"中行独复，以从道也"（《周易·复卦》）——再次回归经典，寻求解决之途；临证既多，逐步体会到"知其要者，一言而终；不知其要，流散无穷"（《灵枢·九针十二原》），法自经典中来，而非旁技左术。清代名医徐大椿有言："故为此道（医）者，必具个人之资，通人之识，又能屏去俗事，专心数年，更得师之传授，方能与古圣贤之心潜通默契。"（《医学源流论·医非人人可学论》）诚哉是言！古之人不我欺也！

（三）证道

自诵诸典籍所论医道，并将其验之于临床后，我益加深信：古道不伪，古法不虚。对于《黄帝内经》的教导，知道很重要，"证"到更重要。这就需要我们在诵读"古训"时，以心验之，以临床验之，以疗效验之，以事实验之。比如：我在1985年9月接诊一姚姓患者，其诉六年来晨起至日暮，双目不欲睁而如瞑状，整日胸闷、悬心、短气、脘痞、嘈杂，进食可稍缓解，少顷诸症又加剧，饥则恶心而不欲食，屡治罔效。诊其脉体浮弦，沉取微滑，舌质淡，苔白微厚。我立刻想到《灵枢·经脉》"肾足少阴之脉……是动则病饥不欲食，心如悬，若饥状"之语，因而为之针刺肾原太溪，得气有如鱼吞钩状，诸症当即缓解，共针四次，病衰大半。这样的例子举不胜举。对于一些现代疾病，我则脱开西医之缚，依据其证、其症，恒用古法思维处之，每每取得"守正出奇"之效。不学古道，则永远无法了解其渊深；不试古法，则亦难切身体会其高妙。《黄帝内经》等书中的古典针灸之道，时时用之，时时有体悟，时时有提高。知"道"，则"从心所欲不逾矩"；证"道"，则"拨开云雾见洞天"。

二、针道小悟

针灸之道、理、法，既渊又博，我所领悟者，不过冰山一角。让我较深有体会的方面主要包括：针刺补泻及手法、"烧山火"与"透天凉"、"五门十变"针法、针刺得气、阿是穴、体表经穴定位及对《灵枢·九针十二原》的读解等。限于篇幅，本文仅对"气穴"之理、之用的感悟提供给大家一些浅见，其他内容感兴趣者可参阅本人拙著《古法针刺灵方治验》。"气穴"本是古法针灸理论中极为重要的一个概念，可惜今人多不重视。基于"用针之类，在于调气""凡刺之道，气调而止"，知气之所在而守其门户，即知诊三部九候之病脉处而治之的气穴中气至与否至关重要。若能使之气至，则与之相应之疾病即可奏效，效之信若风之吹云。如用"气至病所"形容三部九候病脉处的针下气至，与后世问其所病，索之于经，通过精专之营使针感传导至某疼痛局部，而对诸如焦虑、抑郁等诸多恍惚来去、错综复杂之病候，又只得"慧然在前，按之不得，不知其情"（《素问·八正神明论》）之所谓"气至病所"截然不同。结合时空、机体条件等与气至与否之关系，并据经文提示，不能将针下气至与否作为判断疾病转机的唯一标志。

（一）论气穴

《灵枢·官能》："是故工之用针也，知气之所在，而守其门户，明于调气，补泻所在，徐疾之意，所取之处。"《素问·八正神明论》："知其所在者，知诊三部九候之病脉处而治之，故曰守其门户焉。"《灵枢·九针十二原》："节之交，三百六十五会，知其要者，一言而终，不知其要，流散无穷。所言节者，神气之所游行出入也，非皮肉筋骨也。"《类经·八卷》："神气之所游行出入者，以穴俞为言也。"《素问·气穴论》："三百六十五穴，针之所由行也……气穴之处，游针之居。"上列文字说明气穴乃神气所游行出入之门户，三部九候之病脉处，正邪共会之所，是游针之居。因之，将气穴中的针下气纳入腧穴研究之中也诚属必要，如是则不仅对诊治而且对腧穴之定位、定性，亦将大有裨益。

（二）论调气

《灵枢·九针十二原》："粗守形，上守神，神乎神，客在门，未睹其疾，恶知其原……粗守关，上守机，机之动，不离其空，空中之机，清静而微。"此段经文在《灵枢·小针解》中有较为详尽的解释，如"粗守形者，守刺法也。上守神者，守人之血气有余不足，可补泻也。神客者，正邪共会也。神者，正气也。客者，邪气也。在门者，邪循正气之所出入也……粗守关者，守四肢而不知血气正邪之往来也。上守机者，知守气也。机之动不离其空中者，知气之虚实，用针之徐疾也。空中之机清静以微者，针以得气，密意守气勿失也"。唯其中"粗守关者，守四肢……"则令人难以理解，后世医家如马莳、张志聪等，均将之释为四肢关节。考《素问·骨空论》"坐而膝痛治其机……侠髋为机"，又"坐而膝痛，如物隐者，治其关……腘上为关"，可见"四肢关节"之说欠妥。"粗守关"之"关"亦非"十二原出于四关"之"关"。十二原所出之四关，非但手不过腕，足不过踝，而且包括位于腹部的膏之原鸠尾和肓之原脖胦。如若将"粗守关者，守四肢而不知血气正邪之往来也"，诠释为徒守形身四肢门户之关，即气穴之门户，而不知关中血气正邪之往来，亦即不知守空中之机，似更妥帖。

（三）论气至

《灵枢·九针十二原》云"刺之要，气至而有效"，然而气至之状却也易陈难人。除针下寒热外，如《素问·宝命全形论》之"见其乌乌，见其稷稷，从见其飞，不知其谁"即可证。张介宾将之注为："此形容用针之象有如此者。乌乌，言气至如乌之集也；稷稷，言气盛如稷之繁也。从见其飞，言气之或往或来，如鸟之飞也。然此皆无中之有，莫测其孰为之主，故曰不知其谁。"直到金代窦默之《标幽赋》"气之至也，如鱼吞钩饵之沉浮"面世，才使人们对气至有了一个形象生动的概念，将之付诸临床也确实得心应手。如偏瘫之五指拘挛屈曲，掣不可伸，刺腕骨得气有如鱼吞钩饵之沉浮，即可见指掌及指间关节之反复抖动，五指可立即展开；疗下肢之强直内收，足跖下垂内翻，刺太溪有如鱼吞钩，下肢立即可外展，足跖之下垂内翻，亦可反复背伸和跖屈有若鱼吞钩时鱼竿和鱼漂之沉浮。针刺反应有如鱼吞钩饵之沉浮，实乃已补而实，已泻而虚，谷气已至之兆，然而将鱼吞钩释为针下紧涩则谬矣。紧而疾者邪气未去也，或"不中气穴，则气内闭；针不陷肓，则气不行"（《灵枢·胀论》）也。鱼吞钩饵之沉浮，就其状而言，乃如鱼吞钩时鱼竿或鱼漂之沉浮也，或使术者有鱼欲挣脱之感为是，如：刺太溪治疗偏瘫或截瘫之足下垂时，伴随电击感，可使患者之足跖反复伸屈，腓肠肌及股四头肌等开、阖、枢相关之组织亦可呈现强烈伸缩；刺腕骨时，伴随电击样反应，开、阖、枢相关掣不可伸屈之五指可立即抖动并伸展，诚如鱼欲挣脱之状，倘能切身垂钓则易知沉浮之谓。

（四）论气调

此外，时空及机体条件也与气至与否相关，如天温日明则人血淖液而卫气浮，故血易泻，气易行；天寒日阴则血凝泣而卫气沉，气至亦难。《灵枢·行针》："百姓之血气，各不同形，或神动而气先针行，或气与针相逢，或针已出气独行，或数刺乃知……"如刺阴阳和平之人，其血气淖泽滑利，故针入而气出疾而相逢；多阴少阳之人，其气沉而气往难，故数刺乃知。针下紧而疾者，用"动退空歇迎夺，右而泻凉"（《标幽赋》）之法调之，针游于巷徐而和则去之；如闲处幽堂之深邃者，用"推内进搓随济，左而补暖"（《标幽赋》）之法调之，针下徐而和乃去之。迎之随之，术者亦尽可应用各自习惯之补泻术式调之，使之气调而止。唯不可仅拘泥于针下气，尤其对其阴气多而阳气少、阴气沉而阳气浮之针已出气独行者而言。故尚需参照其他有关气至之标志。如《灵枢·终始》："凡刺之道，气调而止，补阴泻阳，音气益彰，耳目聪明，反此者气血不行。所谓气至而有效者，泻则益虚，虚者脉大如其故而不坚也，坚者如其故者，适虽言故，病未去也。补则益实，实者脉大如其故而益坚也，夫如其故而不坚者，适虽言快，病未去也。故补则实，泻则虚，痛虽不随针，病必衰去……所谓谷气至者，已补而实，已泻而虚，故以知谷气至也。邪气独去者，阴与阳未能调，而病知愈也。故曰补则实，泻则虚，痛虽不随针，病必衰去矣。"

三、医术浅识

自传说中的"伏羲制九针"至《黄帝内经》之成书，历经数千载，故展现在该书中有关针刺之独特理论亦势必更加完善，乃至迄今仍为人们所尊崇和效法。遗憾的是该书中"览观杂学，及于比类"之法则，却被今人所忽视。我根据《素问·示从容论》"援物比类，化之冥冥，循上及下，何必守经"等理论认为，针灸临床治疗所遵循的根本法则是难以单凭方脉辨证概括或取代的，应寓援物比类于其中，审视色脉予以分析，再加以综合，使类者比之，以尽格物致知之道。如是则可澄其源而流自清，灌其根而枝乃茂，做到补泻勿失，用针稀疏，避免"不知比类，足以自乱"（《素问·征四失论》）。在这一思想指导下并结合"人的肾脏中藏有元阴元阳，是生长发育的根本，五脏六腑、四肢百骸皆根于肾，肾之既病，百病皆生"的中医理论和自己的临床经验，大胆选取肾经之原穴"太溪"为突破点，仅用肾原太溪穴或佐以少数气穴，治愈顽固性失眠、发作性睡病、神经性厌食、三叉神经痛、抽动秽语综合征、面肌痉挛、假性延髓麻痹、多发性大动脉炎、多发性硬化、神经性耳聋、支气管哮喘、泌尿系结石、强直性脊柱炎、痛风、硬皮病、重症肌无力、进行性肌营养不良、脑瘫、甲状腺功能亢进或减退、白塞综合征等百余种疑难杂病。今列举几例如下：

（一）不得卧

陈某某，女，38岁，中医。1985年来诊。患失眠十余年，若环境欠宁静，则通宵达旦不寐，曾多方治疗，罔效。查：脉浮弦沉弱，舌体瘦小质微红，苔薄白。诊为阴虚不得卧，用壮水之主，以镇阳光法，为之针双太溪，得气有如鱼吞钩，当夜即一觉睡至天明。按：若仅用脏腑辨证，则不得卧之病因可分为心脾血亏、阴亏火旺、心胆气虚等等，而其临床表现也不尽一致，治法亦有所不同。而应用比类之法，则不论何脏所发之不得卧，皆可按"今厥气客于五脏六腑，则卫气独卫其外，行于阳，不得入于阴，行于阳则阳气盛，阳气盛则阳跷陷，不得入于阴，阴虚，故目不瞑"（《灵枢·邪客》）而调肾以治。盖因肾者先天之本，受五脏六腑之精藏之，滋肝木复灌中土而上济心肺，肾者主液入心化赤而为血，流溢于冲任为经血之海是也。

（二）呕血

刘某某，女，68岁。胃脘痛十余年，近两周加剧，伴有腹胀闷及呕吐，口干渴，但欲漱，而不欲咽，大便一周未通，小便短赤。查：脉沉而微滑，舌质微紫红，苔白厚腻，胃脘部喜温而拒按，双下肢凹陷性水肿Ⅰ度，始则辨为血寒湿，每日为之刺中脘、足三里、三阴交，三日后胃痛虽减，但大便仍不通，呕吐亦不止，于第四诊时，患者自觉恶心，旋即呕吐100 mL有食残物之紫暗血块。色脉却已如前状，唯舌下可见少量曲张之络，考《金匮要略·惊悸吐衄下血胸满瘀血病脉证治第十六》"病者如热状，烦满，口干燥而渴，其脉皮无热为阴状，是瘀血也，当下之"之论，及唐宗海氏《血证论》"血之归宿，在于血海，冲为血海，其脉阴于阳明，未有冲气不逆而血逆者也"之言，因之体会到患者土逆便秘，今调其脾胃而未收阳明下行为顺，吐之使通之效，实当责之于肾。肾者胃之关，关门不利故能积水上下溢于皮肤而为浮肿，肾气冲逆，水邪入胃，而坏决，亦可为呕血，为二窍不通。故为之改刺双太溪穴以开关门，亦即下之之意。翌日大便通，呕吐止，凹陷性水肿亦见消。间日一次，共为之针刺十二次，迄今已逾半载，仍一如常人。

（三）急性一氧化碳中毒（中度）

李某某，女，32岁，工人。因夜晚封火不当，晨起头剧痛，头昏头胀，耳鸣眼花，心悸乏力，恶心呕吐，站立不稳，意识模糊，口唇黏膜及指甲呈樱桃红色，面色潮红，多汗。脉弱而数，舌质淡红，苔薄白。援物比类：肾者，先天之本，居坎位而寓水火于其中，水火未济则清阳不升，浊阴不降，而导致头痛、昏、胀，恶心及呕吐。肾开窍于耳，肾气不充则耳鸣耳聋。目之所以能视物乃肝肾精华之所照，肾精不足，则眼为之昏花。肾脉其支者从肺出络心，肺根于肾，坎离水火不相既济则呼吸频数而心悸。肾主作强且主志，司伎巧，虚则肢软乏力，意识模糊。口唇、指甲、黏膜及颜面潮红，皆为阴阳格拒，阴极似阳，至虚有盛候之象。肾者主蛰，封藏之本，主固密，固密无权则自汗。故为之针双太溪，立已。

（四）重症肌无力（眼肌型）

祁某，女，62岁。双上睑下垂两年半，始为左眼，继而右眼。1983年10月及1984年8月分别于某医院和某某医院诊断为重症肌无力（眼肌型），X线片示上纵隔未见肿块影，遂给予新斯的明、阿托品、枸橼酸钾、复合维生素B、维生素E等药物治疗，始则有效，继则无效，因之于1985年初来我院要求针刺。来诊时，症见双上睑下垂，右轻左重，晨起症减，日晡加剧。双目调节反射迟钝，无复视，亦无吞咽障碍、鼻腔反溢、声嘶及肢体肌群之症征，深反射正常。脉沉弱，苔白微腻。《灵枢·大惑论》："肌肉之精为约束。"张志聪《黄帝内经灵枢集注》："约束者，目之上下纲。太阳为开为目之上纲，阳明为阖为目之下纲。"双上睑下垂者，乃太阳经气虚乏之征。膀胱足太阳之脉，其直者，从巅入络脑，还出别下项，约束者裹撷筋骨血气之精而与脉并为系，上属于脑，后出于项中，故可取膀胱经之腧穴以为治。援物比类用上病下取法针双昆仑穴，得气如鱼吞钩，双眼裂立即增大，未及二十次，恢复如常。

四、针情永续

就个人小处而言，古法针灸给我带来了生活收入的保障，也成为我的立业之本，甚至在我年轻的时候，就用它养活着我的兄弟姐妹；古法针灸及古典著述也给我带来了很多精神上的力量，它甚至可以让我与古人对话，吸收古人的智慧。就大的方面来说，我个人也在有限的能力和条件下，用它解除了很多人的病痛之苦，又有机缘成为全国老中医药学术经验继承工作第二、三、四批指导老师，培养了一些中青年医师，也算是为传承古人智慧做了点小小的贡献。日本等国的一些学者和临床大夫，对传统针灸之道的复兴也开始重视起来，不少机构和个人常力邀我前去讲学，或来华求教，古法针灸也因此传播至海外、惠及友邻。针道永恒，针情无限。我试从以下几个方面略作阐述。

（一）端本探源

饮水思源，业医以来，要说最深的情感，莫过于我对古人、前人的感恩：将古人智慧保存妥善并流传至今的历代医家与学人，以及包括我的父亲在内的各位前辈、明师的不厌指教。有古医籍存世，我才可"勤求古训"；有明医家指点，我方能"师古不泥"。然关于中医之宗——《黄帝内经》的教导，避免偏移其旨的解读与发挥，端本求正，探源求真，是我从事古法针灸以来的工作方针与理论归宿。如腧穴定位，我并未以肢体尺寸等死板比量取穴，而是以《灵枢》"陷者中"及古人注"穴者窟也"（张志聪《黄帝内经灵枢集注》）古法为依据取之，试举三例探讨。

太溪：《灵枢·本输》中"太溪，内踝之后，跟骨之上，陷者中也"之取法较之《针灸大成》"足内踝后五分"及教材"内踝高点与跟腱之间凹陷中"更易于中的。因此穴并不见得皆在足内踝后五分或内踝高点与跟腱之间，为数不少的人恰是在内踝高点稍上与跟腱之间才能触及凹陷，这也就是"气穴之处，游针之居"。

昆仑：《灵枢·本输》谓"昆仑在外踝之后，跟骨之上"。此穴《资生经》引《明堂》有上昆仑、下昆仑之说，今虽已不详，但可上可下似无异议。临床时通过循扪切按，大多是在外踝高点之上与跟腱之间才能触及凹陷，刺之也易于得气。可见《针灸甲乙经》所描述的"细动脉应手"和《针灸大成》的"足外踝后五分"就难免有画蛇添足之嫌。

养老：《针灸甲乙经》云"养老，手太阳郄，在手踝骨上一空，腕后一寸陷者中"。《针灸腧穴图考》载"以指按踝骨，令手腕内转，一空见矣"。此穴分明就在手踝骨上，转手骨开一空中，亦即尺骨茎突尺侧，转手骨开之隙中，却舍此于尺骨茎突桡侧缘凹缘中取穴，就不仅失手踝骨上一空之义，而且亦非手太阳之所过。

《黄帝内经》云："经脉十二者，伏行分肉之间，深不可见……诸脉之浮而常见者，皆络脉也。""人经不同，络脉异所别也。"临床验之，诚如其言。

（二）承古继新

《周易》教导我们：在承古的同时，还要"与时消息，与时偕行，与时俱进"。用传统针灸来解决现代难治疾病，就是我继新的动力与方法。但继新与承古的关系必须理论清晰，不能含混其意。如我在1986年7月接诊一30岁患白塞综合征十年余女性病人，诊其左颊黏膜、舌缘、齿龈及唇之右内侧，可见不规则或圆形溃疡多处，深浅不一，边缘清楚，基底红晕，底面中央有黄色坏死，伴剧痛；阴道及阴唇亦有类似之溃疡数处；眼科表现为复发性虹膜睫状体炎伴前房积液。当时思考：肾乃先天之本，受五脏六腑之精而藏之，滋肝木复贯中土而上济心肺，假卫气以温分肉，充皮肤，肥腠理而司开阖。肾者主蛰，乃封藏之本，肾失所藏则固密无权，是以感邪而发是病，故为其针刺肾原太溪以治之，使"气至"，达"气调"，隔日一次，未及二十次症征皆已。为巩固疗效，防止复发，每周一次，又为之针刺二十次，迄今已二十余载，仍未复发。这里需要强调的是，有现代专家认为古病名"狐惑病"即白塞综合征，愚以为恐不恰当。《金匮要略·百合狐惑阴阳毒证治第三》载："狐惑之为病，状如伤寒，默默欲眠，目不得闭，卧起不安，蚀于喉为惑，蚀于阴为狐，不欲饮食，恶闻食臭……初得之三四日，目赤如鸠眼。"如是，《中医病证诊断疗效标准》即将之类为"口—生殖器—眼三联征"黏膜病变的白塞综合征。权且不论"目赤如鸠眼"究属狐惑抑或阴阳毒，尚难定论，仅就狐惑之蚀喉而论就和白塞综合征有异，后者的溃疡是见于颊黏膜、舌、牙龈及唇而非蚀于喉。早在《黄帝内经》等典籍中对口腔咽喉就有详尽的解剖记载，因之，仲景也绝不会以喉概括口腔中的诸多部位和器官。此外，若将狐惑之"其面目乍赤、乍黑、乍白，蚀于上部则声喝（一作嗄）……蚀于下部则咽干……蚀于肛者"等与白塞综合征两相对照，就更加有别。由此，继新当知古、明古，万不可断章取义，牵强附会。

（三）同心传道

孔子曰："独学而无友，则孤陋而寡闻。"（《礼记·学记》）我作为针灸从业人员中年龄较长者，于后学之辈可谓"是以眷眷，勤求俊杰"，并与之交。在对传统针灸之学的传承与实践中，后来者不乏杰出之才。其中，他尊我为师、我恭其为友的山东中医药大学高树中教授，值得在此举荐。高树中写过一本书，叫《一针疗法〈灵枢〉诠用》，将《灵枢》古法理论诠解深刻，应用娴熟，书中多有独到见地和绝妙验案。如他所提出的"门"就是穴位，对四关本义的分析，对"荥输治外经""合治内府""病在阴之阴者，刺阴之荥输""病时间时甚者取之输"本义的诠解及应用，以及对大杼穴的考据等等，莫不令人信服，有些解读甚至发自《灵枢》以来之未发。临证中，高教授常采用一针，或寥寥数针，治疗诸疾，也常获得立竿见影之神效，甚合"取穴贵在精少"之吾心，在对古法针灸的体会中，我与高教授可称"同声相应，同气相求"（《周易·乾卦·文言》）。庄子云："人生天地之间，若白驹之过隙，忽然而已。"（《庄子·外篇·知北游》）岁月将我送到了耄耋之年，但我对针灸、对中医的感情与热情却丝毫不减，反而愈增，又常以"童蒙"自处，以童眼观世界，自足乐哉。我此生付诸针灸、中医事业，一则希望在生之年能多为老百姓解决疾病之苦；二则喜见越来越多的志同道合之士能很好地传承针灸古法之道，不辱古人之训，不误后人之思，为治疗现代疑难杂症发挥我们"针灸人"自身的特长，实现针灸本有或应有的价值与优势，留住我们的根，并让其更加枝繁叶茂。

（刘兵整理　邱浩受张少杰大夫嘱微调）

献给张士杰先生

其一

祭张士杰先生仙逝二周年：

白驹过隙，

岁月流逝。

在怀念中追思，

在追思中祭奠。

中外学子勤奋进，

研读古训报恩师。

儿女孙辈有作为，

前贤教诲记在心！

2018 年 8 月 3 日前夕

作于中国·北京

妻吴锦敬书

其二

白驹过隙，转瞬间，张士杰仙逝三周年祭日在即，现呈上：

鲜花一束（龙胆、白玫瑰）——寄托思念，亦象征张老"贤良方正"的品德。

心声一句：斯人已故，世代流芳；涅槃重生，灵魂永在。

2019 年 8 月 3 日，是神针泰斗张士杰先生辞世 3 周年。在这个特殊的日子里，儿女弟子们纷纷前往天寿陵园祭奠恩师。唯独我，留在家里，以自己的方式，表达对老师的敬意。

相濡以沫 62 载，甜、酸、苦、辣，尽在不言中……

先唱一首您最喜欢的歌《星心相印》（1954 年在海河边您唱给我的）："天边一颗星，照着我的心，我的心也印着一个人。干枯时给我滋润，迷惘时给我指引……她的一颗心，就是天边星，照着我的心，我俩星心相印。"开启尘封的记忆：

生活中，你爱家，尊老抚幼，始终不渝；

事业上，勤为本，研读经典，勇于创新。

2018 年 11 月 9 日，在北京市鼓楼中医医院京城名医馆建馆 25 周年会议上，我代表了您上台领特殊贡献奖——金牌一枚，这足以体现您在名老中医薪火传承中做出了特殊贡献。

堪称：古法针刺，惠泽民生；太溪之光，誉满九州。

2019 年 8 月 1 日农历七月初一

作于中国·北京

妻吴锦敬书

其三

迎春接福新年到，鼠年大吉阖家欢。

呈上您最喜欢的箴言《春秋繁露·仁义法》语录：

仁之法在爱人，

不在爱我；

义之法在正我，

不在正人。

2020 年 1 月 24 日

作于中国·北京

妻吴锦敬书

整理后记

2000 年北京针灸骨伤学院与北京中医药大学合并，2002年笔者转入位于北京市朝阳区北三环东路的北中医校本部工作。不久，听友人介绍，鼓楼中医医院张士杰老师于《黄帝内经》经文纯熟、临证疗效奇佳，遂利用周末节假，跟诊先生。获益良多，终身奉行。

中医生命力，根本在临证有效；中医临证疗效，离不开中医理论指导；中医理论，蕴含于中医经典；中医经典为历代先医体悟医道、运用医术之心得结晶。研读、运用中医经典，是中医传承的根本。先生早年精熟《黄帝内经》原文，参合《周易》《老子》，数十年临证，运用所悟《黄帝内经》古法针刺，治愈患者无数。宗古人经，从古人道，传古人学，德泽裕今。

一、古法针刺

中古疗病，其术尚二：外治以镵石针艾，内服以汤方毒药。《素问·汤液醪醴论》："岐伯曰：当今之世，必齐毒药攻其中，镵石针艾治其外也。"《素问·移精变气论》："毒药治其内，针石治其外。"《天回医简·逆顺五色脉藏验精神》："病不表，不可以镵石；病不里，不可以毒药。"又据《汉书·艺文志》："医经者，原人血脉、经落（络）、骨髓、阴阳、表里，以起百病之本，死生之分，而用度箴石汤火所施，调百药齐

（剂）和之所宜。至齐（剂）之得，犹慈石取铁，以物相使。拙者失理，以愈为剧，以生为死。……经方者，本草石之寒温，量疾病之深浅，假药物之滋，因气感之宜，辩（辨）五苦六辛，致水火之齐（剂），以通闭解结，反之于平。及失其宜者，以热益热，以寒增寒，精气内伤，不见于外，是所独失也。故谚曰：'有病不治，常得中医。'"可知，医经类统辖之书，既可以指导"用度箴石汤火所施"——即指导镵石针艾如何外治，亦可以指导"调百药齐（剂）和之所宜"——即指导汤方毒药如何内服。医经类之书，《黄帝内经》《八十一难》传其绪。经方类统辖之书，"假药物之滋，因气感之宜，辩（辨）五苦六辛，致水火之齐（剂）"，唯指导内治法汤方毒药之运用。经方类之书，《伤寒论》《金匮要略》传其绪。

《汉书·艺文志》中关于"医经七家"载有《黄帝内经》十八卷"。《针灸甲乙经·皇甫谧序》云："今有《针经》九卷，《素问》九卷，二九十八卷，即《内经》也。亦有所忘失。"考《黄帝内经》今传本《灵枢》（古称《针经》）、《素问》，就治疗方法而言，载针道、针术为主，载具体汤方甚少。故临证掌握了《黄帝内经》今传本所载之以道驭术针刺治疗方法，即可走通透彻参悟《黄帝内经》指导临证精微奥妙之道路。《黄帝内经》今传本所载针道、针术，张士杰老师统称之为"古法针刺"，先生穷六十年之心力研读、总结《灵枢》《素问》"古法针刺"，六十年临证运用"古法针刺"，治愈无数常见病、多发病、疑难杂病、危重大证，乃至救活众多被俗医、庸医判处"不治之症""死缓"，不同性别、不同年龄、不同体质、不同性格、不同职业、不同地域、不同国籍的患者。先生以高明的医术、高尚的医德、六十年临证实践，证明了《黄帝内经》以道驭术针刺治疗方法之蓬勃生命力。

（一）治之极于一

先生所提倡《黄帝内经》古法针刺，以道驭术，执简御繁，推崇老子所云："昔之得一者，天得一以清，地得一以宁，神得一以灵，谷得一以盈，万物得一以生，侯王得一以为天下贞。"（《老子·第三十九章》）故要在"治之极于一"（《素问·移精变气论》），取穴精当，"先得其道，稀而疏之"（《灵枢·官能》）。据《周易·系辞下》："天下同归而殊途，一致而百虑。"《列子·说符》心都子曰："大道以多歧亡羊，学者以多方丧生。学非本不同，非本不一，而末异若是。唯归同反一，为亡得丧。"悟古法针刺当避免"杂之毫毛"（《灵枢·外揣》）、"流散无穷"（《灵枢·九针十二原》）之弊，而力求"浑束为一"（《灵枢·外揣》）。

《灵枢·九针十二原》："五脏有六腑，六腑有十二原，十二原出于四关，四关主治五脏。五脏有疾，当取之十二原。十二原者，五脏之所以禀三百六十五节气味也。……阴中之太阴，肾也，其原出于太溪，太溪二。"《素问·上古天真论》："肾者主水，受五脏六腑之精而藏之，故五脏盛，乃能泻。"《灵枢·顺逆肥瘦》："夫冲脉者，五脏六腑之海也，五脏六腑皆禀焉。其上者，出于颃颡，渗诸阳，灌诸精；其下者，注少阴之大络……下至内踝之后属而别。其下者，并于少阴之经，渗三阴；其前者……渗诸络而温肌肉。"《灵枢·病传》："守一勿失，万物毕者也。"依据上述经文，先生临证擅用"刺太溪"，治愈顽疾，出神入化，奇效案例不胜枚举，可见本书。

先生指出，古法针刺尤重"得气"，针刺疗效应验与否，根本一条"为刺之要，气至而有效。效之信，若风之吹云，明乎若见苍天"（《灵枢·九针十二原》），金末元初窦默《标幽赋》"气之至也，如鱼吞钩饵之沉浮"，为针刺"得气"形象之描述。古法针刺循经选穴、配穴组方、针具得宜、手法补泻，其根本目的"用针之类，在于调气"（《灵枢·刺节真邪》）；若得气，不留针，"凡刺之道，气调而止"（《灵枢·终始》），"刺之而气至，乃去之，勿复针"（《灵枢·九针十二原》）；针刺力度，把握恰到好处，"无使过之，伤其正也"（《素问·五常政大论》）；痼疾顽症，主张"间日一刺"，即宗《灵枢·终始》"久病者，邪气入深，刺此病者，深内而久留之，间日而复刺之，必先调其左右，去其血脉。刺道毕矣"之旨。

（二）援物比类

先生强调古法针刺乃遵循《黄帝内经》"援物比类"，而不等同于方脉家"辨证论治"。《素问·示从容论》："夫圣人之治病，循法守度，援物比类，化之冥冥。循上及下，何必守经？"所谓"援物"者，"睹其色，察其目，知其散复；一其形，听其动静，知其邪正……凡将用针，必先诊脉，视气之剧易，乃可以治也……明知其原，睹其应，而知五脏之害矣"（《灵枢·九针十二原》），即通过望闻问切四诊，收集查考判断病机之依据也。所谓"比类"者，《说文解字》："比，密也。""类，种类相似。"《礼记·月令》："是月也，乃命宰祝循行牺牲，视全具，案刍豢，瞻肥瘠，察物色，必比类；量大小，视长短，皆中度。五者备当，上帝其飨。"唐·孔颖达疏："已行故事曰比，品物相随曰类。"《素问·示从容论》："明引比类。"唐·王冰注："明引形证，比量类例。"即比较度量相似征象，别异求同，悟其本质，以归类也。

古法针刺临证所言"援物比类"者，宗"治病必求于本"

（《素问·阴阳应象大论》）之经旨，于四诊所获纷繁不同之征象，明了其差异、不同为何，据其相似、相近处归类诸象，从而推寻、探求其内在一致之病机本质。应用举例，《素问·示从容论》有载：

雷公曰："于此有人头痛，筋挛，骨重，怯然少气，哕噫，腹满，时惊，不嗜卧，此何脏之发也？脉浮而弦，切之石坚，不知其解，复问所以三脏者，以知其比类也。"

帝曰："夫从容之谓也。夫年长则求之于腑，年少则求之于经，年壮则求之于脏。今子所言皆失，八风菀热，五脏消烁，传邪相受。夫浮而弦者，是肾不足也；沉而石者，是肾气内着也；怯然少气者，是水道不行，形气消索也；咳嗽烦冤者，是肾气之逆也。一人之气，病在一脏也，若言三脏俱行，不在法也。"

上述症状看似三脏之病，经"援物比类"，不当见症处穴用针，不当对应三脏组穴施治，而应逐一归类症状，探求相同本质，找到根本病机在肾气不调，故治疗肾一脏、针刺足少阴一经，则上述诸多看似毫无关联之表象症状，均可得以治愈。

先生临证运用援物比类，单穴取刺，除擅长针刺足少阴肾经之原穴太溪，亦常取足太阳膀胱经之经穴昆仑、膏（膈）之原穴鸠尾，肓之原穴脖胦（气海穴）等。2002（约）—2016年，我跟诊之时，先生治疗内、外、妇、儿、眼、耳鼻喉齿等各科病证，还善用"开阖枢"针法。

所谓"开阖枢"者，宗本《素问·阴阳离合论》：

帝曰："愿闻三阴三阳之离合也……是故三阳之离合也，太阳为开，阳明为阖，少阳为枢。三经者，不得相失也，搏而勿浮，命曰一阳……是故三阴之离合也，太阴为开，厥阴为阖，少阴为枢。三经者不得相失也，搏而勿沉，名曰一阴。阴阳霠霠，积传为一周，气里形表，而为相成也。"

先生临证带教，从王冰注"夫开者，所以司动静之基；阖者，所以执禁固之权；枢者，所以主动转之微。由斯殊气之用，故此三变之也"，阐释"开阖枢"。先生常说："三阳经手足同气，三阴经手足同气。"可知手足三阳经本为一阳，临证据三阳之功用细分之，太阳为开，阳明为阖，少阳为枢；手足三阴经本为一阴，临证据三阴之功用细分之，太阴为开，厥阴为阖，少阴为枢。三阴三阳，本质乃是一阴一阳，"一阴一阳之谓道"（《周易·系辞上》），"万物负阴而抱阳，冲气以为和"（《老子·第四十二章》），"生之本本于阴阳"（《素问·生气通天论》），故人身阴阳互根互用，"离"之可析为三阴三阳，"合"之原本为一气周流，即是经文所言"阴阳霠霠，积传为一周，气里形表，而为相成也"。

先生以"开阖枢"作解，指导临证针刺，宗奉《灵枢·根结》：

"奇邪离经，不可胜数，不知根结，五脏六腑，折关败枢，开合而走，阴阳大失，不可复取。

……太阳为开，阳明为阖，少阳为枢。故开折则肉节渎而暴病起矣，故暴病者取之太阳，视有余不足；渎者，皮肉宛膲而弱也。阖折则气无所止息而痿疾起矣，故痿疾者取之阳明，视有余不足；无所止息者，真气稽留，邪气居之也。枢折即骨繇而不安于地，故骨繇者取之少阳，视有余不足；骨繇者，节缓而不收也，所谓骨繇者，摇故也，当穷其本也。

……太阴为开，厥阴为阖，少阴为枢。故开折则仓廪无所输，膈洞，膈洞者取之太阴，视有余不足；故开折者，气不足而生病也。阖折即气绝而喜悲，悲者取之厥阴，视有余不足。枢折则脉有所结而不通，不通者取之少阴，视有余不足；有结者，皆取之不足。"

先生依据《黄帝内经》，运用"开阖枢"针法治愈诸多现代医学视作"难以治""不可愈"疑难杂症之案例，可参见本书案例。

余跟诊之日（以下取穴总结，先生在京城易安中医门诊部出诊病案可供征考），常见先生临证运用"开阖枢"针法，见证了古法针刺解危济厄之神效。

三阳经常取诸穴（足经、手经腧穴依先生临证取穴先后排序，所列诸穴临证据实际需求，择要选用）：

太阳为开：昆仑，承山，委中，大杼，风门，心俞，脾俞，肾俞，气海俞，腕骨，肩贞等。

阳明为阖：内庭，丰隆，足三里，地仓，下关，梁门，天枢，合谷，曲池，迎香，肩髃等。

少阳为枢：足临泣，丘墟，阳陵泉，风池，环跳，风市，外关，翳风，肩髎等。

三阳本为一阳，督脉督统一身之阳经，常配伍穴位：风府，大椎，身柱，至阳，命门等。

三阴经常取诸穴（足经、手经腧穴依先生临证取穴先后排序，所列诸穴临证据实际需求，择要选用）：

太阴为开：公孙，三阴交，阴陵泉，血海，太渊，列缺等。

厥阴为阖：太冲，期门，内关等。

少阴为枢：太溪，神门，通里等。

三阴本为一阴，任脉总任一身之阴经，常配伍穴位：廉泉，天突，鸠尾，中脘，气海，关元等。

先生诊毕余暇，余曾恭敬请教：《黄帝内经太素》古钞本经文、隋末唐初杨上善注释，以及《素问·阴阳离合论》注文北宋校正医书局林亿等《新校正》引当时所见《九墟》《针灸甲乙经》，"开阖枢"均作"关阖枢"，则《黄帝内经》经文，原当作"开"？抑或当作"关"？孰是？先生莞尔，款款答曰：我是临床家，据实际疗效为准则解读《黄帝内经》原文。我临证运用此段经文，以"开阖枢"理论作解指导针刺，施治数十年，百治百效，未见不妥，故我宗王冰注解。《黄帝内经》流传二千余年，至于《太素》杨上善注释以及宋臣所见《九墟》《针灸甲乙经》作"关阖枢"，文献有征，当为古医家之一说，指导临证，抑或有其独到效验；但我未据"关阖枢"指导临证，故此说于我仅作考据备案。

余临证跟诊观察，步趋传授、研读《黄帝内经》，并电话请教难点，总结先生古法针刺施术，运用"开阖枢"针法，有六条应当注意：

其一，须深刻领悟、熟练掌握援物比类。人身一气周流，古法针刺取"上工平气"（《灵枢·根结》）之效，"开阖枢"选穴如从一正圆之弧线上选数点，无主次之别，因不同于方脉辨证论治，故无分君臣佐使。

其二，三阴三阳经，手足同气，"开阖枢"三部，同一部足经、手经之腧穴，选择其一即可调节对应"开""阖""枢"，故不必足经、手经之腧穴均选，如，选取手太阳（开）小肠经之腕骨，就不必再选足太阳（开）膀胱经之昆仑，等等；如欲增强疗效，亦可同经选二三穴，如选取足阳明（阖）胃经之足三里，还可选取足阳明（阖）胃经之梁门或天枢，等等。

其三，三阴三阳经，互为表里，故临证为增强疗效，三阳或三阴经脉相对应"开""阖""枢"部穴位，可联合选取，如选取足少阳（枢）胆经之足临泣，还可选取足少阴（枢）肾经之太溪；选取足厥阴（阖）肝经之太冲，还可以选取手阳明（阖）大肠经之合谷，等等。

其四，临证运用援物比类，据《灵枢·根结》"太阳为开，阳明为阖，少阳为枢""太阴为开，厥阴为阖，少阴为枢"所述主治病机，可对应选取"开""阖""枢"部三阳或三阴经脉之腧穴。手、足三阳或三阴经脉之腧穴均左右各一，临证选取其一即可，不必左右均刺。或据《灵枢·根结》"阴阳之道，孰少孰多，阴道偶，阳道奇"，阳证为主，双侧取穴；阴证为主，单侧取穴。

其五，因临证患者往往寒热错杂、虚实夹杂、阴阳交错，故而不严格区分专门选用三阳或三阴经脉相对应"开""阖""枢"部腧穴，只要"开""阖""枢"三部腧穴均考虑到，鼎足而三，发挥"是故工之用针也，知气之所在，而守其门户"（《灵枢·官能》）功用，三阳或三阴诸经脉可交互取穴施用。

其六，《黄帝内经》所述相关针刺治神、补泻手法，"开阖枢"针法均适用，如，"《大要》曰：徐而疾则实，疾而徐则虚。言实与虚，若有若无。察后与先，若存若亡。为虚与实，若得若失……神属勿去，知病存亡"（《灵枢·九针十二原》），等等。

（三）先必本于神

《素问·宝命全形论》："故针有悬布天下者五，黔首共余食，莫知之也。一曰治神，二曰知养身，三曰知毒药为真，四曰制砭石小大，五曰知腑脏血气之诊。五法俱立，各有所先。"可知方脉、针刺，均以治神为先。先生特别指出，古法针刺，尤首重治神。

《灵枢·本神》："凡刺之法，先必本于神。"《灵枢·终始》："必一其神，令志在针。"《灵枢·官能》："用针之要，无忘其神。"《灵枢·九针十二原》："持针之道，坚者为宝。正指直刺，无针左右。神在秋毫，属意病者。"《灵枢·邪客》："持针之道，欲端以正，安以静，先知虚实，而行徐疾。"《素问·宝命全形论》："凡刺之真，必先治神……经气已至，慎守勿失，深浅在志，远近若一，如临深渊，手如握虎，神无营于众物。"《素问·汤液醪醴论》："针石，道也。精神不进，志意不治，故病不可愈。"《素问·上古天真论》："恬淡虚无，真气从之。精神内守，病安从来。"由上经文，可知"治神"乃医者掌握古法针刺必备之根本修养。就余跟诊观察，针刺单穴疗病，如刺太溪等治疗疑难杂症，疗效之高低，往往取决于医家"上守神"（《灵枢·九针十二原》）之修养、功力，修养高、功力深者，疗效每每出乎常识。

先生曾多次感慨：欲为大医，《黄帝内经》早有论述，当"览观杂学，及于比类，通合道理"（《素问·示从容论》），"而道，上知天文，下知地理，中知人事"（《素问·着至教论》），但"君子务本，本立而道生"（《论语·学而》），古法针刺医者览观杂学、博采众家之长，前提是首先掌握《黄帝内经》，以"深根固柢"（《老子·第五十九章》）。从事古法针刺，不必另寻"气功宝典，无上秘笈"，《黄帝内经》中就有练功最高级心法秘诀（见上述经文）。古法针刺施术过程，就是"体道"实践过程；针刺行医本身，就是在习练气功；针刺做到"治神"，就已进入高级气功态。《孟子·尽心下》中孟子有云："守约而施博者，善道也……人病舍其田而芸人之田。"《灵枢》《素问》，自家有宝，不知习诵；怪力乱神，逞奇眩异，良可叹也！

（四）知行合一

古语云："师傅领进门，修行在个人。"欲掌握古法针刺，关键在沿着先生指出道路身体力行，即熟读默记《黄帝内经》原文，明其医理，指导临证；不断临证，验证并深化理解医理。读书临证，临证读书，如此往复，知行合一。

先生每每强调，《灵枢·经脉》："经脉者，所以能决死生、处百病、调虚实，不可不通。"《灵枢·经别》："夫十二经脉者，人之所以生，病之所以成；人之所以治，病之所以起。学之所始，工之所止也；粗之所易，上之所难也。"掌握古法针刺，必明十二经脉之循行，各经是动则病、所主所生病。《说文解字》："疾，病也。""病，疾加也。"疾，多指急性病、外感疾患；病，比"疾"更深一步，可以理解为慢性病、内伤杂症。运用援物比类，尤当注意，心包络暨五脏关联手足三阴经脉，分别主脉暨肝、心、肾、肺、脾所生病；六腑关联手足三阳经脉，手少阳主气所生病，足少阳主骨所生病，手阳明主津液所生病，足阳明主血所生病，手太阳主液所生病，足太阳主筋所生病，要好好领悟《黄帝内经》每一句所述医理，经文不要轻易滑过。欲真正掌握古法针刺穴位考辨、手法补泻、援物比类应用，仅仅讽诵《黄帝内经》原文，阅读《古法针刺举隅》诸书，停留在理论层面，纸上谈兵不行！必须要不断临证，理论结合实践，在临证中将《黄帝内经》古法针刺运用自如，做到知行合一，才能登堂入室。

诚如先生传授，医者意也，念念在兹，朝于斯，夕于斯，当一心为解除患者病苦着想，反复揣摩、体悟师传对《黄帝内经》的解读、应用，且不断用于临证，积累正反经验，"有者求之，无者求之"（《素问·至真要大论》）。医无止境，厚德仁心，学而不殆，慈悲济世；读书临证，临证读书，医文并茂，相得益彰。《黄帝内经》经文不变，临证中患者病苦千变万化，能以古法针刺原则之不变，举一反三，应对临证中无预设之万变，乃可得先生传授古法针刺之神奇妙用。

二、善缘深厚

张士杰老师《〈黄帝内经〉古法针刺临证心悟》于2022年1月10日全部整理完毕，提交中医古籍出版社。一看日历，正是辛丑年腊月初八，想起辛丑年四月初八当日给吴锦师母电话，发心整理张士杰老师著作，中国农历算整整八个月，不禁感慨善缘稀有，因正果圆，非人力所能刻意安排。

2021年5月19日下午，在去中医古籍出版社的路上，因近期总想起张士杰老师，往日临床跟诊之教导萦回脑海，遂给先生夫人吴锦师母电话问安，一则祝福吴师母健康长寿、平安吉祥，一则纪念张士杰老师今年诞生九十周年、辞世五周年。电话接通，心意奉上，谈及正巧当日为农历四月初八，佛祖释迦牟尼诞辰日，而先生农历生日，正是后天四月初十（2021年5月21日）。遂向吴师母提出，我正去中医古籍出版社办事，先生《古法针刺举隅》《古法针刺灵方治验》二书，均在该社出版，我意愿整理张士杰老师针灸著作，可向该社社长好友李淳先生提议，再版张士杰老师著作。

吴师母欣然授命，李淳社长畅然同意。

次日（5月20日）上午，我即看望吴锦师母，面对张士杰老师遗像拜祭。并借阅先生手稿、照片、学术资料、所读医籍杂志，暨吴师母2016—2021年历年所写纪念先生小诗等，以备整理之需。

笔者跟诊先生时曾提议：以《古法针刺灵方治验》为蓝本，全书可分为"天""地""人"三部，将"读《灵枢·九针十二原》札记"提前，以表尊经之意，先生颔首赞许。今实践当日建议，将先生《古法针刺灵方治验》一书，按"天""地""人"三部重新排列，天部乃读《灵枢·九针十二原》札记，地部是援物比类医案，人部为论述腧穴、针刺等相关论文，原书内容不作变动。又请示吴锦师母、张少杰大哥，家人同意增入五篇与先生学术相关文字，用"金水木火土"五行相生次序排名，分别作《金篇：张士杰古法针刺验案偶拾》《水篇："针灸学术之世界传播"答问》《木篇：雪泥鸿爪 跟诊札记》《火篇：徐安龙校长访谈张士杰老师》《土篇：明经典针理，悟古法针道，播四海针情——我的针灸、中医从业之路》。并选录吴锦师母《献给张士杰先生》小诗三首，殿于书末。

（一）整理参考书目

整理先生著作时，参考书目如下（多数为先生本人曾读古籍）：

1.《周易》：周易姚氏学，（清）姚配中撰，清光绪三年丁丑（1877）湖北崇文书局刻本

2.《老子》：老子注译及评介，陈鼓应著，中华书局，1984年第1版

3.《灵枢》：灵枢经校释，上下册，河北医学院校释，人

民卫生出版社，1982 年第 1 版

4.《素问》：黄帝内经素问，（唐）王冰注、（北宋）林亿等新校正，人民卫生出版社，1963 年第 1 版

5.《针灸甲乙经》：针灸甲乙经校释，上下册，山东中医学院校释，人民卫生出版社，1979 年第 1 版

6.《太素》：黄帝内经太素，（隋）杨上善类注，人民卫生出版社，1965 年第 1 版

7.《黄帝内经素问注证发微》：（明）马莳撰，人民卫生出版社，1994 年第 1 版

8.《黄帝内经灵枢注证发微》：（明）马莳撰，人民卫生出版社，1994 年第 1 版

9.《类经》：上下册，（明）张介宾类注，人民卫生出版社，1957 年第 1 版

10.《黄帝内经素问集注》：（清）张志聪集注，上海卫生出版社，1957 年第 1 版

11.《黄帝内经灵枢集注》：（清）张志聪集注，上海卫生出版社，1957 年第 1 版

12.《黄帝素问直解》：（清）高士宗注，科学技术文献出版社，1980 年第 1 版

13.《针灸大成》：（明）杨继洲著，人民卫生出版社，1955 年第 1 版

14.《伤寒论》：（东汉）张仲景述、（西晋）王叔和集，人民卫生出版社，1963 年第 1 版

15.《金匮要略》：金匮要略方论，（东汉）张仲景述、（西晋）王叔和集，人民卫生出版社，1963 年第 1 版

16.《周礼》：十三经注疏 / 附校勘记，（清）阮元校刻，中

华书局，1980 年第 1 版

17.《礼记》：十三经注疏 / 附校勘记，（清）阮元校刻，中华书局，1980 年第 1 版

18.《论语》：论语译注，杨伯峻译注，中华书局，1980 年第 1 版

19.《孟子》：孟子译注，杨伯峻译注，中华书局，1981 年第 1 版

20.《说文解字》：说文解字注，（汉）许慎撰、（清）段玉裁注，上海古籍出版社，1981 年第 1 版

21.《史记》:（西汉）司马迁撰，中华书局，1959 年第 1 版

22.《三国志》:（西晋）陈寿撰，中华书局，1959 年第 1 版

23.《荀子》:（战国）荀况撰，《二十二子》影印本，上海古籍出版社，1986 年第 1 版

24.《庄子》:（战国）庄周撰，《二十二子》影印本，上海古籍出版社，1986 年第 1 版

先生引用《华佗传》，引自陈寿《三国志·魏书·方技传》，引文出处不作范晔《后汉书·方术列传》，盖陈寿为三国西晋时人，范晔为南朝刘宋时人，《后汉书》记载历史虽在《三国志》之前，但陈寿早于范晔，故《三国志》与《后汉书》相重合内容，前者史料文本当早于后者。先生《华佗传》引文，引自陈寿，而非范晔，可见其"先河后海"，尊重学术从源到流之先后脉络。由此亦可窥见，先生提倡"古法针刺"，溯流讨源，学所宗本，严谨。

（二）家世善根渊源

笔者整理跟诊札记，2006 年某日上午，张士杰老师在京城易安中医门诊部诊治闲暇，提及其夫人吴锦女士，与詹天佑、鲁迅夫人许广平有亲戚关系。当时因首要学医，未问其详。此次整理先生著作，顺便请教吴锦师母，得知其祖父为清末天津汇丰银行首席买办、关内外铁路总局督办、京师农工商总局督办大臣、山海关北洋铁路官学堂第一任总办（校长）吴调卿（名懋鼎，1850—1928）老先生，父亲吴焕之（名熙瑩）先生为家中最小儿子（第五子），吴锦师母为吴焕之先生最小孩子（行九）。

吴锦师母从父系论，其三姑母嫁给詹天佑先生之子，吴师母随父母住天津原英租界常德道 1 号时，常去天津海大道德源里詹家玩耍。吴锦师母从母系论，其母亲李叔敏（名宜芳，行三。少吴焕之先生两岁）女士雅好文学、思想开明，约 1948 年举家返天津之际，曾委托许广平女士为其全家购返天津火车票，吴锦师母回忆："我娘说她与（周）海婴他妈同一个姥姥。"李叔敏女士祖父李山农（名宗岱，字念圣，号山农，1830？—1896）公，广东南海人，清道光二十九年（1849）己酉科副榜贡生，官至山东济东泰武临道道台兼山东盐运使，晚清金石学家。其祖父辈同胞三人，曾同登嘉庆进士、并入翰林院。李山农公与晚清陈介祺、吴大澂、尹彭寿、王懿荣、丁彦臣等金石学家多有学术交谊。收藏商周钟鼎彝尊等吉金真品极富，现存清拓本《南海李氏宝彝堂家藏金石文字》一卷（中国国家博物馆藏）、清抄本《南海李氏宝召斋吉金目录》一卷（中国科学院国家科学图书馆藏）、清抄本《二十三家金文目》四卷之《宝彝堂所藏钟鼎彝器》（国家图书馆藏）、清稿本

《李氏宝彝堂收藏金石目录》不分卷（山东省博物馆藏）、晚清手稿（含誊录稿，合计六种）《李氏宝彝堂吉金文字》不分卷（山东省图书馆藏）等著作传世。其考订三代吉金器型、诠释金文，颇有发明，可正清阮文达公（元）《积古斋钟鼎彝器款识》等书著录或释文之误。李叔敏女士父亲李道元（名家恺，山农公第三子）先生，曾整理、校订、誊录其父著作。由此，解开张士杰老师未及详述吴锦师母家族背景疑团。

说来也巧，笔者外婆胡（讳）佩琳大人的祖父辈，与吴锦师母家族尚有些渊源。外婆祖父胡芸台（名家桢，1838—约1902）公，浙江省绍兴府萧山县人。芸台公早岁入学，监生，后遵例报捐两淮候补盐大使，同治四年乙丑（1865）到淮，五年丙寅（1866）署理丁溪场大使，六年丁卯（1867）授江苏候补知县加五品衔，旋改加同知衔。光绪五年己卯（1879）授江苏试用道加江苏按察使衔。约光绪十九年癸巳（1893）简任江宁盐法道，继擢江南盐巡道。历署江苏按察使（臬台，衙署苏州）、江宁布政使（藩台，衙署江宁），护理江南总督及江宁将军。多次出色筹办捐赈济灾事宜。光绪二十四年戊戌（1898）曾于江宁（南京）创办江南矿务铁路学堂，周树人（鲁迅）先生曾考入此学堂，学习三载，以一等第三名成绩毕业。

外婆伯祖父，即芸台公之胞兄胡芸楣（原名国栋，改名燏棻，1836—1906）公，光绪二十一年（1895）创修中国最早一条复线铁路：津芦铁路。当时国弱积贫，芸楣公为修路强国，曾借助吴调卿公向英商汇丰银行贷款。光绪二十二年（1896）奉旨协助吴调卿公筹划并创办"山海关北洋铁路官学堂"（西南交通大学前身）。胡芸楣公与吴调卿公，两家有姻亲交谊（参见《清朝续文献通考·卷三百六十三·邮传四》

《光绪朝朱批奏折·第一〇二辑铁路·光绪二十三年三月初三日》)。胡芸楣公后督修关内外铁路，信赖任用中国幼童官费赴美留学、学成归国之铁路工程专家詹天佑等。胡芸楣公，清同治十三年甲戌科（1874）二甲进士，朝考一等，改翰林院庶吉士。光绪间三权直隶天津河间兵备道，光绪十七年（1891）简放广西按察使，光绪二十一年（1895）授顺天府府尹，后历任工部、刑部、礼部、邮传部右侍郎。署工部左侍郎、督察院左副都御史、广西布政使。多次任督办铁路大臣，充验看月官大臣、总理各国事务衙门行走。赐头品顶戴，先后六次奉部从优议叙嘉奖。光绪十四年戊子（1888）奏罢运粮徭税。十六年庚寅（1890）赈济天津灾民数万，整顿直隶河防。二十年甲午（1894）中日兵起，督办东征粮台；年底奏请设武备特科新法操练，创建北洋"定武"新军，为天津小站练兵之始。二十一年乙未（1895）上《条陈变法自强疏》，强国十策次第皆被采用，为奏请创设中国邮政、删驿递第一人。旋差督修津芦铁路，后勘测山海关内外铁路地况，督修京榆、榆奉、京西、京张等铁路。二十四年戊戌（1898）与孙家鼐联名奏设顺天府中学堂。二十八年壬寅（1902）与外洋交涉，收回中国关内外所有铁路主权，于国家遭列强欺侮、深受屈辱之时，维护了中国尊严、民族权益。曾在直隶保定府莲池书院授课，光绪二十三年任丁酉科顺天乡试监临、武乡试校射大臣，二十四年任戊戌科殿试读卷大臣。整理萧山乡贤王南陔（名绍兰，1760—1835）公遗著，清光绪十四年（1888）刻有王氏撰《说文段注订补》十四卷、十七年（1891）刻有王氏撰《管子地员篇注》四卷等，《清史稿》有传。

儿时常听外婆回忆其父亲胡公惠生先生讲述外婆祖父辈在

晚清与李文忠公（鸿章）、翁文恭公（同龢）等同朝为官诸往事，今整理张士杰老师医学资料，连带梳理出晚清外婆祖父、伯祖父与吴锦师母家族渊源轶事，诚善根深厚，善缘可珍！

感恩张士杰老师临证带教传授《黄帝内经》古法针刺，传授以经解经研读《黄帝内经》方法！感恩吴锦师母提供先生相关学术资料，介绍家世背景！感恩张少杰师兄审订笔者所整理先生医学稿件！张蓉秀大姐提供先生与家人照片，在此一并致谢！

辛丑年腊月初八初稿

癸卯年立秋日定稿

北京中医药大学邱浩于京华